WÖRTERBUCH

DER

AUGENHEILKUNDE.

VON

PROF. DR. J. HIRSCHBERG.

LEIPZIG,
VERLAG VON VEIT & COMP.
1887.

Ἀρχὴ τῆς παιδεύσεως ἡ τῶν ὀνομάτων ἐπίσκεψις.

Druck von Metzger & Wittig in Leipzig.

Vorwort.

Die griechischen Schriftsteller über Heilkunde, namentlich Hippocrates und Galenus, welche nach dem Wiedererwachen der Wissenschaften die Lehrmeister der Aerzte gewesen und sie jedenfalls vom Wust des Mittelalters befreit und der Naturbeobachtung zugewendet haben, wurden noch während des vorigen Jahrhunderts, wie die fleissigen Dissertationen deutscher Universitäten beweisen, theils im Urtext, theils in lateinischen Uebersetzungen recht eifrig studirt; heutzutage dagegen sind sie nur noch in den Händen weniger Liebhaber, die sich einen empfänglichen Sinn für Geschichte der Wissenschaft bewahrt haben.

Man citirt sie mehr in formaler Hinsicht, mit Rücksicht auf die einmal überlieferte Terminologie, während in sachlicher Hinsicht nicht alte Autorität, sondern Naturbeobachtung für uns den Born des Wissens darstellt.

Aber für Mitglieder eines gelehrten Standes ist die Kenntniss der hergebrachten Namen denn doch ganz unerlässlich; missbräuchliche Anwendung der Kunstausdrücke stiftet Verwirrung und ist dem Fortschritt der Wissenschaft hinderlich. Nun, die wichtigeren Krankheitsnamen sowohl der allgemeinen Medicin wie auch ganz besonders der Augenheilkunde sind durchgehends griechisch, oder gelten doch dafür, — wenn sie nicht ausnahmsweise lateinische Uebersetzungen griechischer Worte darstellen. Ihre Kenntniss ist bis heute zum Verständniss älterer wie neuerer Schriftsteller gerade über Augenheilkunde ganz unerlässlich.

Gab es doch und giebt es noch heute sehr viele Fachgenossen, welche eine neue Lehre, eine neue Krankheit, ein neues Instrument ohne den Pass eines griechischen Namens nicht in die literarische Welt hinauszusenden wagen! Die alten Irrthümer sind sorgfältig von einem Lehrbuch in's andere übertragen und unseren Studenten und Aerzten getreulich aufbewahrt worden; man hat sogar, falschen Namen zu Liebe, nicht existirende Krankheiten erfunden und bis heute fortgebucht; man hat sinnlose Zeichen, die nur den Werth überlieferter Hieroglyphen haben, für richtige Namen ausgegeben und zu den alten Fehlern neue in Fülle hinzugefügt.

Um hier Wandel zu schaffen, muss man auf die Quellen der Namengebung, d. h. auf die alten Schriftsteller, zurückgehen. Dieser Arbeit habe ich mich willig unterzogen, obwohl dergleichen heutzutage wenig geschätzt wird. Früher mehr. Hat doch sogar der grosse Galen nicht verschmäht, ein Wörterbuch der hippocratischen Kunstausdrücke zu verfassen.

Ich hoffe, dass der Leser auch aus meinem Büchlein, welches sich auf die Augenheilkunde beschränkt, einigen Vortheil ziehen werde. Meine Absicht geht dahin, die vorkommenden Kunstausdrücke zu erklären (genauer nur die wirklich zur Augenheilkunde gehörenden)[1]; die nützlichen beizubehalten; die falschen und geschmacklosen zu verwerfen; alle überflüssigen, schädlichen und irrthümlichen Fremdwörter durch deutsche Namen zu ersetzen.

Wenn man in der Thier- und Pflanzenkunde bestimmte Wesen mit bestimmten Namen belegt, und seit Linné sich nicht sehr darum grämt, falls diese lateinisch-griechischen Namen schlecht gewählt sind: so handelt es sich doch in der Heilkunde nicht um unveränderliche Gattungen und Arten, sondern um Vorgänge, die sowohl selber in stetem Fluss begriffen sind, als auch von der stetig fortschreitenden Wissenschaft immer anders aufgefasst und beschrieben werden. In der Medicin ist die Reform der Namengebung nicht so aussichtslos wie etwa in der Chemie. Uebrigens habe ich gar nichts gegen passende Fremdwörter in der Heilkunde, speciell in meinem Fache; aber sie sollen nicht überwuchern: und wenn eine klare Uebersetzung möglich, soll diese in der mündlichen und schriftlichen Darstellung vorgezogen werden. Der Arzt und selbst der Forscher gebraucht den Ausdruck Blennorrhöe fast unbewusst und oftmals unrichtig; wenn er sich gewöhnt, von Eiterfluss zu sprechen, so ist er in der Lehre und Ausübung den Fehlgriffen weniger ausgesetzt.

Keineswegs will ich den angehenden Arzt, der ja so schon genug überbürdet ist, noch stärker, nämlich mit dem Studium der alten Griechen, belasten; sondern ganz im Gegentheil ihn auf meinem Gebiete entlasten und von überflüssigen, verwirrenden Namen befreien, so dass er sofort und frisch an das Studium der Dinge herantreten kann.

Mein Büchlein ist die Vorarbeit zu einem verständlichen, deutschen Lehrbuch der Augenheilkunde. Es ist, wie mir scheint, auf unserem Gebiet durchaus möglich und der Sache nützlich, die hässlichen Flicken noch mit den ursprünglichen Endigungen versehener, d. h. gar nicht eingebürgerter Fremdwörter sorgfältig abzulösen, das unwürdige Joch einer barbarischen Mischsprache abzuschütteln, und den Reichthum und die bezeichnende Kraft der Muttersprache voll ausnutzend, allmählich zu einem reinen, der Durchsichtigkeit des Sehorgans entsprechenden Stil zu gelangen, — wie ihn einige vortreffliche Schriftsteller sogar schon besessen haben.

Ich schreibe deutsch, — nicht weil die griechischen Kunstausdrücke mir fremd sind. Man sagt, dass heutzutage die Ausländer uns besser verständen, wenn wir die hergebrachten Fremdwörter beibehielten. Erstlich ist dies nicht ganz richtig; denn reineres Deutsch ist leichter verständlich; und wer deutsch lesen will, mag die Sprache lernen. Zweitens habe ich noch nie gefunden, dass ein Ausländer in seiner Muttersprache auf das Verständniss deutscher Leser Rücksicht genommen. Endlich schreiben wir denn doch, wenn wir uns der deutschen Sprache bedienen,

[1] * bedeutet „veraltet".

ganz wesentlich für — unsere Landsleute. Aus guten, sachlichen Gründen hat man in der Medicin das internationale Latein aufgegeben.

Zum Schluss will ich noch bemerken, dass weit interessanter als die Sprachlehre mir bei meiner Zusammenstellung die Geschichte gewesen. Ich habe den Versuch gemacht, die wichtigeren der in der Augenheilkunde vorkommenden Begriffe und Namen in ihrer Fortentwickelung durch die ganze Literatur der Alten zu verfolgen und mit der jetzigen Bedeutung zu vergleichen.

Für Verbesserungen und Ergänzungen werde ich dankbar sein.

Zunächst muss ich erwähnen, welche Ausgaben der Alten ich citire:

1. Hippocrates (460—370 v. Chr.).
   a) Ausgabe von Kühn (K. — oder ohne Buchstaben), 3 Bände, Leipzig 1825—1827.
   b) Ausgabe von Littré (L.), 10 Bände. Paris 1839—1861.
   c) Ausgabe von Foesius (F.), Genf 1657. Enthält die werthvolle Oecon. Hipp.

2. Aristotet. de generat. anim. ex rec. J. Becker. Berlin 1829.

3. Pedan. Dioscor. (60 n. Chr.), Ausgabe von Sprengel. 2 Bände. Leipzig 1829—1830.

4. Aretaeus Cappad. (110 n. Chr.?), Ausgabe von Kühn. Leipzig 1828.

5. Ruf. Ephes. (150 n. Chr.?):
   a) Ausgabe von Clinch. (C.) London 1726;
   b) Ausgabe von Daremberg. (D.) Paris 1856.

6. Claudius Galenus (131—201 n. Chr.), Ausgabe von Kühn. 20 Bände. Leipzig 1821—1832. (Für die pseudogalen. Schrift de oculis, die nur lateinisch existirt, habe ich den lateinischen Galen, Venet., ap. Valgr. 1562, nachgesehen.) — Das Originalwerk des Galen über Augenkrankheiten scheint verloren zu sein.

7. Oribas. Sardin. (360 n. Chr.).
   a) Ausgabe von Bussemaker und Daremberg. 6 Bände. Paris 1851—1876.
   b) Lateinisch von Rasarius. Basel 1557. (Die lateinischen Citate aus O. beziehen sich auf b.)

8. Aet. Amiden. (540 n. Chr.), gedruckt bei Ald. Manut. et Andr. Asul., Venet. 1534. (Enthält den griechischen Text der ersten Hälfte.) Der vollständige Text in lateinischer Sprache findet sich in der Sammlung des Stephanus. Es ist sehr zu beklagen, dass dieser vorzügliche Schriftsteller überhaupt noch nicht vollständig herausgegeben ist! Ich stehe nicht an, den Abschnitt des Aetius von den Augenkrankheiten für das beste zu erklären, was uns in griechischer Sprache über diesen Gegenstand überliefert worden ist.

9. Alexander Trallian. (550 n. Chr.), Ausgabe von Puschmann. 2 Bände. Wien 1878. Die Ausgaben des Hippocrates von Littré, des Dioscorides von Sprengel, des Oribasius und des Rufus von Daremberg, des Alexander von Puschmann sowie der Chirurgie des Paullus von Briau sind klassisch, des neunzehnten Jahrhunderts würdig und brauchbar. Puschmann hat auch die verloren geglaubte Schrift des Alexander über Augenkrankheiten wieder aufgefunden und

durch die Herausgabe derselben den wissenschaftlichen Augenärzten einen grossen Dienst erwiesen. (Nachträge zu Alex. Trall., Berlin 1886.)

10. Paullus Aeginetes (670 nach Chr.):

a) Basel 1538, griechisch; ausser der venetianischen (Ald. 1528) die einzige, welche den griechischen Text vollständig enthält! Es ist sehr beklagenswerth, dass dieser vortreffliche Schriftsteller bis heute noch auf eine zeitgemässe Herausgabe vergeblich hat warten müssen!

b) Vorzüglich ist die Ausgabe seines sechsten Buches, Chirurgie, par R. Briau, Paris 1855.

c) Latine, Guint. Adernacens., Lugd. 1567. (Paull. Aeg. griechischer Text bedeutet a, lateinischer Text c, Chir. b.)

Mit Paullus lassen die Gelehrten die griechische Medicin endigen, danach komme das byzantinische Mittelalter. Das ist ein grosser Irrthum, wenigstens für die Medicin. Den Theophanes Nonnus wird der Sachkundige mit Vergnügen, den Actuarius aber mit Nutzen lesen und erkennen, dass die medicinische Wissenschaft auch in jenen Zeiten, wo in Centraleuropa Barbarei herrschte, zu Byzanz immer noch stetige Fortschritte gemacht hat.

11. Theophan. Nonn. (X. Jahrh. n. Chr.), Ausgabe von Bernard. Amsterdam 1794.

12. Joann. Actuar. (XIII. Jahrh. n. Chr.). De Diagnosi morb. Griechisch von Ideler, Berlin 1842, in Phys. et med. graec. minor. Dieser Schriftsteller gehört zu den am wenigsten gekannten. Seine vorzügliche Pathologie der Augenkrankheiten ist von mir erläutert im Arch. f. Ophth. (XXXIII, 1) erschienen.

13. Unentbehrlich für das geschichtliche Studium der Medicin ist Collect. Stephan. 1567 (citirt Steph.); sie enthält in lateinischer Sprache Aretaeus, Rufus, Oribas., Paull., Aet., Alex. Trall., Actuar., Nicol. Myreps., ferner Celsus, Scrib. Larg., Marcell. Empiric.

14. Cornel. Cels. (zur Zeit des Kaiser Augustus), Ausgabe von Almeloveen, Lugd. Batav. 1730. Wegen seiner schönen — Sprache berühmt; auf unserem Gebiete mitunter oberflächlich.

15. Scribon. Larg. (43 n. Chr.), Collect. Stephan.

16. C. Plinii secundi nat. histor. ed J. Sillig, Hamburg und Gotha 1851—1858. 8 Bände. Eine Ausgabe, die den oben gepriesenen sich würdig an die Seite stellt.

17. Caelius Aurelian. Siccens. (im 2. oder 5. Jahrhundert n. Chr.), Ausgabe von Amman, Amsterdam 1755.

Sodann erwähne ich die Hilfsschriften, aus den ich Belehrung geschöpft:

18. A. Hirsch, Geschichte der Ophthalmologie, in Graefe-Saemisch VII, 1877.

19. Curt Sprengel, Geschichte der Arzneikunde, II. Aufl. Halle 1800—1803.

20. H. Magnus, Sehstörung bei Griechen und Römern, Arch. f. Ophth. XXIII, 3. Derselbe, Geschichte des grauen Staars. Leipzig 1876. Derselbe, Anatomie des Auges bei den Griechen und Römern. Leipzig 1878.

21. Andreae, die Augenheilkunde des Hippocr., Magdeburg 1843.

22. Wallroth, Syntagma de ophthalmolog. veterum, Halae 1818. (Nicht ganz kritisch.)

23. Ophthalmol. Bibl. von J. Beer, Wien 1799.

24. *Περὶ ὀφθαλμολογίας τῶν ἀρχαίων Ἑλλήνων μέχρις Ἱπποκράτους ὑπὸ Γ. Α. Κωστομοίρη. Ἐν Ἀθήναις* 1887. Enthält Namenerklärungen, Ansichten von Dichtern und Weisen. Der (noch nicht erschienene) zweite Theil wird für uns Aerzte wichtiger sein.

25. Rost, griechisches Wörterbuch, Braunschweig 1871.

26. Du Cange, Glossar. ad script. med. et infim. Graecit. Lugduni 1688. 2 Bände. (Enthält übrigens gerade für uns sehr wenig.)

27. Georges, lateinisch-deutsches Wörterbuch. VI. Aufl. Leipzig 1869. 2 Bände.

28. Gorraei Paris. defin. med. lib. XXIV, Paris 1564 und Frankfurt 1568. Hochberühmt, sehr gelehrt, aber auf unserem Specialgebiete nicht ganz vollständig. — Eine werthvolle Ergänzung desselben bildet Hipp. Oeconom. Foes.

29. Barthol. Castelli Lexicon medicum. Genevae 1746. Noch brauchbarer als Gorr.

30. Blancard, arzneiwissenschaftliches Wörterbuch (Isenflamm.). Wien 1788.

31. Terminologisches Wörterbuch von Siebenhaar. Dresden 1850.

32. Medical Lexicon von Mayne. London 1855. Die drei letztgenannten sind für unsere Zwecke fast werthlos; wichtiger, hochgelehrt, aber zum Theil unkritisch ist

33. Etymologisches Lexicon von Kraus. III. Aufl. Göttingen 1844. — Die einzige Arbeit, welche einen ähnlichen Zweck verfolgt hat, wie die meinige, ist

34. Nomenclatura critica morbor. ocular. by J. H. Mauclerc. London 1768. Das Büchlein ist aber nur eine Compilation, — ohne jede Berücksichtigung der Quellen (p. 7. But I have neither Aetius, Aegineta nor Galen to consult now. p. 4. I have not the time to look for. p. 30. Quaeritur, an Graecis nota fuerit *μείωσις κόρης*.) —

Von den nach dem Wiedererwachen der Wissenschaften erschienenen Schriften über Augenheilkunde habe ich benutzt

35. *Ὀφθαλμοδουλεία*, d. i. Augendienst von George Bartisch von Königsbrück, Bürger, Oculist, Schnit und Wundartzt in Dresden 1583. Des biedern Bartisch Verdienste liegen auf anderen Gebieten als dem der Pathologie — und Grammatik. Von den arabischen Namen, mit denen er sein interessantes Werk geschmückt, habe ich ebenso wenig Gebrauch gemacht als von den barbarisch phantastischen des Charlatan Taylor.

36. Ambr. Paré (1517—1590). Ausgabe von 1649, Amsterdam.

37. The Practice of Physick, London 1658 (Riverius, Culpepper, Cole).

Von den Schriften des vorigen Jahrhunderts

38. Maître-Jean, Maladies de l'oeil, Troyes 1727. Ein originales Werk. (p. 569. Parmi les modernes la plupart n'ont presque fait que colliger ce qu'ils ont trouvé dans les Anciens sans y rien ajouter du leur, hors quelques noms grecs, capables plutôt de rebuter que d'instruire.)

39. Boerhave, de morbis oculi, Gotting. 1740; deutsch Nürnberg 1751. (Die ersten Universitätsvorlesungen über Augenheilkunde.)

40. J. P. Plenk, Augenkr., Wien 1778. Wird als Compilation ge-

tadelt, enthält aber zum ersten Male das wesentliche der heutigen Namengebung und ist von allen Nachfolgern (namentlich auch von Beer) stark benutzt worden.

41. A. G. Richter's Anfangsgründe der Wundarzneikunst. II. und III. Band. Göttingen 1789 und 1790.

42. Disput. chirurg. select. (H. v. Haller), Lausanne 1755. Wichtige Quelle für die Gestaltung der neueren Augenheilkunde.

Von den Schriften unseres Jahrhunderts erwähne ich die Lehrbücher von Beer, Himly, Rüte, Stellwag, M'c Kenzie, Desmarres. Natürlich habe ich auch das grosse Handbuch von Graefe-Saemisch, das Archiv f. Ophth. und das C.-Bl. f. Augenheilkunde durchgesehen sowie die heute üblichen Schulbücher deutscher, englischer und französischer Sprache. Sehr werthvoll war mir auch R. Virchow's Onkologie, Eulenburg's Realencyclopädie, das encycl. Wörterbuch der med. Wissenschaft, herausgegeben von den Professoren der medicinischen Facultät zu Berlin (1828—1849, Veit & Co.), das Dictionnaire de Médicine von Littré und Robin, Paris 1865 und endlich von Ziemssen's grosses Sammelwerk.

A

A vor griechischen Stämmen (An-, wenn jene mit Vocalen beginnen) bedeutet das Fehlen oder den Mangel (*α privativum*).

***Ablepharon** (*Ablepharia*), Lidmangel (ἀ- und τὸ βλέφαρον das Lid). Moderner Ausdruck (noch bei Desmarres), zu verwerfen; da ἀβλέφαρος = wimperlos. Vgl. Blepharon.

***Ablepsia**, Blindheit, ἀβλεψία von ἀ- und βλέπω ich sehe.

Abusus nicotianae et spirituosorum soll Missbrauch des Tabaks und Schnapses bedeuten, auch in den neuesten Werken. Es heisst aber *abusus* der Verbrauch (Cic., JCt.) im Gegensatz zu *usus*, dem Gebrauch. Allerdings ist die heutige Verwendung des Wortes schon bei Castelli angedeutet.

***Acatastasia** *crystalloïdous*, Unbeständigkeit der Linse, Paré. (Beweglichkeit, Subluxation.) Von ἀκαταστασία U., ἀκατάστατος adj. (καθίστημι).

Accommodatio, die passende Einrichtung z. B. des Auges zum Nahesehen. (Pemberton, *Diss. de facultate oculi, qua ad divers. distant. se accommodat*, 1719).

Accommodationsphosphen, vgl. Phosphen.

***Achlys**, Nebel, Hornhautfleck, ἀχλύς. Vgl. Nubecula. Noch bei Himly (II, 46) der niedrigste Grad der Hornhauttrübung.

***Achromatopsia**, Farbenblindheit (ἀ-, τὸ χρῶμα die Farbe, ἡ ὤψ das Gesicht), modern, entbehrlich. Vgl. Chroma.

***Acinesia** (Akinesia) *iridis*, Unbeweglichkeit der Ir. (Beer II, 261); ἀκινησία (von ἀ- und κινεῖν bewegen) war bei den Alten die Pause zwischen Systole und Diastole. Galen, de diff. puls. I, 7 (VIII, 512) nennt sie ἡσυχία oder ἠρεμία.

Acne (*simplex et indurata*) *plp.*, Hautfinne, Kupferfinne, ἄκνη (oder ἴονθος), Aet. lib. VIII, c. 13. Gorr.: *sic appellatur quod non pruriat nec aegrotum ad se scabendum stimulet.* Es heisst nämlich κνᾶν kratzen. Heutzutage rechnet man Acne zu den oberflächlichen folliculären Hautentzündungen (Auspitz).

***Acoria** heisst bei Augenärzten (M'c Kenzie II, 531, 1857; Galezowski 1875) Pupillenmangel (von κόρη): bei den Griechen aber (z. B. bei Hippokrates, Aretaeus) die Unersättlichkeit oder Nichtsättigung (Hipp. Epidem. VI, 4, 20. F.): von ἀ- und κορέννυμι ich sättige.

***Acritochromacy**, Farbenblindheit, ein moderner englischer Name aus griechischen Wurzeln (ἀ-, κριτός gewählt, χρῶμα Farbe) schlecht gebildet.

***Acrochodon**, ἀκροχορδών, Warze mit dünnem Stiel: Hippocr., Diosc., Galen. Pseudogalen, Def. Med. XIX, 444: *Ἀκροχορδών ἐστιν ἔκφυσις περιφερῆ τε καὶ διάστενον ἔχουσα βάσιν.* — Paull. Aeg. (δ', ιέ, p. 137): *Ἡ ἀκροχορδὼν στενὴν ἔχει τὴν βάσιν ὡς δοκεῖν ἐκκεκρεμάσθαι ἄκρῳ χορδῆς ὁμοιωμένη.* — Cels. (de Med. 5, 28, 14): *sunt quaedam verrucis similia quorum ... Ἀκροχορδόνα Graeci vocant, ubi sub cute coit aliquid durius et interdum paullo asperius, coloris ejusdem, infra tenue, ad cutem latius.*

***Acyanoblepsia** (von ἀ-, κυανοῦς blau, βλέπω ich sehe) — Blaublindheit. Vgl. Chroma.

***Acyanopsia** (von ἀ-, κυανοῦς und ὤψ Gesicht) = Blaublindheit, vgl. Chroma.

***Adaptation** der Netzhaut = Anpassung für die (herabgesetzte) Beleuchtung. *Adaptare* heisst anpassen.

***Aden**, Drüse (ἀδήν). *Adenoïd* drüsenartig.

Adenoma, Drüsengeschwulst. (Adeno-Papilloma. C. f. A. 1881.) *Blepharadenitis* Liddrüsenentzündung (βλέφαρον Lid). *Dacryoadenitis* Thränendrüsenentzündung.

***Adenosynchitonitis**, Bindehauteiterung (der Neugeborenen) von ἀδήν, σύν mit, verbunden, χιτών Haut. Sonnenmayer erfand es und weder Himly I, 433—6 noch Kraus hat ein Wort des Tadels!

***Adipoma**, Fettgeschwulst (vom lateinischen *adeps*, mit griechischer Endung). C. f. A. 1881.

***Aegia**, *Aegis*, *Aegias*, Hornhautnarbe. (*καὶ τὰς ἐν τοῖς ὀφθαλμοῖς ὑπολεύκους οὐλὰς αἰγιάδες λέγει.* Etym. M. Sylb., nach Kraus. Vgl. *ἀγλίη· ἡ ἐν τοῖς ὀφθαλμοῖς ὑπόλευκος οὐλή.* Galen, Gloss. Hipp., XIX, 69. Nach Foes. Oec. Hipp. müsste hier *αἰγίς* stehen; Gorr. aber scheint *αἰγλίη* zu lesen. Siehe auch Nubecula.

Aegilops (1) und **Anchilops** (2) = Thränensackgeschwulst, Geisauge (Dacryo-cystectasia): 1 wird von *αἴξ* die Ziege[1] (adj. *αἴγιλος*); 2 von *ἄγχι* nahe abgeleitet: dazu noch von *ὤψ*, Auge. Wenigstens bei den Alten, die aber in der Etymologie nicht stark waren; neuere Gelehrte bezweifeln diese Ableitung, Kraus will Ancylops, Augenwinkelgeschwulst setzen(?). Die Ausdrücke sind völlig entbehrlich, finden sich aber noch bei klassischen Schriftstellern unseres Jahrhunderts, so bei Beer, der übrigens, wie sein Vorgänger Plenk, Aegylops und Anchylops hat. — Man pflegt den alten Griechen nur eine geringe Kenntniss der Thränenkrankheiten zuzuschreiben, und sie hatten in der That sonderbare Ansichten über das Thränenträufeln (vgl. Rhyas); aber schon die Galeniker kannten die Thränenpunkte (vgl. Auge) und bei Paull. von Aegina wird schon durch die Namen die Thränensackgeschwulst (Anchilops) von der Thränensackfistel (Aegilops) scharf unterschieden. — Pseudogalen, Med. XIV, 772: *αἰγίλωπα δὲ λέγουσιν ἢ ἀγχίλωπα, ὅταν ἀπόστημά τι γένηται πρὸς τῷ κανθῷ τῷ παρὰ τῇ ῥινὶ πῦον περιέχον ἢ λιπαῖνον τὸ ὀστέον συῤῥηγνύμενον ἢ εἰς κανθὸν ἢ εἰς ῥῖνα περιχεῖ τὸ ὑγρόν.* — Pseudogalen, Def. Med. XIX, 438. *Ἀγχίλωψ ἐστὶν ἐπανάστασις τῷ μεγάλῳ κανθῷ ὑγροῦ συλλογὴν ἔχουσα ἀσύντρητος ἢ συντετρημένη· εἴρηται δὲ ἀγχίλωψ ἀπὸ τοῦ ἐγγὺς εἶναι τοῦ ὀφθαλμοῦ· ὤψ μὲν γάρ ἐστιν ὀφθαλμός, τὸ δὲ ἄγχι ἐγγύς.* — Paull. Aegin. (*γ'κβ'*, p. 73) *ὁ μὲν αἰγίλωψ ἀπόστημά ἐστιν μεταξὺ τοῦ μεγάλου κανθοῦ καὶ τῆς ῥινός, ῥηγνύμενόν τε καὶ εἰ ἀμεληθείη συριγγούμενον ἕως ὀστέου. πρὶν ἢ δὲ εἰς ἕλκος ἐκραγῆ τὸ ἀπόστημα ἀγχίλωψ λέγεται.* (Theophanes Nonnus I, 216 hat dasselbe, mit Auslassung weniger Worte.) — Nach ihm habe ich die obige Stelle und Joann. Act., II, 445, richtig gestellt. — *Αἰγίλωψ δὲ ἀπόστημά τι μεταξὺ τοῦ μεγάλου κανθοῦ καὶ τῆς ῥινὸς ῥηγνύμενον· τοῦτο δὲ πρὶν ἢ ῥαγῆναι ἀγχίλωψ λέγεται· ἀμεληθὲν μέντοι μετὰ τὸ ῥαγῆναι συριγγοῦται καὶ μέχρις αὐτοῦ ὀστέου διαβαίνει καὶ δυσχερέστερον θεραπεύεται.* Aegilops ist auch eine Pflanze, die natürlich gegen die gleichnamige Krankheit angewendet wird, als Umschlag (vgl. Theoph. l. c.)! — Bei Celsus (VI, 7, 7), der oft etwas oberflächlich, heisst es: *Etiamnum in angulo, qui naribus propior est, ex aliquo vitio quasi parvula fistula aperitur, per quam pituita assidue destillat: αἰγίλωπα Graeci vocant* ... (Aegylops ist falsch.) Ich hätte diese Erörterung abgekürzt, wenn nicht offenbar aus Aegilops das seltsame Wort Dacryops (vgl. dasselbe) gebildet worden wäre, welches bis auf unsere Tage gekommen, und sogar noch von A. v. Graefe angewendet worden ist. Uebrigens kommen auch in Büchern unserer Tage erhebliche Irrthümer betreffs dieser Namen vor, z. B. in einem französischen vom Jahre 1875: *L'abscès formé dans le grand angle est appelé anchilops, et celui qui a pour la siège le petit angle, aegilops.*

***Aithomoma**, Paré, falsch für Aithomma (*αἴθω* glänzen, *ὄμμα* Auge), Löwen- oder Wolfsauge.

***Akrometron** soll ein Schielmesswerkzeug sein (1887); *ἀκρό-μετρον* ist etwa Maassspitze.

Albinismus (auch *Albinoïsmus*), Pigmentmangel (des Körpers wie des Auges). Latein. *albus* weiss, *albinus* der Anstreicher. Span. und ital. *albino* = Kakerlak, weisser Mohr, Mensch ohne Pigment. Auch der weniger barbarische Ausdruck *Leucosis* ist schlecht; denn *λεύκωσις* heisst: 1) das Weissen, 2) der Hornhautfleck (= *Leucoma*). Man sagt auch *Leucopathia* (*λευκός* weiss, *πάθος* das Leiden) und nennt *Leucaethiopes* oder weisse Mohren die Kakerlaken. Bei Plin. V, 41 (I, 350) werden unter den Einwohnern Afrikas genannt: Libyes, Aegyptii, deinde Leucoe Aethiopes. Das sind hellere Neger (*λευκοὶ Αἰθίοπες*, in schlechteren Handschriften Leucae-

---

[1] 1. Die Galeniker schrieben den Ziegen die Erfindung des Staarstichs zu. Pseudogalen, Med. XIV, 674. *Τινὰ δὲ ἐκ περιπτώσεώς φασιν ἐπινενοῆσθαι ὡς τὸ παρακεντεῖν τοὺς ὑποκεχυμένους, ἐκ τοῦ περιπεσεῖν αἶγα ἥτις ὑποχυθεῖσα ἀνέβλεψεν ὀξυσχοίνου ἐμπαγείσης εἰς τὸν ὀφθαλμόν.* 2. Die Ziegen sehen so aus, als hätten sie eine Thränenfistel. Mauclerc p. 2: *Celsus tells us that sheep are never without this distemper.* In Celsus VII, 7, 7, *de aegilope* steht nichts hiervon. Der gute M. hatte wieder keine Zeit — nachzusehen. Gemeint ist bei seinem Gewährsmann wohl — Plinius, XXXVII, 187 (V, p. 459): *aegophthalmos caprino oculo (cognominatur).* — Bei Ziegen, Schafen, Rehen geht vom inneren Lidwinkel nach vorn-unten eine Rinne.

thiopes). Missbräuchlich wird auch der Pigmentschwund der Iris, sogar ein umschriebener, als Albinismus bezeichnet (C. f. A. 1885, 491).

Albugo, latein., die weisse Farbe, der weisse Fleck der Hornhaut (= λεύκωμα). Hiervon *albugineus* bei Barbarolatinern: a) *albuginea* die weisse Haut des Auges (Augapfelbindehaut); b) seltsamer Weise auch *albugineus* das Kammerwasser, die Augenflüssigkeit: (*Galeno adscript. lib. d. ocul.* p. 124; wohl die Uebersetzung von ὠοειδής, vgl. Auge).

***Alexia** (A. f. Ophth. XXII, 3, 197) soll Unfähigkeit zum Lesen bedeuten und *Dyslexia* (C.-Bl. f. A. 1886, p. 277) den Widerwillen gegen das Lesen. Trotzdem Kussmaul's Autorität (Ziemssen's Handb., II. Aufl. XII, 13. 28) diese Worte stützt,[1] so sind sie doch ganz unmöglich. Es heisst λέξις (von λέγω) das Sprechen; λῆξις a) das Aufhören (von λήγω), b) das Loos (von λαγχάνω). Dazu heisst ἄλεξις die Abwehr. (*Lectio*, lat. das Lesen.) Man sage statt *Alexie* Leseschwäche; statt *Dyslexie* Lesescheu: aber nicht, „des internationalen Verständnisses halber", (Knapp's Arch. 1887) Dysanagnosie! (δυς- schlecht, ἀνάγνωσις das Lesen).

***Allometropia** (ἄλλος verschieden, μέτρον Maass, ὤψ Gesicht) = verschiedene Refraction. Vgl. Emmetropia.

***Alopecia,** Ausfallen der Wimpern (vgl. *Madarosis*); ἀλώπηξ heisst der Fuchs, ἀλωπεκία 1. Fuchsbau, 2. Fuchsräude oder Kahlheit (auch ἀλωπεκίασις). Pseudogal., Def. Med., XIX, 431: Ἀλωπεκία ἐστὶ μεταβολὴ τοῦ χρώματος ἐπὶ λευκότερον, δι' ἣν χρονίζουσαν αἱ τρίχες ῥιζόθεν ἀποπίπτουσι. — Der Name stammt daher, ὅτι συνεχῶς γίγνονται ταῖς ἀλώπεξιν. (Galen. de compos. med. s. l. XII, 382.) Alex. Trall. (α' α') Ἡ ἀλωπεκία πάθος ἐστὶ τριχῶν μάδησις. (Puschmann I, 440 μάδισις.) Vgl. Paull. Aeg. (η' β') und die berühmte Stelle bei Celsus VI, 4, der die Kr. Area nennt. *Alopecie* der Lider, C. f. A. 1883.

Amaurosis und **Amblyopia.** *Amaurosis* heisst Blindheit; ἀμαύρωσις, wörtlich Verdunkelung, von ἀμαυρός dunkel, verb. ἀμαυρόω. Amblyopia heisst Schwachsichtigkeit; ἀμβλυωπία, wörtlich Stumpfsichtigkeit, von ἀμβλύς stumpf. Die ursprüngliche Definition „Sehstörung, bezw. Blindheit ohne sichtbare Veränderung des Auges" ist im Laufe der Jahrtausende ziemlich unverändert geblieben. In den hippocratischen Schriften finden sich die beiden Worte, häufiger Amblyopie als Amaurose, jedoch ohne eingehende Erklärung. In den Aphorismen wird unter den Krankheiten des Greisenalters auch die Amblyopie aufgeführt. K. III, 726: Τοῖσι δὲ πρεσβύτῃσι .... ἀμβλυωπίαι, γλαυκώσεες, βαρηκοΐαι. Praenot. I, 268: Ὀμμάτων ἀμαύρωσις καὶ τὸ πεπηγὸς ἀχλυῶδες κακόν. Ὀμμάτων ἀμαύρωσις ἅμα ἀψυχίῃ σπασμῶδες συντόμως. Auch die berühmte, bezw. berüchtigte Stelle in der (übrigens ziemlich werthlosen) pseudohippocratischen Schrift *de visu* (III, p. 46) enthält, jedoch unentwickelt, die Definition der Amaurose: ᾗ τινι οἱ ὀφθαλμοὶ ὑγιέες ὄντες διαφθείροιεν τὴν ὄψιν, τουτέῳ χρὴ ταμόντα κατὰ τὸ βρέγμα ἐπαναδείραντα, ἐκπρίσαντα τὸ ὀστέον ἀφέλοντα τὸν ὕδρωπα, ἰῆσθαι, καὶ οὕτως ὑγιέες γίγνονται. — In den galenischen Schriften finden wir klare Definitionen, jedoch fehlt (ausser VIII, 218) der Hinweis auf das Leiden des Sehnerven. Pseudogalen, Med. XIV, 776: ἀμαύρωσις δέ ἐστιν, ὅταν παντελὴς παρεμποδισμὸς ᾖ τοῦ ὁρᾶν χωρὶς φανερᾶς αἰτίας. Galen., de remed. simpl. XI, 779: ἀτονίαν τινὰ τοιαύτην οἵα κατ' ὀφθαλμούς ἐστιν ἡ ἀμβλυωπία. Galen. in Hipp. Praedict. Comm., XVI, 611 ... τοῖς δὲ ἔξωθεν ὁρῶσι τῶν ὀφθαλμῶν ὁ μὲν ἠμαυρωμένος οὐδεμίαν ἔχων φαίνεται σύστασιν ὑγροῦ παρὰ φύσιν. Aetius (p. 133) hat nach eigener Angabe Galen und Demosth. benutzt: περὶ ἀμβλυωπίας Γαληνοῦ. Ἀμβλυωπία δέ ἐστιν ἀμυδρότης τοῦ ὁρᾶν διὰ πλείστας αἰτίας γινομένη· ἢ τοῦ ὀπτικοῦ πνεύματος παχυνομένου ἢ τῶν χιτώνων πυκνομένων καὶ παχυνομένων ἢ τῶν ἐν τῷ ὀφθαλμῷ ὑγρῶν παχέων καὶ γλίσχρων γινομένων .... περὶ ἀμαυρώσεως. Δημοσθένους καὶ Γαληνοῦ. Ἀμαύρωσίς ἐστι, ὁ παντελὴς ὡς ἐπιπολὺ παραποδισμὸς τοῦ ὁρᾶν χωρὶς φανεροῦ πάθους περὶ τὸν ὀφθαλμόν· καθαρᾶς δηλονότι φαινομένης τῆς κόρης .... τῆς μὲν οὖν κατὰ βραχὺ συνισταμένης ἀμαυρώσεως αἰτίαι πλείους εἰσὶν αἱ ἐπὶ τῆς ἀμβλυωπίας προειρημέναι· τῆς δὲ ἀθρόως συμπιπτούσης ἡ ἔμφραξις ἐστὶ τοῦ ὀπτικοῦ νεύρου· παχέων καὶ γλίσχρων ὑγρῶν ἐμπεσόντων ἐν αὐτῷ ἀθρόως ἢ παράλυσις αὐτοῦ τοῦ νεύρου. Also nicht Boerhave, nicht Beer hat zuerst die Amaurose für ein Leiden des Sehnerven erklärt! — Paull. Aegin.

[1] Alexie = wenn den Aphatischen das Verständniss für Schriftzeichen verloren geht; Paralexie, wenn sie geschriebene Worte verwechseln. K. „Bei der Dyslexie wird es dem Kranken schwer, die Schriftzeichen zusammenzufassen", von λέγω „ich sammle" (1887)(?). Das Wort ist und bleibt ein Bastard! Dysanagnosie — liest sich schlecht.

(*γ' κβ'*, p. 77) hat vielleicht jene pseudogalenische Stelle (oder den Aetius oder eine gemeinsame Quelle) vor Augen gehabt; nur setzt er, was offenbar besser, „sichtbare Veränderung" statt sichtbarer Ursache. *Ἀμαύρωσίς ἐστιν ὁ παντελὴς ὡς ἐπὶ πολὺ τοῦ ὁρᾶν ἐμποδισμὸς χωρὶς φανεροῦ πάθους περὶ τὸν ὀφθαλμόν. Ἀμβλυωπία δὲ ἀμαυρότης ὑπό τινος ἀδήλου αἰτίας γινομένη.* — Besser Theophanes Nonnus cap. XXI, I, 254: *Ἡ μὲν ἀμαύρωσις παντελής ἐστι τοῦ ὁρᾶν παρεμποδισμὸς χωρὶς τινὸς φανεροῦ πάθους· ἡ δὲ ἀμβλυωπία ἀμυδρότης τοῦ ὁρᾶν.* — Joann. Act. (de diagnos. II, 448) hat seinen Vorgänger Paullus ausgeschrieben; aber polemisirend setzt er „nicht sinnfällige" für „unbekannte" Ursache; auch betont er ganz ausdrücklich und noch klarer als alle seine Vorgänger das Leiden der Sehnerven und des Gehirns! *ἥ γε μὴν ἀμαύρωσις, παντελής ἐστι τοῦ ὁρᾶν ἐμποδισμὸς χωρίς τινος πάθους φανεροῦ περὶ τὸν ὀφθαλμόν, ὥσπερ καὶ ἡ ἀμβλυωπία, ἀμαυρότης περὶ τὸ ὁρᾶν· οὐχ ὑπ' ἀδήλου δὲ αὕτη αἰτίας γινομένη, οὐ μὴν ὄψει καταλαμβανομένης· εἰ γὰρ δὴ μήθ' οἱ χιτῶνες ἀλλοῖοι τῶν ὀφθαλμῶν φαίνονται, μήτε τὰ ἐν αὐτῇ ὑγρά, δῆλον ὡς διὰ τὸ ὀπτικὸν ταύτης πνεῦμα γίνεται, βραχύ τι ἢ οὐδὲν ἐξοχετευόμενον διά τινας προηγησαμένας μύσεις ἢ ἐμφράξεις τοῦ φωταγωγοῦ νεύρου, ἢ μὴν καὶ διά τινας τοῦ ἐγκεφάλου κατ' ἐκεῖνο τὸ μέρος βλάβας.*[1] Den Neueren blieb nichts übrig, als — die Erfindung des Augenspiegels und der damit sichtbaren Veränderungen. Die mangelnde Pupillenreaction soll Boerhave gefunden haben (Augenkr., Nürnberg 1751, p. 124; latine, Göttingen 1746, p. 73). Aber im Pseudogalen de oculis p. 128 steht sie: *si uno oculo clauso pupilla alterius non dilatatur, nervum obstructum esse non dubitatur.* Und auch die echten Schriften des Galen enthalten die Sache. De Hipp. et Plat. placitis, V, 614: *κλεισθέντος ἑνὸς (ὀφθαλμοῦ) εὐρύνεσθαι θατέρου τὴν κόρην ... τῶν ὑποκεχυμένων οἷς μὲν εὐρύνηται τὸ τρῆμα, κλεισθέντος θατέρου τῶν ὀφθαλμῶν, ἔτι σώζεσθαι τὴν ὀπτικὴν δύναμιν, οἷς δ' ἂν μὴ γίνεται τοῦτο, τελέως ἀπολωλέναι καὶ διὰ τοῦτο, κἂν καλῶς καταχθῇ τὸ ὑπόχυμα, μὴ βλέπειν αὐτούς.*—Die Barbarolatiner des Mittelalters gebrauchten den Ausdruck *gutta serena*, wörtlich heiterer Tropfen: *gutta*, für *suffusio, cataracta*, bedeutet Sehstörung, und *serena* die klar bleibende Pupille. Das Volk nennt das Uebel den schwarzen Staar, die Gelehrten sind mit *suffusio nigra* voraufgegangen.

Amaurotisches Katzenauge nannte Beer die Erblindung eines Auges, aus dessen Pupille ein heller Glanz zurückstrahlt, wie aus dem mit Tapetum versehenen Auge der Katze. Es ist ein Symptom verschiedener Krankheiten, der Netzhautgeschwülste, der Glaskörpervereiterung u. s. w. (Vgl. Galen, V, 616.)

Ambidexter, *ἀμφιδέξιος*, mit zwei rechten Händen. Nach Hipp. sind es die Weiber nie! (Aphor. Sect. VII, K. III, p. 761.) *Γυνὴ ἀμφιδέξιος οὐ γίνεται.* — Vgl. *de officina*, L. II, 288 *ἀσκέειν ἑκατέρῃ. Esse autem debet Chirurgus ... non minus sinistra quam dextra promptu*, Cels. I, 11, praef. — Schon die Alten verlangten, dass man den rechtsseitigen Staar mit der linken Hand operire (vgl. Reclinatio). Das galt auch bis in unser Jahrhundert. Die Wiener Schule hat darüber mit der Berliner gestritten. Vgl. A. v. Graefe, A. f. O. XII, 1, 157.

Amotio, vgl. Sublatio, Netzhautablösung.

***Amphiblestroïditis,** Netzhautentzündung. Himly II, 390. Vgl. Auge.

***Anabrochismus,** das Emporschlingen, *Illaqueatio, ἀναβροχισμός* vgl. Trichiasis.

Anaemia, Blutmangel, *ἀναιμία* bei Arist. (von *ἀ-*, und *αἷμα* Blut), adj. *ἄναιμος* blutleer.

Anaesthesia, Unempfindlichkeit, *ἀναισθησία* (von *ἀ-*, und *αἰσθάνομαι* ich empfinde). Wird heutzutage nicht blos in passivem Sinne (A. des Sehnerven), sondern auch in aktivem (chirurgische A.) gebraucht. Was die Alten unter A. verstanden, erklärt Aretaeus. Vgl. Paralysis.

***Anaphalantiasis,** Wimpermangel; *ἀναφαλαντίασις* Kahlköpfigkeit. Bei Himly I, 93, der wohl mit dem von den Alten eingeführten Namen (vgl. Madarosis) noch nicht zufrieden war. Allerdings hat Gorraeus schon das Wort: *sic dicitur defluvium pilorum in superciliis.*

***Ancyloblepharon,** Ankylosis, Lidverwachsung. Vgl. Blepharon.

***Anerythropsia,** Rothblindheit (von *ἀ-*, *ἐρυθρός* roth, *ὤψ* das Sehen).

Aneurysma, Schlagadererweiterung (z. B. der Ophthalmica), *ἀνεύρευσμα* von *ἀνευρύνειν* erweitern. — Schon bei Galen, d. tumoribus praeter nat. c. XI (VII, 725), vollständig beschrieben. *Ἀρτηρίας ἀναστομωθείσης τὸ πάθος ἀνεύρυσμα καλεῖται.*

---

[1] *ὅτ' ἂν μηδενὸς φαινομένου κακοῦ περὶ τὸν ὀφθαλμὸν ἀπολέσθαι τὴν ὀπτικὴν αἴσθησιν συμβῇ, τὸ καθῆκον ἐξ ἐγκεφάλου νεῦρον εἰς αὐτὸν ἔχει τὴν αἰτίαν.* Galen, de loc. affect. IV, 1 (VIII, 218).

γίγνεται δὲ τρωθείσης αὐτῆς, ἐπειδὰν εἰς οὐλὴν μὲν ἀφίκηται τὸ προσκείμενον αὐτῇ δέρμα, μένῃ δὲ τῆς ἀρτηρίας ἕλκος μήτε συμφυθείσης μήτε συνουλωθείσης μήτε σαρκὶ φραχθείσης. διαγινώσκεται δὲ τὰ τοιαῦτα παθήματα τῶν σφυγμῶν τῶν ἐργασαμένων ἀρτηριῶν, ἀλλὰ καὶ θλιβομένων ἀφανίζεται πᾶς ὁ ὄγκος κ. τ. λ. Paull. Aegin. Chir. p. 180 beschreibt das spontane, und die Operation, die gewöhnlich [aber wohl irrig] dem Antyllus zugeschrieben wird.

***Angiologia** (ἀγγειολογία, seltsamer Weise, für ἀγγειοτομία) nannten die Alten die Gefässdurchschneidung in der Schläfe, welche sie bei Schmerz und Fluss der Augen anwendeten. Pseudogalen. Isog. XIV, 784. Paull. Aeg. VI, 5; Chir. p. 92. Es heisst τὸ ἀγγεῖον das Blutgefäss, λόγος die Rede, Darstellung, τομή der Schnitt.

Angioma (*orbitae, cj.*), Gefässgeschwulst (ἀγγεῖον Gefäss).

***Aniria,** *Aniridia,* Irismangel (Fehlen der Iris), von ἀ-, und ἶρις. Wem diese Ausdrücke noch nicht gelehrt genug sind, der kann — *Irideremie* sagen (von ἶρις und ἐρημία Einsamkeit, Mangel; dagegen ἠρεμία die Stille).

Anisometropia, ungleiche Einstellung (Refractionsdifferenz) der beiden Augen (von ἀ-, ἴσος gleich, μέτρον Maass, ὤψ Gesicht). Vgl. Emmetropie.

Ankyloblepharon, Lidverwachsung. Vgl. Blepharon.

Ankylosis, Verwachsung, Anwachsen (der Lider). Vgl. Blepharon.

Anophthalmus, Anophthalmia, Fehlen des Auges (von ἀ-, und ὀφθαλμός Auge). Bei den Alten kommt nur das Adj. ἀνόμματος vor (poët.). *A. congenit.* (ein- oder doppelseitig). *A. operativus* nach Entfernung des Augapfels. Man hat auch dafür den Ausdruck *Ophthalmosterosis* erfunden! (ἡ στέρησις die Beraubung.) Himly I, 536 sagt Augenlosigkeit.

***Anopsia** soll Nichtsehen oder Nichtgebrauch des Auges heissen[1]: *Amblyopia ex anopsia* = Sehschwäche durch Nichtgebrauch, wie in dem auf grammatischem Gebiete so sorgfältigen Himly (II, 426), in den gewöhnlichen Schulbüchern der Augenheilkunde, in den Registern des Archivs f. O. und in klassischen Theilen von Graefe-Saemisch zu lesen. Es heisst aber ἀνοψία der Mangel an Zukost (ὄψον) und ὀψία der späte Abend (von ὀψέ spät). Allerdings ist ὄψις Sehen und ὤψ Gesicht. Aber ἀνωψία u. dgl. mit ω (worauf Mauclerc wie Kraus hinaus will) giebt es nicht; und ἀνώπιον heisst die Gegend über der Thür (von ὀπή Oeffnung). Die Beibehaltung des Wortes Anopsie für Nichtsehen wäre lächerlich. Nichtsehen oder Blindheit heisst ἀβλεψία (Pseudogalen., Med., XIV, 776) von ἀ-, und βλέπω ich schaue. Vgl. Hemianopsia. — Ueber die Bedeutung des Nichtgebrauchs vgl. Hipp. L. II, 324: χρῆσις κρατύνει, ἀργίη δὲ τήκει.

***Anosmia** bei Hemianopsia (Graefe-Saemisch) soll heissen: bei dem Halbsehen fehlt mitunter der Geruchsinn. ἄνοδμος heisst geruchlos bei Hipp. (ἀ- und ὀδμή Geruch, von ὄζω); ἄνοσμος heisst geruchlos, bei Hipp. Arist. (von ὀσμή Geruch, Geruchsinn). Letzterer wird gewöhnlich ausgedrückt durch ὄσφρασις, ὄσφρανσις, ὄσφρησις, auch ὀσφρασία (LXX): woher die Neueren Anosphrasia, Anosmia geschöpft haben.

Anthrax, Carbunkel, z. B. der Lider. ἄνθραξ heisst 1. Kohle, 2. Carfunkelstein, 3. Carbunkelgeschwulst. Lat. *Carbunculus.* Für die gute Beobachtung der Alten spricht die Definition des Lidcarbunkels: Pseudogalen., Def. Med., XIX, 434. Ἄνθραξ ἐστὶν ἐσχαρώδης ἕλκωσις μετὰ νομῆς καὶ ῥεύματος, ἐνίοτε δὲ καὶ βουβώνων καὶ πυρετοῦ [γινόμενον περὶ τὸ ἄλλο πᾶν σῶμα, ἔστι δ' ὅτε καὶ περὶ ὀφθαλμούς, ist hinzugefügt Isagog. XIV, 777 bei Ἀνθράκωσις]. Himly I, 201 trennt Anthrax der Lider, von Carbunculus: ersteres sei ein örtliches, gutartiges; letzteres ein allgemeines, bösartiges Leiden! Eine schlimme Art der Namengebung, wo das griechische Wort anderes bedeutet als seine lateinische Uebersetzung: wiewohl nicht alleinstehend. Vgl. Spasmus und Convulsio.

Anti-, wider, ἀντί.

Antipathie gegen das Einfachsehen = Widerwille (A. v. Graefe, in seinem Arch. f. O. I, 1, 117), ἀντιπάθεια Gegenempfindung, Abneigung.

Antisepsis = fäulnisswidriges Verfahren, moderner Ausdruck von ἀντί und σῆψις, Fäulniss. Antiseptisch = fäulnisswidrig.

Aphakia, Fehlen der Krystalllinse (von ἀ- und φακός Linse). Aphakisch heisst ein Auge ohne Krystalllinse.

Aphasia, Sprachlosigkeit, ist ein gut attisches Wort, ἀφασία (von φημί ich spreche), wiewohl es in den so oft von uns citirten medicinischen Wörterbüchern nicht vorkommt. Sprachlos heisst ἄφατος. Der Krankheitsbegriff ist ein neuer (Kussmaul). Der Augenarzt findet Sprachlosig-

[1] Bei Paré seltsamer Weise: *quand on ne peut voir les objets s'il ne sont pas un peu élevés!*

keit öfters neben Halbsehen (Fehlen der rechten Gesichtsfeldhälften). Die alten Aerzte gebrauchten Aphonia, Stimmlosigkeit (ἀφωνία, von ἀ- und φωνή Stimme; sprachlos ἄφωνος) sowohl bei den Leiden des Kehlkopfs als auch bei denen des Gehirns. Vgl. die ausführliche Darstellung von Foes., Oecon. Hippocr., p. 71; Gorraeus, p. 66. Galen hat entdeckt, dass Durchschneidung oder Umschnürung des *n. recurr.* das Thier stumm macht (de nervor. diss., II, 842, de loc aff. lib I, c. 6, VIII, p. 52—54).

Aplanasia, Aplanatismus, aplanatisch. (Es heisst πλανάομαι ich schweife, ἡ πλάνη, ἡ πλάνησις, τὸ πλάνημα das Umherschweifen, ὁ πλάνης oder πλανήτης ἀστήρ der Wandelstern.) Ich weiss nicht, warum man in jenen modernen Ausdrücken die dorische(?) Schreibweise vorgezogen.[1] Schon die älteren Optiker (Newton, Smith, Euler, Klügel u. A.) kennen die Abweichung (Aberration) der Strahlen wegen der Kugelgestalt der Linsen. Neuere, wie Herschel (1826), nennen eine Linse aplanatisch, wenn sie für ein gegebenes Brechungsverhältniss die aus einem Punkt herkommenden Strahlen genau in einem Punkt vereinigt. v. Helmholtz (phys. Opt. I, 39) nennt Instrumente aplanatisch, in denen durch passende Zusammenstellung der brechenden Flächen die sphärische oder die Abweichung wegen der Kugelgestalt möglichst verringert ist; vollständige Aplanasie sei durch Kugelflächen im Allgemeinen nicht zu erreichen. Die aplanatischen Brillen (Staargläser) werden ihren Namen nicht ganz verdienen. Aplanatismus der Hornhaut nennt Matthiessen (A. f. O. XXII, 3, 125) den Umstand, dass der Scheitel der Hornhaut das Segment eines dreiachsigen Ellipsoids darstellt, Ellipsen aber aplanatische Curven für bestimmte Objectweiten werden.

Apoplexia, Schlag, Schlagfluss, ἀποπληξία von ἀποπλήσσειν niederschlagen. Indem man mit der (nach früherer Ansicht gewöhnlichen) Ursache des Gehirnschlags, der Blutung, die Folge verwechselte, wurde der Ausdruck missbräuchlich für Bluterguss angewendet, z. B. *apoplexia retinae.* (Selbst in den neuesten Schulbüchern der Augenheilkunde. Netzhautblutung ist richtiger). Noch schlimmer ist *apopl. subconj., a. corneae.* — Pseudogal., Def. Med. XIX, 415: Ἀποπληξία ἐστὶ κατοχὴ διανοίας μετ᾽ ἀναισθήσεως καὶ παρέσεως τοῦ σώματος. Vgl. Aretaeus unter Paralysis. Apoplexia war ursprünglich die Lähmung des ganzen Körpers, Paraplexia die eines Theiles; doch spricht sogar Hippocrates schon von ἀποπληξίη γλώσσης (Prohrr. 93, 11, F.)

***Aporrhexis,** Abreissung. Vgl. Rhexis.

***Apotripsis,** *abrasio corneae,* Abschaben der Hornhauttrübungen (ἀποτρίβειν abscheuern).

***Aquocapsulitis,** Entzündung der Hornhauthinterfläche (Descemetis); barbarischer Name aus *aqua* das Wasser, *capsula* der Behälter und der griechischen Endigung ῖτις; modern griechischer Hydromeningitis (von ὕδωρ Wasser, μῆνιγξ Haut). Sichel d. V. sagte Keratitis punctata.

***Areola** (von *area*) heisst eine kleine Fläche. **Choroïditis areolaris** sollte, wenn überhaupt etwas, nur eine Aderhautentzündung mit kleinen Herden bedeuten. Den Schulbüchern gelingt es auch nicht, sie von der *Ch. disseminata* in klarer Weise abzutrennen. Allerdings heisst *aréole* (frz.) auch der Hof um den Mond (*auréole* Kranz, Heiligenschein). *Areola papillaris* ist (wohl erst seit Bartholin) der Hof um die Brustwarze (ἅλως, *halos*, auch *halo*, rein lateinisch *corona*). Die helle Hofbildung um den schwarzgrauen Herd im Augengrunde ist ja recht charakteristisch für einzelne Fälle und könnte den Grund des Namens abgeben. Aber Förster spricht von „areolärem Gewebe", das die Herde zusammensetzt; areolär heisst in der Botanik gegittert. Am besten ist es, solche Namen auf sich beruhen zu lassen.

***Argemon.** Ἄργεμον, ἄργεμος, ἄργεμά ἐστι λεύκωμα παρὰ τὸ ἀργὸν, ὃ σημαίνει λευκόν. Οὐαρῖνος. (Kraus.) Vgl. Hornhautgeschwür.

Argyria heisst die dunkelgraue Verfärbung der Haut und der Schleimhäute, welche nach innerlichem Gebrauche von Silbersalzen vorkommt; **Argyrosis**, die dunkelgraue, fast schwärzliche Färbung der Bindehaut (und sogar der Hornhaut), welche nach längerer örtlicher Anwendung des Höllensteins vorkommt. (Es heisst ἄργυρος das Silber, ἀργυρόω ich versilbere; *argyrosis* kommt nicht vor, wohl aber ἀργυρισμός das Versilbern; ἀργυρώδης silberartig, ἀργύρωμα Silbergeschirr, ἀργυρεῖον Silbergrube.)

***Aridura oculi** = *atrophia.* Himly I, 530. (*aridus* trocken, mager, *ariditas* Dürre,

[1] Quetelet (*Mém. de l'Acad. royale des sciences de Bruxelles* III, 89), von dem der Ausdruck herzustammen scheint, nennt richtigerweise *lignes aplanétiques* solche Curven, die durch Brechung oder Zurückwerfung Strahlen, die von einem Punkte ausgehen, wieder in einem Punkte vereinigen. Englische Wörterbücher haben *aplanatic*; vielleicht haben wir das a von ihnen.

aridura scheint von den neulateinischen Aerzten erfunden zu sein.)

Arthritica iritis, Beer I, 577, gichtische Augenentzündung = acut. Glaucom.

Arthritis gonorrhoïca als Ursache von Augenentzündung (Iritis). *Ἀρθρῖτις* Gelenkentzündung (von *ἄρθρον*), schon bei Hippocr. Aphor. III, 16 (L. IV, 492 *ἀρθρίτιδες*). Epidem VI, 4, 3 (L. V, 307 *ἀρθριτικός*) ibid. p. 452; ferner 502, VI, 66, 242. Vgl. Aretaeus (m. chron. *β' ιβ'*, p. 168): *περὶ ἀρθρίτιδος καὶ ἰσχιάδος. Ξυνὸς μὲν ἁπάντων τῶν ἄρθρων πόνος ἡ ἀρθρῖτις* .... Unzählige Stellen der galenischen Schriften handeln davon. Isag. XIV, 755. Def. Med. XIX, 773. (*Ἀρθρῖτις φλεγμόνη περὶ τοῖς ἄρθροις.*) M. M. X, 82 etc.

Asepsis = fäulnissfreies Verfahren von *ἀ-* und *σῆψις*. Aseptisch = fäulnissfrei (*ἄσηπτος* bei Hippocr.). Name und Begriff der Asepsis ist besser als der der Antisepsis. Die Lehre ist älter als man glaubt. Schon Hipp. (L. II, 302) empfiehlt dringend *ἐπιδέσματα καθαρά*. Galen (M. M. XIII, 22; X, p. 942) umgab eine grössere Arterie, bevor er sie ausschnitt, oben wie unten mit einer Schlinge aus aseptischem Stoff (*ἐξ ὕλης δυσσήπτου*). Celsus (VII, 7, 14) legt nach der Staaroperation auf das Auge, *quod inflammationem coerceat*. Bartisch warnt dringlich vor unreinen Staarnadeln.

Asthenopia, Gesichtsschwäche; moderner, schon seit 1840 eingeführter Ausdruck aus *ἀ-*, *σθένος* Kraft (bezw. aus *ἀθενής* schwach) und *ὤψ* Gesicht. (Asthenopiasis wäre richtiger). Dasselbe besagt Kopiopia (von *κοπία* Müdigkeit), fälschlich auch Kopyopia geschrieben; schlecht Ophthalmocopia! Der Begriff ist sehr wichtig. Asthenopie wurde früher schwer, heute aber leicht von Amblyopie unterschieden. Der Amblyop sieht niemals gut; der Asthenop sieht anfangs gut, aber nicht auf die Dauer bei feiner Arbeit. Man könnte zweifeln, ob die entsprechende Unterscheidung zwischen Schwachsichtigkeit (= Ambly.) und Sehschwäche, Augenschwäche (= Asth.) auch wirklich dem Geist der deutschen Sprache entspricht, oder nur dem Uebereinkommen. Erklären muss man einen derartigen Ausdruck. Dann kann man aber deutsch sprechen, wie die Griechen griechisch gesprochen haben. Den Griechen war der Zustand ganz wohlbekannt, obschon sie nicht, wie wir, zwischen accommodativer, muskulärer, conjunctivaler und retinaler Asthenopie zu unterscheiden pflegten. Sie gebrauchten seit Demosthenes den Ausdruck *ἀτονία ὀφθαλμῶν*. Vgl. Aetius p. 132: *περὶ ὀφθαλμῶν ἀτονίας· Δημοσθένους· Ἀτονεῖν λέγονται οἱ ὀφθαλμοὶ οἱ μήδε λευκὸν μήδε λαμπρὸν μήτε πυρῶδες ὁρᾶν ὑπομένοντες· ἀλλ' ὑπὸ τῆς τυχούσης προφάσεως συνεχομένοι τὰς ὄψεις καὶ δακρύοντες· καὶ μάλιστα ἐν τῷ ἀναγινώσκειν· διαφέρουσι δὲ οὗτοι τῶν ῥοιαδικῶν ὅτι οἱ μὲν ῥοιαδικοὶ καὶ χωρὶς τινὰς ἔξωθεν προφάσεως δακρυοῤῥοοῦσιν· οὗτοι δὲ πρόφασιν τινὰ λαμβάνοντες· θεραπευτέον δὲ αὐτοὺς περιπάτους δρόμοις γυμνασίοις κ. τ. λ.* Mein Lehrer Jüngken lehrte noch das nämliche.

Astigmatismus, von *ἀ-* und *στίγμα* oder *στιγμή*, mathematischer Punkt. Für den wichtigen Begriff, dass das von einem Punkte ausgehende Strahlenbündel nach der Brechung durch eine Linse oder durch den dioptrischen Apparat des Auges nicht wieder in einen Punkt sich vereinigt, hat der Astronom Airy (Cambridge Philos. S. 1827) einen mittelmässigen Namen gebildet, der mir ebensowenig wie meinen atheniensischen Freunden gefällt; aber heutzutage schwerlich noch durch andere wie Anomocentrosis (von *ἀ-*, *ὁμός* gemeinsam, *κέντρον* Mittelpunkt) oder *περιπλάνησις* (im Gegensatz zu Aplanasie) verdrängt werden wird. Wer aber findet ein deutsches Wort für Astigmatismus?

Astigmatoskop ist dasselbe wie Keratoscop. (C. f. A. 1881.) Von Astigmatismatos, was astigmatisch bedeuten soll, — griechisch ist nur *στικτός* punktirt — und *σκόπος* der Späher.

Ataxia, *ἀταξία*, Unordnung, bei den Galenikern vom Pulse, bei den Neueren von den Gliedmaassen. Pseudogal., Def. Med. XIX, 407: *Ἀταξία σφυγμοῦ ἐστιν ἀκαταστασία τῆς κατὰ τοὺς σφυγμοὺς διαφορᾶς.* (Von *ἀ-* und *τάξις* Ordnung.) Was wir Ataxie, nannten die Alten *σκελοτύρβη*, Schenkelschwäche. Der Name *ataxie cardiovasculaire* (Féréol) für Basedow'sche Krankheit geht wieder auf die alte Bedeutung zurück.

Atheroma, Grützbeutel (auch der Lider); *ἀθήρωμα* oder *ἀθέρωμα* nach den Gelehrten von *ἀθάρη*, aeol. *ἀθήρη*, bei Galen auch *ἀθέρα* der Brei (aus Graupen).[1]

[1] Nach den Lexicographen stammt *ἀθέρη* nicht, wie Kraus vermuthet, von *ἀθήρ* die Hachel (die Aehre), sondern soll nach Plin. ein ägyptisches Wort sein. Uebrigens lautet die Stelle Nat. h. XXII, 121: *Olyram* (das Einkorn, *ὄλυρα*) *arincam diximus vocari, haec decocta fit medicamentum quod Aegyptii atheram vocant infantibus utilissimum sed et adultos inlinunt eo.* Danach ist die Sache doch nicht so zweifellos!

Und warum sollen wir dies bewahren und nicht, wie das Volk, Grützbeutel sagen oder (wie Plenk, p. 40) Breigeschwulst? Galen., de tumor. praeter natur., VII, 718: *ἀθέρα μὲν γάρ τι παραπλήσιον ἐν τοῖς ἀθερώμασιν εὑρίσκεται .... ὡς τὸ πολὺ δὲ χιτών τις ὑμενώδης ἅπαντα τὰ τοιαῦτα περιέχει*. Vgl. Galen., Meth. medendi X, 985. Pseudogalen, Def. Med. XIX, 440: *Ἀθέρωμά ἐστι χιτὼν νευρώδης ἀθερῶδες ὑγρὸν περιέχων*. Besonders schlimm scheint mir, dass man die Wandverdickung der Schlagadern Atherom oder Atherose zu nennen sich gewöhnt hat (wohl wegen der fettigen, krümeligen Einlagerungen) und sogar von Atherose, d. i. Grützbeutelhaftigkeit, der Netzhautarterien, spricht!

Atonia, vgl. Asthenopia.

***Atonia palpebrarum**, Erschlaffung der Lider, *ἀτονία* von *ἀ-* und *τόνος* Spannung. Beer II, 15 hat Atoniatonblepharon! Dies ist *ἀτονία τῶν βλεφάρων*, was er schwerlich gewusst hat. (Aber Mauclerc sagt: *here are three Greek words in one.*)

***Atonia sacci lacrimalis** = hernia. (Noch im Graefe-Saemisch.)

***Atresia**, Nichtdurchbohrung, z. B. der Iris, der Thränenpunkte. Lat. *Imperforatio*. *Ἄτρητος* undurchbohrt, von *ἀ-* und *τράω*, *τιτραίνω* ich durchbohre. Vgl. Synizesis. (Noch in Graefe-Saemisch.)

Atropa Belladonna, die Tollkirsche, aus der das dem Augenarzt unentbehrliche Alkaloïd Atropin gewonnen wird. *Ἄτροπος* unabwendbar (femin. desgl.), von *ἀ-*, und *τρέπω* ich wende. Atropos war auch der Name einer Parze. Das Wort Atropa (Linn.) bezieht sich auf die giftigen Eigenschaften; Belladonna (Tournefort) auf den Gebrauch zum Schminken resp. Einträufeln, wodurch die Italienerinnen (namentlich Schauspielerinnen) sich glanzvolle Augen zu verschaffen suchten, wie schon — die Griechinnen. Vgl. Hyoscyamus.

Atrophia, Schwund, *ἀτροφία* von *ἀ-*, und *τροφή* Ernährung. A. des Augapfels, A. der Hornhaut, A. der Iris, A. des Sehnerven. Vgl. Phthisis.

Augapfel, Auge. Die meisten Namen der wichtigsten Theile des Auges, der umhüllenden Häute (und folglich auch ihrer Entzündungen) sowie der lichtbrechenden Mittel und endlich der Umgebungen stammen aus dem Griechischen oder von lateinischen Uebersetzungen griechischer Namen. Wollen wir also die gebräuchlichen Namen der Augenheilkunde mit Verständniss anwenden, so müssen wir die Anatomie des Auges bei den Alten studiren. Es wird am einfachsten sein, die kurze Beschreibung des Auges, welche uns Celsus (de med. VII, 7, 15) nach griechischen Quellen überliefert hat, voranzusetzen: *Oculus igitur summas habet duas tunicas; ex quibus superior a Graecis κερατοειδής vocatur, eaque, qua parte alba est, satis crassa, pupillae loco extenuatur. Huic interior adjuncta est media parta, qua pupilla est, modico foramine concava, circa tenuis, ulterioribus partibus ipsa quoque plenior, quae χοριοειδής a Graecis nominatur. Hae duae tunicae, cum interiora oculi cingant, rursus sub his coeunt et in unum coactae per foramen, quod inter ossa est, ad membranam cerebri perveniunt eique inhaerescunt. Sub his autem, qua parte pupilla est, locus vacuus est: deinde infra rursus tenuissima tunica, quam Herophilus ἀραχνοειδῆ nominavit. Ea media subsidit; eoque cavo continet quiddam, quod, a vitri similitudine, ὑαλοειδές Graeci vocant. Id neque liquidum neque aridum est: sed quasi concretus humor. Ex cujus colore pupillae color vel niger est vel caesius, cum summa tota tunica alba sit. Id autem superveniens ab interiore parte membranula includit. Sub his gutta humoris est, ovi albo similis: a qua videndi facultas proficiscitur, κρυσταλλοειδής a Graecis nominatur.* Celsus trennt also die Hornhaut nicht von der Lederhaut und wiederholt bezüglich der Pupillarregion (des leeren Raumes zwischen Iris und Linse) die falschen Ansichten der Griechen. Allerdings ist die Schilderung nicht sehr klar, wie das bei einem Dilettanten nicht Wunder nehmen darf; auch hat er wohl die eiweissartige Beschaffenheit irriger Weise vom (cadaverösen) Kammerwasser auf die Linse übertragen. Aber corrumpirt, wie Brücke (das menschl. Auge, Berlin 1847) annimmt, scheint mir die Stelle nicht zu sein.

Es ist sehr interessant, dass selbst ein so gewandter Schriftsteller, wie Celsus, gar keinen Versuch macht, die griechischen Namen zu übersetzen. Wir werden somit auf die griechischen Quellen verwiesen! Hippocrates, zu dessen Zeit die Anatomie wie die Pathologie des Sehorgans noch wenig ausgebildet war, erwähnt ganz kurz die drei Augenhäute und fügt die ganz richtige Bemerkung hinzu, dass die Gefahr wächst, je nachdem ausser der ersten auch die zweite oder gar die dritte erkrankt ist (*περὶ τόπων* 2, L. VI, 280[1]). — Rufus

[1] *Μήνιγγες δὲ τρεῖς εἰσιν αἱ τοὺς ὀφθαλμοὺς φυλάσσουσαι, ἡ μὲν ἐπάνω παχυτέρη, ἡ δὲ διὰ μέσου λεπτοτέρη, ἡ δὲ τρίτη λεπτὴ ἡ τὸ ὑγρὸν φυλάσσουσα· τούτων ἡ μὲν ἐπάνω καὶ παχυτέρη, νοῦσος, ἢν κωφωθείη· ἡ δὲ διὰ μέσου ἐπικίνδυνος αὕτη, καὶ ὅταν ῥαγῇ, ἐξίσχει οἷον κύστις· ἡ δὲ τρίτη ἡ λεπτοτάτη πάμπαν ἐπικίνδυνος, ἡ τὸ ὑγρὸν φυλάσσουσα.* Die Schrift gehört nicht zu den echten.

Ephes.[1] rechtfertigt seinen Ruf, unter den Alten das Auge am besten beschrieben zu haben. *De corp. hum. part. appellationibus:* a) I, 25 (D. 136): ὀφθαλμοῦ δὲ τὸ ἐν μέσῳ βλεπόμενον ὄψις καὶ κόρη· καὶ γλήνην τὸ εἴδωλον τὸ ἐν τῇ ὄψει φαινόμενον καλοῦσι· τὸ δὲ συνεχὲς τῇ ὄψει μέχρι τοῦ λευκοῦ ἶριν· τοῦτο δὲ ὡς ἔχει χρώματος μέλαν ἢ πυῤῥὸν ἢ γλαυκὸν ἢ χαροπὸν ὀνομάζουσι· περιθεῖ δὲ στεφανη τὸ μέλαν καὶ ἀποκρίνει τοῦ λευκοῦ· κύκλος δὲ ἡ στεφάνη καὶ σύνδεσμος τῶν χιτώνων τοῦ ὀφθαλμοῦ· ὧν δὴ ὁ πρῶτος δύο ἔχων φύσεις δύο ὀνόματα ἔχει· κερατοειδὴς μὲν κατὰ τὸ μέσον καὶ μέχρι τῆς ἴριδος· τοῦτο γὰρ ἔοικεν αὐτοῦ τοῖς ξυομένοις κέρασι· λευκὸς δὲ τὸ ἄλλο μέρος πᾶν, οἷόσπερ καὶ βλέπεται οὐδὲν ἐοικὼς τῷ μέσῳ οὔτε τὴν φύσιν οὔτε τὴν χροιάν· ἐπικεῖται δὲ αὐτῷ ἡ καλουμένη ἐπιδερμίς (conj.). b) p. 36 (D. 154): Τῶν δὲ τοῦ ὀφθαλμοῦ χιτώνων ὁ μὲν πρῶτος ἐν τοῖς ἐπιφανέσιν ὠνομάσται κερατοειδής· οἱ δὲ ἄλλοι ὁ μὲν δεύτερος ῥαγοειδὴς καὶ χοροειδής, τὸ μὲν ὑποκείμενον αὐτῷ τῷ κερατοειδεῖ ῥαγοειδής, ὅτι ἔοικε ῥαγὶ τῇ ἔξωθεν λειότητι καὶ τῇ ἔσωθεν δασύτητι· τὸ δὲ ὑπὸ τῷ λευκῷ χοροειδής, ὅτι καταφλεβόν ἐστι τῷ περὶ τὸ ἔμβρυον περικειμένῳ χοροειδεῖ ἐοικός· ὁ δὲ τρίτος περιέχει μὲν ὑαλοειδὲς ὑγρόν· καλεῖται δὲ ἀρχαῖον ὄνομα ἀραχνοειδὴς διὰ λεπτότητα· ἐπειδὴ δὲ Ἡρόφιλος εἰκάζει αὐτὸν ἀμφιβλήστρῳ ἀνεσπωμένῳ, ἔνιοι καὶ ἀμφιβληστροειδῆ καλοῦσιν· ἄλλοι δὲ καὶ ὑαλοειδῆ ἀπὸ τοῦ ὑγροῦ· ὁ δὲ τέταρτος περιέχει μὲν τὸ κρυσταλλοειδὲς ὑγρόν, ἀνώνυμος δὲ ὢν ἐξ ἀρχῆς ὕστερον φακοειδὴς μὲν διὰ τὸ σχῆμα, κρυσταλλοιδὴς δὲ διὰ τὸ ὑγρόν ὠνομάσθη. c) p. 48 (D. 234): ὑπὸ δὲ ταῖς ὀφρύσιν ὑπόκεινται οἱ ὀφθαλμοί. αὐτοὺς δὲ τοὺς ὀφθαλμοὺς τὰ σκέποντα, βλέφαρα· ὧν τὸ μὲν ἄνωθεν, τὸ δὲ κάτωθεν· αἱ δὲ συμβολαὶ (Fugen), αἱ ἐν τῷ ἐπιμύειν γινόμεναι ταρσοί· αἱ δὲ τρίχες αἱ ἐκ τῶν βλεφάρων ἐκπεφυκυῖαι βλεφαρίδες· τὰ δὲ πέρατα τῶν ταρσῶν κανθοί, ὧν ὁ μὲν πρὸς τῇ ῥινὶ μέγας, ὁ δὲ πρὸς τῷ κροτάφῳ μικρός· κόραι αἱ ὄψεις· γλῆναι τὰ μέσα τῶν ὀφθαλμῶν δι᾽ ὧν ὁρῶμεν· οἱ δὲ ὄψιν μὲν ᾧ βλέπομεν, κόρην δὲ καὶ γλήνην τὸ εἴδωλον τὸ ἐν τῇ ὄψει· τὰ δὲ μετὰ ταῦτα μέλανα ἢ γλαυκὰ (hellblau) ἢ χαρωπὰ (dunkelblau) ἀπὸ τῆς χροίας καλεῖται· ἶρις δὲ ὁ κύκλος ὁ συνάπτων τὸ λευκόν. d) p. 54 (D.170): τῶν τὸν ὀφθαλμὸν συνυφαγκότων τοιαύτη (πλόκη)· ὁ πρὸ πάντων τεταγμένος ἀπὸ μὲν τῆς τάξεως ὠνομάσται πρῶτος· ἀπὸ δὲ τῆς χροίας λευκός.... κερατοειδὴς δὲ διὰ εὐτονίαν (Festigkeit), ἢ διὰ τὸ λάμπειν τὸ παρακειμενον ὑγρὸν ἔνδοθεν ὡς διὰ κέρατος (Hornlaterne[2]?) ἢ διὰ τὸ κέρατι παραπλησίως εἰς κηδόνας (Schichten) ἀναλύεσθαι· δεύτερος δὲ χιτὼν ἐστι προστυπὴς τῷ πρώτῳ γενόμενος κατὰ προσάρτησιν ἄχρι τῆς λεγομένης στεφάνης ὃς κατ᾽ ἑαυτοῦ μεσότητα διάστασιν σώζει καὶ τέτρηται κυκλοτερῶς. Τὸ δὲ τετρημένον σῶμα λεῖον μὲν ἐστιν ἔξωθεν, καθ᾽ ὃ προσπίπτει τῷ κερατοειδεῖ· δασὺ δὲ ἀπὸ τῶν ἀπεστραμμένων, ὡς φησὶν Ἡρόφιλος, ῥαγὸς σταφυλῆς δορᾷ ὅμοιον, καταπεπλεγμένον ἀγγείοις· καλεῖται δὲ οὗτος καὶ δεύτερος τῇ τάξει, καὶ τετρημένος τῇ κατασκευῇ καὶ ῥαγοειδὴς ἀπὸ τῆς ἐμφερείας καὶ χοροειδὴς ὡς ὁμοίως χορίῳ κατηγγειωμένος....· ὁ δὲ τρίτος ἀπὸ τοῦ αὐτοῦ πόρου προελθὼν περιέχει ὑγρὸν [ᾠοῦ] τῷ λευκῷ παραπλήσιον, λεγόμενον ὑαλοιδές· ἔστι δὲ λεπτὸς ἄγαν οὗτος· καλεῖται δὲ ἀπὸ μὲν τῆς τοῦ ὑγροῦ πήξεως ὑαλοειδής· ἀπὸ δὲ τῆς λεπτότητος ἀραχνοειδής· ἀμφιβληστροειδὴς δὲ διὰ τὴν τῶν ἀγγείων καταπλοκὴν καὶ τὸ σχῆμα· ἀπὸ γὰρ στενοῦ εἰς πλάτος ἀνευρύνεται[3] καὶ κοιλαίνεται πρὸς παραδοχὴν τοῦ τετάρτου χιτῶνος ὑγρὸν περιέχοντος κρυστάλλῳ παραπλήσιον οὗ τὸ μὲν ἥμισυ προκύπτει συνεχὲς ὑπάρχον τῷ τοῦ δευτέρου τρήματι·[4] τὸ δὲ ἥμισυ συγκεῖται τῷ ἀραχνοειδεῖ· οὗτος τοίνυν κέκληται δισκοειδὴς καὶ φακοειδὴς ἀπὸ τοῦ σχήματος· κρυσταλλοειδὴς δὲ ἀπὸ τῆς τοῦ ὑγροῦ πήξεως· τοῦτον δὲ οὐκ ἀξιοῦσί τινες χιτῶνα ὀνομάζειν· ἐπίπαγον γάρ τινα ὑμενώδη λέγουσιν εἶναι. Wegen der Wiederholung wolle der geneigte Leser berücksichtigen, dass dem Text des Rufus der Inhalt einer anatomischen Vorlesung, die er seinen Schülern gehalten haben soll oder vielmehr ein Auszug aus dem Werk (c) hinzugefügt ist. — Die prägnanteste Beschreibung des Auges hat unter den Alten Galen geliefert (oder der galenische Verfasser der Def. Med., XIX, p. 358): Ὀφθαλμοί εἰσιν οἱ συνεστῶτες ἐκ τεσσάρων χιτώνων, ἀμφιβληστροειδοῦς, ῥαγοειδοῦς,

[1] Erst bei der Correctur konnte ich die Ausgabe von Daremberg-Ruelle (Paris 1879) benutzen. Uebrigens sind die Verbesserungen nur unwesentlich. D. unterscheidet (wie schon Choulant) das Hauptwerk, den Auszug daraus, und ein zweites Werk, das dem R. — zugeschrieben wird.

[2] Sonst λύχνος κεράτινος.

[3] Diese Stelle ist bei der Deutung des Namens ἀμφιβληστροειδής zu berücksichtigen, — aber nicht immer berücksichtigt worden!

[4] Viel besser als sonst bei den Alten!

κερατοειδοῦς καὶ ἐπιπεφυκότος· καὶ ὑγρῶν τριῶν, ὑαλοειδοῦς, κρυσταλλοειδοῦς καὶ ὠοειδοῦς, ὡς ἤδη ἐπιπεφυκότος νευρώδους ἢ νευρῶν ὀπτικῶν· αἰσθητοὶ τῶν ὑποκειμένων χρωμάτων καὶ μεγεθῶν καὶ σχημάτων. Galen spricht an unzähligen Stellen vom Auge; besonders aber in seinem wunderbaren Werke *de usu part.* III, 760 flg.: Wenn der Sehnerv (*νεῦρον*, *nervus opticus;* daher *neuritis*, *νευρῖτις* Nervenentzündung) vom Chiasma an das Auge gelangt ist, so breitet er sich aus zu einer Haut und umgiebt den Glaskörper, und verwächst schliesslich mit dem Rande der Krystalllinse. Letztere wird *κρυσταλλοειδὲς ὑγρόν* genannt, d. h. krystallähnliches Medium (von *κρύσταλλος* Eis oder Krystall, und *εἶδος* die Art, *ὑγρός* feucht). Dies ist ihm und den Alten das vornehmliche Werkzeug des Sehens, das allein von den Farben afficirt werden kann und vom Glaskörper ernährt wird. Die vordere Linsenfläche ist (wie bei Rufus) von einer Kapsel bekleidet, die hintere nackt. Der Glaskörper, *ὑαλοειδὲς ὑγρόν* (von *ὕαλος* Glas) ist ähnlich dem geschmolzenen Glase — *ὥσπερ τις ὕαλος ὑπὸ θερμοῦ κεχυμένη*. (Daher *Hyalitis* Glaskörperentzündung. Lat. *corpus vitreum*, *humor vitreus*.) Die Ausbreitung des Sehnerven wird von Einigen Netzhaut genannt; denn sie gleicht nach ihrer Gestalt einem Netze. Es ist aber keine Haut, weder nach Farbe noch nach Wesenheit, sondern sieht zusammengeballt wie ein Stück Hirn aus. — *Ἀμφιβληστροειδής* heisst netzartig; *ἀμφίβληστρον* (von *ἀμφιβάλλω*) das Zugnetz der Fischer. Die Netzhaut wurde einem zusammengezogenen Netz verglichen, weil sie aus dem engen Scleralloch heraustretend beutelartig sich ausbreitet.[1] Die lateinische (mittelalterliche) Uebersetzung ist *retina*[2] (von *rete* Netz), das heutzutage gebräuchliche Wort, nicht eine Spur schöner oder bezeichnender als — Netzhaut. Indem man das latinisirende Wort Retina mit der griechischen Endsilbe *ῖτις* verband, schuf man Retinitis = Netzhautentzündung. Diejenigen, welche derartig barbarische Zusammensetzungen scheuten, aber Amphiblestroïditis doch zu arg fanden, haben sich mit Dictyitis für Netzhautentzündung beholfen. (*τὸ δίκτυον* das Fischernetz, *δικτυοειδής* netzartig, bei Galen.) So Stellwag von Carion. (Himly II, 390 hat Amphiblestroïditis, Dictyitis, *inflammatio retinae.*) So habe ich selber mich einst mit dem Namen Dictyoschisma, Netzhautspalt (Colobom der Netzhaut, von *σχίσμα* Spalt) versündigt. Die zweite Haut, welche von aussen die Netzhaut umgiebt, heisst Aderhaut, *χοριοειδής*, wie die Fruchthülle, wegen ihres Gefässreichthums (*συνδεσμός τις ἀγγείων παμπόλλων ὥσπερ τὸ χόριον*). — Es ist zu bemerken, dass *χόριον* ursprünglich die Haut oder das Leder (lat. *corium*); sodann die Hülle der Frucht im Mutterleibe bedeutet. Auch bei Aristoteles, der gelegentlich dafür auch *χοριοειδής* (*ὑμήν*) setzt. Man sieht, dass die Schreibweise Choroïdes falsch ist: *χοροειδής* ist nur falsche Lesart für *χοριοειδής;* denn ersteres würde reigenartig heissen von *χορός*. Uebrigens wird auch die Arachnoïdes des Gehirns bei den alten Griechen Chorioïdes genannt. Galen ist der Ansicht, dass die Sclera Fortsetzung der Dura, die Choroïdes des Auges der des Gehirns, die Retina ein Hirntheil; so begegnen sich älteste und neueste Anschauungen (Schwalbe, 1885). — An der Stelle, wo die Lederhaut in die Hornhaut übergeht, sind „sechs Verwachsungen", der Lederhaut mit der Aderhaut, der Aderhaut mit der Netzhaut, der Netzhaut mit dem Glaskörper und dem Krystallkörper, der beiden letzten mit einander, dazu aussen noch der Muskelsehnen und der Bindehaut. Deshalb heisst dieser Ort Regenbogen oder Kranz. *καὶ καλεῖται ἶρις οὗτος ὁ τόπος .... ἔνιοι δὲ στεφάνην ὀνομάζουσι· καὶ εἰ καλῶς προσέλθοις αὐτῶν τῇ διαιρέσει .... θεάσῃ κύκλους ἀλλήλοις ἐπιβάλλοντας ἓξ ἐνταῦθα .... ὥστε μηδ᾽ ἂν εἰ βουληθείης ἑτέρως ὀνομάσαι τὸ χωρίον.* Es ist also ganz klar, dass Iris ursprünglich nicht die Regenbogenhaut, sondern die Ciliargegend des Auges bedeutet, welche von all' jenen Kreisen noch den Namen *κύκλος*, wenigstens in dem Ausdruck Cyclitis = Ciliarkörperentzündung, bewahrt hat. Verschiedene Stellen bei Galen, Alex. Tr. u. A. sind falsch gedeutet, weil man Iris mit Regenbogenhaut und nicht mit Ciliargegend übersetzt hat! Was wir Regenbogenhaut nennen, nannten die Griechen gewöhnlich *ῥαγοειδής*, Beerenhaut, *εἰκάσαντες ῥαγὶ σταφυλῆς τήν τε ἐκτὸς λειότητα καὶ τὴν ἐντὸς δασύτητα*, wegen der Glätte der Aussen- und Rauhigkeit der Innenfläche. So bei Galen, und fast

[1] Der ursprüngliche Name war *ἀραχνοειδής* spinngewebsartig, oder *ὑαλοειδής*, weil sie den Glaskörper umfängt, wie ja in unseren Tagen die *Membrana limitans interna retinae* auch als *limitans hyaloïdea* bezeichnet wird.

[2] Bei den Alten hiess Retina nur ein Ort, — das schöne Resina am Vesuv.

wörtlich ebenso schon bei Rufus. Es passt dies Kriterium übrigens mehr auf manche Säugethieraugen als auf das der Menschen. — Wir können nicht leugnen, dass unser Name Regenbogenhaut schlecht gewählt ist, denn nicht in demselben Auge ist sie verschieden gefärbt, sondern bei verschiedenen Individuen. Freilich nennt bereits Rufus die Vorderfläche der Regenbogenhaut (zwischen Pupille und Ciliargegend) Iris. Vgl. Pseudogalen, Med. XIV, 703: *Ἐν μέσῳ τοῦ ὀφθαλμοῦ ἡ ἴρις κύκλος ποίκιλος τοῖς χρώμασι διὸ καὶ ἴρις ἐκλήθη ἀπὸ τῆς πρὸς τὴν ὑπαίθριον ἶριν ἐμφερείας.* Es wird schwer halten, die Namen Iris und Iritis zu ersetzen. Beerenhaut möchte ich nicht sagen, einmal weil der Vergleich weit hergeholt ist, und dann wegen des Anklangs an Bärenhaut. Besser wäre Bogenhaut, was der Form entspricht und an das übliche anknüpft. (Plenk sagt Regenbogen.) Physiologisch das richstigste wäre Blendhaut, denn Blende heisst in den optischen Instrumenten die mit einer centralen Durchbohrung versehene schwarze Metallplatte, welche die Randstrahlen abschneidet. Der griechische Ausdruck ist *τετρημένος χιτών*, durchbohrte Haut, von *τιτραίνω*; lat. *perforata.* — Die lateinische Uebersetzung von *ῥαγοειδής* nämlich uvea (von uva die Traube = *σταφυλή*; die Beere aber heisst acinus = *ῥάξ*) wird heutzutage, nachdem die Bedeutung des Wortes unendliche Wandlungen durchgemacht hat, in doppeltem Sinne gebraucht: 1. für Aderhauttract, d. h. Aderhaut nebst Iris, 2. für die Pigmentschicht an der Hinterfläche der Iris. Beides ist Missbrauch. — Das Loch in der Iris heisst meistens *κόρη* Mägdlein. So schon bei Hippocrates (K. I, 439: *Ἡ δὲ κόρη καλεομένη τοῦ ὀφθαλμοῦ μέλαινα φαίνεται διὰ τοῦτο ὅτι ἐν βυθεῖ ἐστιν καὶ χιτῶνες περὶ αὐτὸ εἰσὶ μέλαινες.* Dies ist ganz richtig und enthält eigentlich das Princip des Augenspiegels!). — Aretäus sagt dafür *πάρθενος*, Jungfrau (vgl. Mydriasis). Der Name Mägdlein kann doch nur daher rühren, dass jeder, der einem andern gerade in's Auge schaut, inmitten der Pupille den Umriss seines eigenen, von der fremden Hornhaut gespiegelten Bildchens sieht. Eine gewisse Ahnung von dieser Spiegelung hatten auch die Alten, nur hielten sie die Linsenvorderfläche für den Ort derselben. Galen III, 787: *καὶ δὴ καὶ τὸ τῆς κόρης εἴδωλον οἷον ἐν κατόπτρῳ τινὶ τούτῳ συνίσταται.* Die klarste Darstellung finde ich bei Rufus: Einige nennen Sehe (*ὄψις*) das (Loch) wodurch wir sehen, Jungfrau aber oder Püppchen (*κόρην δὲ καὶ γλήνην*) das Bild in der Sehe. *γλήνη* heisst Glanz, Augenstern, Püppchen, Gelenkpfanne. Lateinisch heisst das Mädchen, Püppchen *pupa, pupula, pupilla.* — Die Lederhaut heisst bei Galen *σκληρὸς χιτών*, harte Haut, oder *σκληρὰ μῆνιγξ*, wie noch heute. Daher der Name Scleritis, Lederhautentzündung. (Schlecht ist Sclerotitis und Sclerotica; denn *τὰ σκληρωτικά* bedeutet die austrocknenden Mittel von *σκληρόω*.) — Die Hornhaut heisst *κερατοειδής*, weil sie dünn geschnittenem Horn ähnlich sieht (*καὶ σοι δόξει δεινῶς ἐοικέναι τοῦτο τοῖς κέρασι τοῖς εἰς τὰ λεπτὰ τετμημένοις*). Daher Keratitis, Hornhautentzündung — für Keratoïditis. Lateinisch Cornea, woher die Engländer den Namen Corneïtis gemacht haben. — Die Bindehaut wird *ἐπιπεφυκώς* (von *ἐπιφύειν* draufwachsen, resp. wachsen lassen), lat. *tunica adnata* genannt, von Neueren *conjuncta,* barbarisch Conjunctiva. Daher Conjunctivitis, Bindehautentzündung, wofür einige Syndesmitis sagen (*σύνδεσμος* Verbindung). — Die Lider nennt Galen *βλέφαρα* (daher Blepharitis = Lidentzündung), die Cilien (Härchen) derselben *βλεφαρίδες*, die Lidhaut *δέρμα*, die (Meibom'schen) Liddrüsen *ὑδατίδες* Wasserbläschen, den Knorpel *ταρσός*. [*ταρσός* oder *ταῤῥός* heisst eigentlich die Darre (von *τέρσω* ich trockne), ein Gerüst oder Flechtwerk, daher auch das Gerüst der Fusswurzelknochen, das man heute als Metatarsus zu bezeichnen liebt, die Schwungfedern am Ende der Flügel, die aufgestellten Ruderreihen, die Lidfugen mit den Wimperreihen (siehe oben Rufus Ephes.) oder die Wimpern selber]. Daher der Name *Tarsitis,* Knorpelentzündung. Den Tarsus nennt Galen *χονδροειδής* knorpelartig. (In der pseudohipp. Schrift *de visu,* Hippocr. K. III, 44 steht bei der Beschreibung der Ophthalmoxysis *μὴ διακναύσῃς πρὸς τὸν χόνδρον.*) — Die Augenmuskel kennt Galen und benennt sie nach der Lage.[1] Der Augenwinkel heisst *κανθός* (daher Kanthoplastik, Winkelbildung), und zwar der nasale *ὁ μέγας* (auch *ὁ πρὸς τῇ ῥινί*). Die dort befindliche Carunkel *σαρκῶδες σῶμα* (Fleischkörper). Die Thränenpunkte werden als Löcher *τρήματα* bezeichnet. Er kennt auch den Thränennasengang (XVIIa, 960), vgl. Rhoeas! In wie hohem Ansehen des Galenus Anatomie

[1] Sprengel, 2. Aufl., II, 143, tadelt ihn ohne Grund. Freilich erwähnt er den Retractor!

der Augen bei den Alten stand, sieht man daraus, dass Oribasius, als er auf kaiserlichen Befehl ein vollständiges Lehrbuch der Heilkunde verfasste — das allerdings nur theilweise auf uns gekommen ist —, den Abschnitt über die Anatomie des Sehorgans direct aus dem Galen entnommen hat. Bis auf Vesal[1] scheint Niemand neue Studien über diesen Gegenstand gemacht zu haben!

Augentrepan, vgl. Trepan.

***Autoperimetria**, Messung der eigenen Gesichtsfelder, von *αὐτός* selbst, und Perimeter, vgl. dasselbe.

***Autophthalmoscopia**, Selbstaugenspiegelung (von *αὐτός* selbst, *ὀφθαλμός* Auge, *σκοπέω* ich spähe). Name wie Sache entbehrlich.

B

***Basallinie** (der Augen) = Grundlinie.

***Bathymorphia** (E. Jäger) = Langbau (des Auges), von *βαθύς* tief, *μορφή* Gestalt.

Blandus, angenehm, im Gegensatz zu septisch. Vgl. Embolia.

***Blemmatotrop**, vgl. Phaenophthalmotrop.

Blenorrhoea, Eiterfluss; moderner Ausdruck von 1. *ἡ βλέννα* (Hippocr., Galen) oder *τὸ βλέννος* (Arist.) Schleim, und 2. *ῥέω* ich fliesse. — Die Alten hatten andere Ausdrücke für den Eiterfluss des Auges, der ihnen wohlbekannt gewesen. Schleimflüsse der Augen nennt Hippocr. (I, 211, Praedict. II) *ὀφθαλμοὶ λημῶντες*. De crisib. (I, 148), Praenot. (I, 268) und Aphor. (III, 752) gebraucht er das Verbum *ὀφθαλμιᾷν*. Ferner de Glandul. I, 499: *ἄλλος ῥόος ἐπ' ὀφθαλμία· καὶ οἰδέουσιν οἱ ὄψεις*. Derselbe Ausdruck Epidem. III, 464. Aphor. III, 722, 723, 724, de crisib. I, 544, 546. Galen (de morb. diff. VI, 876 und 879) definirt die Ophthalmie (vgl. diese) als Bindehautentzündung. Celsus nennt (VI, 6) den Bindehautschleimfluss *lippitudo*, die Ausscheidung aber *pituita*. — Der Ausdruck *βλέννα* ist nach Galen's Zeugniss von Hippocrates für Schleim gebraucht worden. Galen de semine VI, 646: *καλεῖ δ' αὐτὴν (κόρυζαν) Ἱπποκράτης μὲν ὡς τὰ πολλὰ βλένναν, οἱ δὲ ἄλλοι μύξαν.* Galen in Hippocr. de salubr. vict. rat. XV, 325: *βλέννας οἱ παλαιοί, μύξας δὲ νεώτεροι κατὰ τὸν Ἱπποκράτη ὀνομάζουσι.* Obwohl also Blenna nur Schleim bedeutet, gebrauchen moderne Augenärzte den Ausdruck Blenorrhöe für den Eiterfluss des Auges. Man hat die Krankheit in drei Stadien getheilt: 1. Dacryorrhoe, Thränenfluss (von *δάκρυ* Thräne); 2. Pyorrhoe, Eiterfluss (von *πῦον* oder *πύον* Eiter); und 3. Phlegmatorrhoe, Schleimfluss (von *φλέγμα* Schleim). Ueber Thränen und Eiter brauche ich kein Wort zu verlieren. Das Wort Phlegma wird von *πεφλέχθαι*, verbrannt sein, abgeleitet (Prodikus, bei Galen de Hipp. et Platonis placitis V, 599). Die humoralpathologischen Ansichten der Alten können wir übergehen. Aber Eines muss hervorgehoben werden, dass die heutzutage so beliebten Ausdrücke auf -rhoea — mit Ausnahme von Gonorrhoea — ungriechisch sind! (Vgl. -rhoea und Gonorrhoea.) Weder Dacryorrhoea noch Blenorrhoea noch Pyorrhoea kommen bei den Alten vor. Dagegen steht *δακρυῤῥοέω* ich weine bei Hippocr. (und Sophocles), *δακρύῤῥοος* thränenfliessend bei Euripides und *πυοῤῥέω* bei Hippocr. Neuere Autoren haben mit Ophthalmoblenorrhoea den stärkeren Grad der Erkrankung bezeichnet, wobei auch die Augapfelbindehaut befallen ist, im Gegensatz zur Blepharoblenorrhoea, wo nur die Lidbindehaut leidet. Ich ziehe den deutschen Namen Eiterfluss vor, durch den der Schüler sofort erkennt, dass bei dieser Krankheit Eiter aus dem Auge fliesst. Chronisches Trachom ist keine Blenorrhöe!

Blephar- od. **Blepharo-**, Lid; *βλέφαρον*.

***Blepharadenitis**, Liddrüsenentzündung (*ἀδήν* Drüse). Beer, blepharophth. glandulosa.

Blepharitis, Lidentzündung (Plenk, Blepharitis ophthalmia; Beer, Blepharophthalmitis).

***Blepharocolomboma**, Lidspalt (*κολόβωμα* Defect, Spalt, vgl. Coloboma).

Blepharon, Lid, *τὸ βλέφαρον*, bei Dichtern[2] für Auge, soll ursprünglich die letztere Bedeutung (= *βλέπτρον*, von *βλέπω* ich schaue) gehabt haben; *βλεφαρίς* Wimper, Cilie (häufig *θρίξ*, Haar des Lides, bei spätereren, z. B. Paull. Aeg. *βλεφαρίτιδες τρίχες*). Die Namen Blepharitis Lidentzündung, Blepharadenitis Liddrüsenentzündung sind modern.

[1] Wer dessen und seiner Nachfolger (bis auf Sömmering) Darstellungen des menschlichen Auges studiren will, vgl. die interessante Arbeit von Magnus, Zehender's Monatsbl. f. A. 1887.

[2] Vgl. Kostomyris p. 33.

Ablepharon soll Lidmangel bedeuten; bei den Alten hiess ἀβλέφαρος wimperlos. Unter Ankyloblepharon verstehen die Neueren (Plenk 31; Beer I, 568 und III, 522 — die Schreibweise anchyloblepharon stammt aus der französischen Ortho-(?) graphie — auch noch v. Arlt) Verwachsung der Lider mit einander; unter Symblepharon Verwachsung der Lider mit dem Augapfel. Nach Ausweis der gewöhnlichen Wörterbücher kommen zwar ähnliche Ausdrücke, wie ἀγκυλόγλωσσος vor (von ἀγκύλη Bug, steifes Glied; Hippocr. ἀγκύλη ἄρθρα ἐσκληρυσμένα [*articulorum contractio* Foes. Oec.]); aber gerade ἀγκυλοβλέφαρον wird vermisst. Trotzdem wird es von Celsus (7, 6) als ein echtgriechisches Wort angeführt, sowohl für Verwachsung der Lider mit einander, als auch für die mit dem Augapfel: *Interdum inter se palpebrae coalescunt, aperirique non potest oculus. Cui malo solet etiam illud accedere ut palpebrae cum albo oculi cohaerescant, scilicet quum in utroque fuit ulcus negligenter curatum. Sanescendo enim, quod diduxi potuit et debuit,*[1] *glutinabitur. Ἀγκυλοβλέφαρον sub utroque vitio Graeci vocant.* In der That findet man bei Galen den Ausdruck ἀγκύλωσις, aber nur im Sinne des heutigen Symblepharon, Verwachsung des Lides mit dem Augapfel. Pseudogalen, Med. XIV, 772: προςφύεται δὲ τὰ βλέφαρα ἢ τῷ λευκῷ ἢ τῷ μέλανι ἐξ ἑλκώσεως· καὶ ἐὰν μὲν τῷ μέλανι προσφυῇ, τελέως κωλύει τὴν ὅρασιν· ἐὰν δὲ τῷ λευκῷ, ἧττον· καλεῖται δὲ ἀγκύλωσις. Aet. Tetrabibl. II, 1, III, cap. 64 hat ἀγκύλωσις und βλεφάρου πρόσφυσις. Symblepharon kommt bei den Alten nicht vor. Das Wort ist nicht gut gebildet. Wohl nach Hippocr. Prorrhet. II (K. I, 213): ἐπικίνδυνον ἑλκῶσαί τε τὸν ὀφθαλμὸν καὶ ξυμφῦσαι. Vgl. auch Paull. Aeg., Chir. I. E. p. 122: περὶ συμφυῶν βλεφάρων (Variante συμφύσεως). Σύμφυσιν ὑπομένει τὸ ἄνω βλέφαρον ποτὲ μὲν πρὸς τὸν κάτω ταρσὸν, ποτὲ δὲ πρὸς τὸ ἐπιπεφυκότα, ποτὲ δὲ πρὸς αὐτὸν τὸν κερατοειδῆ. Also auch hier werden die beiden Zustände, wenigstens durch den Namen, nicht getrennt. Anders bei den Neueren; schon Bartisch (p. 185) unterscheidet Ankylosis, das Anwachsen des Lids an den Augapfel, von der Verwachsung der Lider unter einander, Ankyloblepharon oder Prosphysis. Auch bei Maître Jean ist Ankyloblepharon = Conjonction des paupières. Beer unterscheidet Symblepharon perfectum und imperfectum. Beer hat auch die Namen Prosphysis (πρόσφυσις das Anwachsen; vgl. oben, bei Galen προςφύεται) und Enotes. Letzteres ist falsch, — für Henotes, ἑνότης, oder für ἕνωσις, Vereinigung. Recht unglücklich ist die noch heute übliche Nomenclatur, die v. Ammon eingeführt hat: *Symblepharon anticum* durch umschriebene Verätzung, *S. posticum* durch Schrumpfung der ganzen Schleimhaut. Es dürfte am besten sein, diese Ausdrücke fallen zu lassen, zumal der Geist der deutschen Sprache sehr scharf zwischen Anwachsen der Lider (an den Augapfel) und Verwachsen (unter einander) unterscheidet. — Mauchardt hat 1749 zu Tübingen eine Dissertation erscheinen lassen: *Oculus artificialis enblepharos et hypoblepharos.* Das letztere ist das übliche künstliche Auge, das unter (ὑπὸ) die Lider geschoben wird.

***Blepharophimosis**, Lidenge (von βλέφαρον Lid und φίμωσις Verengerung; φιμός heisst eigentlich der Maulkorb oder Kappzaum. Modern (noch im Graefe-Saemisch) und entbehrlich. Vgl. Phimosis.

***Blepharoplastice** (von βλέφαρον und πλαστική Bildnerkunst) = (künstliche) Lidbildung.

Blepharoplegia, Lidlähmung (πληγή Schlag, Lähmung), bei Desmarres. Im Graefe-Saemisch ist Blepharoplegia Lähmung beider Lidmuskeln (des Schliess- wie des Hebemuskels).

***Blepharoptosis**, Lidsenkung (von βλέφαρον und πτῶσις das Fallen). Vgl. Ptosis. Entbehrlich aber noch heute üblich (C. f. A. 1885). Aetius p. 133: εἰ τὸ βλέφαρον παραλυθείη, μέμυκε διηνεκῶς ὁ ὀφθαλμός.

Blepharospasmus, Lidkrampf (von βλέφαρον und σπασμός Krampf). Plenk sagt *spasmus palpebrarum.* Ein moderner, vielgebrauchter, aber entbehrlicher Ausdruck. Die Alten nannten dies Hundskrampf. Aretaeus Cappodox, de morb. chron. sign. I, cap. VII, p. 85: Βλεφάρων δὲ καὶ μήλων καὶ μυῶν τῶν ἐν γνάθοις καὶ γένυος ἐπὶ θάτερα παραγωγὴ, ἢν ἐπὶ σπασμῷ διαστρέφηται, κυνικὸς σπασμὸς ἡ κλῆσις.

***Blepharospat**, Lidspatel (σπάθη der Spatel, eigentlich ein breiter, flacher Gegenstand aus Holz). Vgl. Ophthalmostat.

***Blepharostat**, Lidhalter (στατός fest). (Blepharophthalmostat Halter für Lid und Auge.)

***Blepharoxysis** (und Ophthalmoxysis), das Lidschaben (ξύσις das Schaben). Vgl. Trachoma.

[1] Natürlich hilft das gar nichts!

Blickfeld unterscheidet man von Gesichtsfeld in der deutschen Sprache besser als in vielen anderen. Blicken heisst mit bewegten Augen sehen. Blickfeld ist das Feld, welches die Sehachsen bestreichen können. Gesichtsfeld eines Auges ist der bei unbewegter Sehachse auf einmal übersehbare Raum.

***Borgne**, frzs., einäugig, blind. *Fistule borgne* blinde Fistel (der Vorderkammer). Vgl. Fistel.

***Bothrion**, grubiges Hornhautgeschwür (*βοθρίον* oder *βόθρος* Grube). Vgl. Hornhautgeschwür.

Brille, Augenglas. *βήρυλλος* ein meergrüner oder heller Edelstein (Luc.), der Beryll. Lat. *beryllus, berullus*, mittelalterlich *berillus*. Daher zuerst der Brill, jetzt die Brille. (Selten, da beide Augen Gläser haben, die Brillen, *les lunettes*.) Spätlat. Ocularia (H. Mercurial. Variar. lect. in med. lib. VI, Venet. 1588, p. 128, welcher nachweist, dass die Alten geschliffene Gläser zu Brillen — und Fernröhren nicht gekannt, — dass sie aber 300 Jahre vor ihm dem Gordonius und Guido Gaulliacus bekannt gewesen).

***Bullosa keratitis**, richtiger *bullae corneae*, schwappende Blasen auf der Hornhautoberfläche. (*Bulla* die Blase, davon spätlateinisch *bullosus*.)

***Buphthalmus**, Buphthalmia, Ochsenauge, von *βοῦς* Ochse, *ὀφθαλμός* Auge, *βούφθαλμος* ist eine Pflanze bei Dioscorides (wie auch *αἰγίλωψ* ein Pflanzenname bei den Alten). Der Ausdruck ist entbehrlich. Buphophthalmus, in einem modernen Lehrbuch, ist falsch; *βοῦφος* spätgriechisch = bubo, avis. (Du Cange.) Glotzauge heisst bei Paull. Aeg. *σκοροδόφθαλμος*, adj. (*σκόρδον, σκόροδον* Knoblauch). Vgl. Myopia.

C

Cachexia, Uebelbefinden; *καχεξία*, von *κακός* schlecht und *ἔχειν* haben, sich verhalten. Das Adj. heisst *καχέκτης* davon deutsch(?) cachectisch; das verb. *καχεκτεῖν*. Zu Anfang dieses Jahrhunderts war viel die Rede von Ophthalmia cachectica; noch jetzt hört man von Cataract. cachectica. Allerdings kommen solche Fälle vor, die wir noch nicht genauer zu erklären vermögen. Beer schreibt sogar chachektisch!

Calabar ist eine Gegend in Guinea, nicht weit von unserem Kamerun. Der reife Samen einer dort vorkommenden Leguminose wird Calabarbohne (Faba Calabarica s. Semen Physostigmatis venenosi) genannt. Calabarextract heisst der Auszug dieser Bohne; das wirksame pupillenverengernde Alkaloïd Physostigmin oder Eserin. Der Name Physostigma ist klar, er bedeutet Blasennarbe, weil die Narbe der Bohne blasenartig aufgetrieben ist. (*φῦσα* das Blasen, der Blasebalg, *στιγμή* oder *στίγμα* das Mal, die Narbe.) Der Name Eserin kommt von Esere; so bezeichnen die Neger die giftigen Samen, welche sie zu ihren „Gottesurtheilen“ verwenden. (Daher Gottesurtheilsbohne, Ordealbeau.)

Callositas plp., Lidrandschwiele, Desmarres. *Callus* Schwiele, bei Celsus VIII, 10, 7, auch das Beiwort *callosus; callositas* bei Scribon.

***Campimeter** soll Gesichtsfeld-Messer heissen, von *campus* Feld u. *μέτρον* Maass.

Cancer (*καρκίνος*), der Krebs [Thier, Sternbild, Geschwür]. Cels. V, 26, 31: *Omnis cancer non solum id corrumpit quod occupavit sed etiam serpit.* Adj. *canceratus.* Da bereits Veget. *canceroma* oder *cancroma* sagt, als ob das Wort griechisch wäre, so ist es erklärlich, dass die Neulateiner den Warzenkrebs *cancrodes* (von *cancer* und *-ειδης*) genannt und dass man heutzutage Cancroïd sagt. (*C.* der Hornhautgrenze, der Lider.)

***Canthus**, Augenwinkel, Lidwinkel, *κανθός*. Davon

***1. Canthoplastik**, Lidwinkelbildung (von *πλαστική* Bildnerkunst). 2. Ferner Encanthis, Geschwulst im nasalen Augenwinkel; 3. Epicanthus, Hautfalte, welche den (nasalen) Winkel bedeckt. (Siehe dieselben.)

Carcinoma, Krebs, *καρκίνωμα* (*καρκίνος* Krebs, als Thier, Gestirn, Geschwür); auch *ὄγκος καρκινωδής* Krebsgeschwulst. Lateinisch *cancer*. Hippocr. Epidem. V, K. III, 582: *γυναικὶ ἐν Ἀβδήροισι καρκίνωμα ἐγένετο περὶ τὸ στῆθος καὶ διὰ τῆς θηλῆς ἔῤῥεεν ἰχὼρ ὕφαιμος· ἐπιλειφθείσης δὲ τῆς ῥύσεως ἔθανεν.* Epidem. VII; K. III, 702 (derselbe Fall, nur *ἐπιλημφθείσης*, jon. = *ἐπιληφθείσης* gehemmt). Also in demselben Sinne wie heute! Interessant ist auch ibid. 699: *ὁ τὸ καρκίνωμα τὸ ἐν τῇ φάρυγγι καυθεὶς ὑγιὴς ἐγένετο ὑφ' ἡμέων.* Woher C. den Namen hat, ersehen wir aus Galen, ad Glauc. d. m. m. II, 12 (K. XI, p. 140): *ἐπὶ δὲ τῶν τιτθῶν εἴδομεν πολλάκις ἀκριβῶς ὄγκον ὅμοιον καρκίνῳ ζώῳ· καθά-*

περ γὰρ ἐπ' ἐκείνου πόδες ἐκαθέρωθέν εἰσι τοῦ σώματος, οὕτω καὶ ἐπὶ τοῦδε τοῦ πάθους αἱ φλέβες ἀποτεταμέναι τοῦ παρὰ φύσιν ὄγκου τὸ σχῆμα καρκίνῳ παραπλήσιον ἐργάζονται. Galen, Meth. med. X, 979: εἴγε μὴν ἐγχειρήσεις ποτὲ διὰ χειρουργίας ἰᾶσθαι καρκῖνον... περικόψας πᾶν ἀκριβῶς τὸ πεπονθός, ὡς μηδεμίαν ἀπολείπεσθαι ῥίζαν. Pseudogalen, Def. med. XIX, p. 443: καρκίνωμά ἐστιν ὄγκος κακοήθης καὶ περίσκληρος ἀνέλκωτος ἢ ἡλκωμένος· εἴρηται δὲ ἀπὸ τοῦ ζώου καρκίνου. Med. XIV, 779: περὶ δὲ τοὺς μαζοὺς ἰδέως καὶ περὶ τὰ αἰδοῖα γυναικὸς καὶ ἀνδρὸς καρκινώματα· συνίσταται δὲ καὶ ὅπου ἂν τύχῃ τοῦ σώματος καρκίνωμα κρυπτὸν, καὶ ἡλκωμένον, θηρίωμα. Vgl. ibid. 786 und XVIIIa, 59 (Hippocr. aphorism. et Galen. comment): ὁκόσοισι κρυπτοὶ καρκίνοι γίνονται, μὴ θεραπεύειν βέλτιον. Merkwürdiger Weise nennt Paullus Aeg. und ebenso Joann. Act. (de diagnosi II, 447) ein Hornhautleiden καρκίνωμα· πάθος οὖν τὸ καρκίνωμα τοῦ κερατοειδοῦς χιτῶνος ὀδύνην καὶ διάτασιν μέχρις αὐτῶν κροταφῶν ἐπεγεῖρον τοῖς ἀλοῦσι, καὶ μᾶλλον ἐὰν σεισθῶσιν, ἀνορεκτοῦσιν οἱ τοιοῦτοι καὶ πρὸς τῶν τυχόντων δριμέων παροξύνονται· δοκεῖ τῶν ἀνιάτων διὰ σφοδρότητα. Es dürfte Hornhautabscess oder *Ulcus serpens* sein. Noch klarer aus Theophanes Nonnus, cap. LXXI, p. 250: Τὸ καρκίνωμα πάθος ἐστὶ τοῦ κερατοειδοῦς ἔχων ὀδύνας σφοδρὰς ... Ἐὰν δὲ νέμηται τὰ ἕλκη, φακῷ κατάπλασσε μετὰ μέλιτος ...

Cardinalpunkte = Hauptpunkte (eines optischen Systems). Vgl. Cardo.

***Cardiogmus** strumosus (Hirsch) = Basedow's Krankheit (Graefe-Saemisch.) καρδιωγμός heisst Magenschmerz (Hipp.), verb. καρδιώσσω, von καρδία Magenmund bei Aerzten (ursprünglich und bei Dichtern Herz). καρδιωγμός ἐστι σημεῖον ἐμέτου μέλλοντος Galen, XVI, 572. Darum ist *Tachycardia strumosa exophthalmica* ein ebenso zweideutiger Name für die nämliche Krankheit (ταχύς schnell, καρδία Herz).

Cardo, Drehpunkt, Thürangel; *cardinalis* hauptsächlich.

Caries (z. B. der Orbita), Beinfrass. Schon bei Celsus (VIII, 2). Ableitung?[1] Griechisch τερηδών (Hippocr. de morb. II, 235), was auch den Holzwurm bedeutet (von τείρω reiben, zerbröckeln). Der Name kommt von den Löchern des cariösen Knochens. Pseudogalen, Def. med. XIX, 443.

***Caryocinesis**, Kernbewegung (Kerntheilung); caryocinetische Figuren, Kerntheilungsbilder. (Ueber die der Bindehaut und Hornhaut vgl. C. f. A. 1884, p. 97, 150, 231, 614, 631, 635.) κάρυον heisst die Nuss, der Kern der Steinfrüchte; κίνησις die Bewegung; καρυοκίνησις würde entstehen, wenn man Nüsse in einem Sacke schüttelte! Andere haben wegen der korbflechtähnlichen Anordnung der Kernfiguren das Wort *Mitosis* erfunden [μίτος der Faden, μιτόω ich spanne Fäden]. Wozu einen wichtigen Gegenstand mit so unnützen Namen verderben!

Cataracta, Linsentrübung, Staar. καταῤῥάκτης (auch καταράκτης) das Herabstürzende (wohl von καταῤῥήγνυμι durchbrechen, Pass. herabstürzen) bedeutete bei den Griechen 1. Wasserfall, 2. Fallgatter, 3. Schleuse. Ebenso lat. *Cataracta* (f., oder *Cataractes*, m.). Die alten Griechen kannten das Wort *C.* in unserem Sinne nicht; auch fehlte ihnen zunächst unser Krankheitsbegriff. Zuerst wurden für diejenigen Fälle, wo Sehstörung mit einer Veränderung des Pupillenschwarz verbunden war, die beiden Namen γλαύκωσις (γλαύκωμα) Bläuung (vgl. Glaucoma) und ὑπόχυσις Unterlaufung unterschiedslos gebraucht, bei Galen und seinen Schülern werden sie scharf unterschieden hinsichtlich des Sitzes und der Prognose; noch genauer bei den späteren (Paullus und Joannes). Glaucom ist eine Trübung der Linse, welche für das eigentliche Organ des Sehens, wie bei uns die Netzhaut, angesehen wurde, und deshalb eine gänzlich unheilbare Krankheit. *Hypochysis* (bei Celsus *Suffusio*, VI, 7, 14) galt für eine Gerinnung in dem vorausgesetzten leeren Raum zwischen Iris und Linse und wurde mit der Nadel versenkt (Celsus l. c., Galen, Med. XIV, 784). Die mittelalterlichen, lateinisch-barbarischen Uebersetzer der aus den Griechen schöpfenden Araber haben für *Hypochysis* die Namen *gutta opaca*, *aqua*, *aquae descensus* und *Cataracta*, wobei einige sogar den beginnenden Staar *Suffusio*, den vorschreitenden *aqua*, den fertigen *Cataracta* nennen. Unzweifelhaft ist die erste Bedeutung des Wortes *C.*, nämlich Wasserfall, auf das Auge übertragen worden; es ist dasselbe wie *aquae descensus*. In Girard von Cremona's (geb. 1114) Uebersetzung des Abulcases heisst die Ueberschrift des 23. Cap.: *De cura*

[1] Kraus von κείρω scheeren?, Mayne von *cario*, *to rot*?; nach meiner Ansicht eher von *caris* (καρίς) Seekrebs.

aquae quae descendit in oculo vel cataracta. Später verlor man das Verständniss für diese Namengebung und glaubte, dass die zweite oder dritte Bedeutung von *C.* (Fallgatter, Schleuse) maassgebend sei. Das Wort *Cataract* kommt zuerst in der Salernitanischen Schule (XI. und XII. Jahrh.) vor. Ich verweise den wissbegierigen Leser auf Hirsch, p. 295 u. a. a. A. sowie auf Magnus, p. 94 und schliesse mit einem Citat aus Heister's, des Vaters der deutschen Chirurgie, berühmter Schrift *de Cataracte, Glaucomata, Amaurosi* (Altdorf, 1720, edit. II) . . . *Latinis et Celso et Plinio suffusio simpliciter audit, aliis suffusio oculi . . . vulgo autem et notiori inter Medicos vocabulo Cataracta vocatur, quae vox, teste Livio, portas pendulas et recidentes, quae ad ingressum urbium praecipue munitarum conspiciuntur, significat, quibus recidentibus vel demissis liber prohibetur transitus, et vernaculo nostro sermone Fallgattern appellantur. Notat etiam cataracta pessulum vel obicem, quo porta obfirmari solet. Belgae quoque cataractas vocant robustissimas illas valvas, quibus aquarum irruentium vim cohibent, ne plus, quam par est, aquae in oppida vel campos influat et ab iis vernacula sua Sluysen nominantur. Hinc quoniam in hoc morbo porta quasi seu valva aut obex prope pupillam (portam quasi oculi) ponitur, lucis sive radiorum ingressum in in'eriora oculi impediens, visum depravans caecitatemque inducens, ob aliqualem similitudinem cataractae nomen accepit.* Heister hat diese Ansicht, wenn nicht von früheren, so doch von seinem Lehrer Boerhave (de morb. ocul. Gotting. 1740, p. 85, deutsch Nürnberg, 1751, p. 139); er fügt aber doch hinzu, dass nach Einigen *Cataracta nihil aliud significet quam Graecorum ὑπόχυμα vel Latinorum suffusio.* Dies ist auch die Ansicht von M'c Kenzie, O. Becker (Graefe-Saemisch V, 1, 201 flg.) und die meinige. Vgl. Glaucoma und Staar. Himly hat in seinem Register 98 Arten der Cataracten. Zum Glück braucht man diese nicht zu kennen.

Catarrh, Fluss, *κατάῤῥους*, wörtlich das Herabfliessen. Schon bei Hippocrates (III, 722 Aphor.) und noch heute im Munde des Volkes. Aber auch der Aerzte, die (nach altgriechischen Mustern) sich nicht geniren, auch von trockenen Catarrhen im Gegensatz zu den feuchten zu sprechen. (Hippocrates unterschied *ὀφθαλμίαι ὑγραί* und *ξηραί.*) Der Begriff des Bindehautcatarrhs war den Griechen fremd, sie gebrauchten dafür Rheuma, Ophthalmia (siehe dieselben) u. A. Es wird nicht leicht sein, heutzutage wieder den Ausdruck Bindehautcatarrh durch Bindehautentzündung zu ersetzen. Pseudogalen, Def. Med. XIX, 418: *κατάῤῥους ἐστὶν ὑγρῶν πολλῶν κταα-φορὰ διὰ τῶν τρημάτων τῆς ὑπερώας καὶ πολλῶν διὰ τῶν μυξητήρων.* Med. XIV, 742: *κόρυζα δὲ καὶ βράγχος καὶ κατάῤῥους ἀπὸ κεφαλῆς μὲν ἄρχεται τὰ πάθη πληρουμένης, εἶτα κατασταζούσης, ὁτὲ μὲν εἰς ῥῖνας καὶ καλεῖται κόρυζα, ὁτὲ δὲ εἰς βρόγχον καὶ βράγχος ὀνομάζεται τὸ πάθος, ὁτὲ δὲ εἰς θώρακα καὶ κατάῤῥους λέγεται.* Galen, de symptom. causs. VII, 263: *κατάῤῥουν μὲν (ὀνομάζομεν) ἐπειδὰν εἰς τὸ στόμα καταῤῥέῃ τὸ περίττωμα.* Galen, Comment. III in Hipp. Aphor.: *κατάῤῥοι λέγονται οἱ ἐκ τῆς κεφαλῆς εἰς τὸν πνεύμονα διὰ φάρυγγος καὶ ἀρτηρίας γινόμενοι· ἄλλα πάντα τὰ καταφερόμενα εἰς τὰ μόρια ῥεύματα.* Vgl. Paull. Aeg. *γ' η'. Catarrhus, κατασταγμός,* lateinisch *destillatio.* Cels. IV, 2, 190: *de destillatione ac gravedine. destillat autem humor de capite interdum in nares quod bene est, interdum in fauces, quod pejus est, interdum etiam in pulmones, quod pessimum est.*

Catheterismus der Thränenwege, Sondirung. *καθετηρισμός;* das Instrument heisst *καθετήρ* (*ἀπὸ τοῦ καθίεσθαι* i. c. *ab immittendo*, bes. in die Blase, Gorr.). Vgl. Galen, M. M. lib. IV, Vol. X, 301, ferner XIV, 788 u. a. a. O. Die Sondirung der Thränenwege ist modern.

***Catopsis** soll Kurzsichtigkeit (Herunterblicken) bedeuten (Mauclerc), es heisst aber *κάτ-οψις* Anblick. Paré hat Cathosis (?).[1]

***Catoptrie**, Sammelwirkung eines Kugelspiegels von 1 m Brennweite (von *κάτοπτρον* Spiegel). Vgl. Dioptrie.

Catoptrik, Spiegelung, *κατοπτρική* (von *κάτοπτρον* Spiegel). Das Adj. heisst *κατοπτρικός*, deutsch (?) katoptrisch.

Caustica, Aetzmittel, *καυστικός* ätzend, von *καίω* ich brenne. Es ist besser in der Augenheilkunde das deutsche Wort zu gebrauchen, schon um den Anfänger zur Vorsicht zu gemahnen.

Ceratectasia s. Cerectasia.

Ceratitis, Hornhautentzündung, von *κέρας* Horn für *κερατοειδής* Hornhaut. Vgl. Auge. Man schreibt gewöhnlich Keratitis, aber lateinisch ist nur *Ceratitis* (Plin. 20, 19, 205 — eine Pflanze). Das deutsche ist am besten, da *Corneïtis* barbarisch, *Ceratitis* eigentlich

[1] *κατωβλέπων, κατῶβλεψ, catoblepas* (Plin. 8, 21, 77) ein niederschauender (Stier).

= Hornentzündung, *Certoïditis* weder kurz noch gebräuchlich.

***Ceratocele**, Hornhautbruch (von κήλη Bruch). *Hernia corneae.* Es ist der vorgebauchte Grund eines Hornhautgeschwürs. Beer schreibt Keratocelle.

Ceratoconus, kegelförmige Hornhaut, wörtlich Hornkegel, von τὸ κέρας und ὁ κῶνος der Kegel, *Cornea conica.* Die anderen gelehrten Namen sind noch schlechter: a) *Ochlodes* (von ὀχλώδης plebejisch, ὄχλος der Haufen), b) *Staphyloma conicum pellucidum*, c) *Hyperkeratosis* (Hornvermehrung).

Ceratoglobus soll kugelförmige Hornhaut bedeuten, *cornea globosa*, von κέρας und *globus* (lat.) Kugel. Das griechische Wort ist σφαῖρα. Wer also nur griechisch reden will, sage — Ceratosphaera.

Ceratoïdes, Hornhaut, κερατοειδής. Vgl. Auge. Man hat auch *Ceratoderma* (τὸ δέρμα die Haut) und *Ceratomeninx* (ἡ μῆνιγξ die Haut) gebildet.

***Ceratomalacia**, Hornhauterweichung; μαλακία heisst Weichheit und μάλαξις Erweichung (μαλακός weich, μαλάσσειν erweichen). Wer nicht deutsch reden will, muss *Ceratomalaxis* sagen. (Galen, XI, 716, *de remed. simpl.*, heisst die Erweichung verhärteter Theile μάλαξις.)

***Ceratomia**, für *Ceratotomia*, Hornhautschnitt; von κέρας und τομή Schnitt.

***Ceratonyxis**, Hornhautstich, zur Staaroperation. (Von κέρας und νύξις das Stechen, verb. νύσσειν.)

***Ceratoplastice**, Hornhautüberpflanzung (von κέρας und πλαστική Bildnerkunst). Noch gelehrter ist *Ceratometaphyteia*, Hornhautüberpflanzung (μεταφυτεία Theoph., μεταφύτευσις Geopon. = Ueberpflanzung) oder *Ceratometathesis* (von μετάθεσις Versetzung).

Ceratoscop, Hornhaut-(Krümmungs) prüfer (von κέρας und σκοπός Späher). Missbräuchlich wird auch das Schattenspiel Cuignet's als *Ceratoscopie* bezeichnet. Vgl. Retinoscopie.

***Cerectasia**, Hornhautdehnung (von ἔκτασις Ausdehnung, verb. ἐκτείνω).

***Cerebroscopia** ein Wort, das Herrn Kraus gewiss so geärgert hätte, dass er — *Encephaloscopia* an seine Stelle gesetzt! (*Cerebrum* das Gehirn, σκοπέω ich schaue.) Die Sache ist bekannt, das Wort von Herrn Bouchut.

Chalazion, Hagelkorn; χάλαζα (von χαλάω loslassen) heisst 1. Hagel, 2. Hagelkorn im Augenlide; im letzteren Sinne wird auch das Diminutiv χαλάζιον gebraucht. Hippocr. scheint desselben nicht zu gedenken, wohl aber des Gerstenkorns. Bei den Galenikern finden sich Definitionen. Pseudogalen, Med. XIV, 770: χαλάζωσις δέ ἐστι περιφερῆ τινα ἔνδοθεν τοῦ βλεφάρου ἐπάρματα περιγεγραμμένα ἐοικότα τῇ χαλάζῃ. (Lage und Vielheit gut angedeutet.) Def. med. XIX, 437: χάλαζά ἐστι κεγχρώδης (hirsekornartige) συστροφὴ κατὰ τὸ βλέφαρον καὶ λιθίασίς ἐστι τὸ αὐτό. Also harte und weiche Infarkte der Knorpeldrüsen. Celsus (VII, 7, 3): *Alia quoque quaedam in palpebris (hordeolo) non dissimilia nascuntur ... Quae quia grandini similia sunt, χαλάζια a Graecis vocantur.* Paull. Aegin., Chirurg. cap. XVI, p. 124: τὸ χαλάζιον σύστασίς ἐστιν ἀργοῦ ὑγροῦ κατὰ τὸ βλέφαρον, ὅπερ, εἰ μὲν πρὸ τῆς ἐκτὸς ἐπιφανείας τοῦ βλεφάρου ὑποπίπτοι, διελόντες ἐγκαρσίως ἔξωθεν σμηλίῳ τὸ βλέφαρον ... κομισόμεθα ... *Εἰ* δὲ ἔνδοθεν εἴη τὸ χαλάζιον ὥστε διὰ τοῦ χονδρούδης αὐτὸ διαυγάζεσθαι ἐκστρέψαντες τὸ βλέφαρον καὶ διέλοντες ἐγκαρσίως ἔσωθεν αὐτὸ κομισάμενοι τῷ τῆς ἅλμης ἐγχύματι χρησόμεθα. Joann. Act. (diagn. II, 445) hat aus der Def. von Paullus das Wort ἀργοῦ ausgelassen; man könnte übrigens bezweifeln, ob es in der That überflüssig bedeutet, und nicht vielmehr durchschimmernd. Mit Rücksicht auf Cels. und Galen sind auch *Grando, Lithiasis, Tophus, Porosis* erfunden worden. Der Kürze halber könnten wir den Namen Hagelkorn schon beibehalten; denn Knorpeldrüseneiterung oder -wucherung ist nicht besonders schön zu nennen.

Chemosis, Augapfelbindehautschwellung, lat. *Hiatus;* χήμωσις von χήμη[1] (lat. *Hiatula*) die Gienmuschel [*ginen*, mhd. = gähnen], also indirect von χάω gähnen, nicht aber χυμός die Flüssigkeit (χέω giessen), χύμευσις Mischung[2]. Bei Hippocrates und Celsus finde ich den Ausdruck nicht, wohl aber bei den Galenikern. Pseudogalen, Med. XIV, 773: χήμωσις δέ ἐστιν, ὅταν ἐκ φλεγμονῆς σφοδροτέρας ἀμφότερα τὰ βλέφαρα ἐκτραπῇ καὶ μὴ ὅλον σκέπῃ τὸν ὀφθαλμόν. κυρίως δὲ χήμωσις λέγεται ὅταν τὸ λευκὸν ἐκατέρωθεν τῆς ἴριδος φλεγμάνῃ, κατὰ δὲ τὴν ἶριν κοιλαινόμενον, ὅμοιον τοῖς σχήμασι τῇ καλουμένῃ χήμῃ. Jedenfalls ein weit hergeholter Name! Gorraeus (p. 357) scheint ihn gar schön zu finden! *Non*

[1] Aus Oribas. II, 68 erfahren wir, dass *Chemae* Muscheln sind: *alii conchas vocant.* Ferner I, 57: *cheme magna tres drachmas continet*, also ein Maass.

[2] Die ägyptische Schwarzkunst Chimia heisst bei den Spätgriechen χυμεία, χημεία, χειμεία etc.

inepte veteres medici malum hoc τῆς χήμης nomine designarunt, sive illi eo animal intellexerint quod inter ostrea numeratur hiatque semper, sive simpliciter hiatum quod χήμη et χάσμα dicitur. Pseudogal. Def. med. XIX, 436: *χήμωσίς ἐστιν ἔπαρμα τοῦ περιοφθαλμίου ὑμένος, ὃ καὶ λευκὸν προσαγορεύεται, πάθος ὅμοιον λευκῇ σαρκί.* Also unsere weisse Chemosis, im Gegensatz zur rothen. Bei den späteren finden wir übereinstimmend eine weitergehende Definition der Chemosis, welche eher zu diesem Namen passt (und der citrigen Pantophthalmie entspricht). Oribas. Synops. VIII, 42 (Vol. V, 446): *περὶ χημώσεως. Ἐκ τῶν Δημοσθένους· χήμωσιν λέγουσιν ὅταν ὑπὸ φλεγμονῆς ἰσχυρᾶς ἀμφότερα τὰ βλέφαρα ἐκτραπῇ ὡς μόλις ὑπὸ τῶν βλεφάρων τοὺς ὀφθαλμοὺς καλύπτεσθαι.* Aegineta (p. 72) hat genau dasselbe, aber noch das folgende: *καὶ τὸ λευκὸν τοῦ ὀφθαλμοῦ μετεωρότερον τοῦ μέλανος γένηται καὶ ἐρυθρὸν καὶ πολυμερῶς ἐπιλαμβάνει τοῦ μέλανος.* Ganz ähnlich, jedoch correcter bei Joann. Act. (de diagn. II, 445): *χύμωσιν δέ φασιν, ὅταν ὑπὸ φλεγμονῆς ἰσχυρᾶς καὶ ἀμφότερα τὰ βλέφαρα ἐκτραπῇ ὡς μόλις ὑπ' αὐτῶν καλύπτεσθαι τοὺς ὀφθαλμούς, καὶ τὸ λευκὸν δὲ τοῦ ὀφθαλμοῦ μετεωρότερον τοῦ μέλανος γένηται καὶ ἐρυθρὸν καὶ πολὺ μέρος ἐπιλάβῃ τοῦ μέλανος.* — Joannes schreibt *χύμωσις*[1]. Sollen wir *χήμωσις* corrigiren, wie die gelehrten Foes. und Gorr. wollen? Weit gefehlt. Wir dürfen nicht den späten Schriftstellern die Orthographie der früheren auferlegen, was der Herausgeber der phys. et med. Graeci, J. L. Ideler, in der Vorrede richtig angemerkt hat. Die Sache ist für jeden, der ein wenig neugriechisch versteht, klar genug, — obwohl der gelehrte du Cange uns im Stich lässt. In jener Zeit herrschte sicher schon der Jtacismus. Wenn *υ* und *η* wie *i* ausgesprochen werden, kann man leicht ein *υ* für *η* setzen, zumal in einem so veralteten und seltsamen Worte; gerade so wie späte Aerzte *χημών* für *χυμός* geschrieben. Des Theophanes Definition (I, 204) liest sich wie in einem Compendium unserer Tage. *χήμωσιν λέγουσιν ὅταν ἀπὸ φλεγμονῆς ἰσχυρᾶς τὸ λευκὸν τοῦ ὀφθαλμοῦ ὑψηλότερον τοῦ μέλανος γένηται καὶ ἐρευθρόν.* — Neben Chemosis wird Oedem des Auges beschrieben. Pseudogalen, Med. XIV, 769: *οἴδημα δέ ἐστιν, ὅταν ἐπηρμένος καὶ ἀχρούστερος ἢ καὶ δυσκίνητος ἐπιφαίνηται· ἐνίοτε δὲ καὶ τὸ λευκὸν ὑπὲρ τὸ μέλαν ἐπαίρεται.* Oedem ist eine Schwellung, die dem Fingerdruck nachgiebt (Galen. M. M., X, 963: *θλιβόντων εἴκει τῶν δακτύλων*). Paull. Aegin. p. 73: *τὰ γινόμενα περὶ τοὺς ὀφθαλμοὺς οἰδήματα διὰ πληγάς.* Aet. nennt Oedema genau dasselbe, was die anderen Chemosis nennen (p. 123). — Was sollen wir sagen? Das griechische Wort hat drei, das deutsche acht Silben; und eine geschmackvolle Verkürzung ist schwierig. Wenn man aber behauptet, dass Chemosis Flüssigkeitsansammlung in der Augapfelbindehaut (u. Uebergangsfalte) bedeutet und von der entzündlichen eine Filtrations-Chemosis unterscheidet; so ist das doch ganz willkürlich, (oder falsch, von *χέω*): und ich finde es besser, statt solcher zweifelhaften Namen die Bezeichnung der Dinge einzuführen.

Chiasma, Sehnervenkreuzung; *χίασμα* heisst das Zeichen *χ* oder das Kreuzholz. Galen (de usu part. VIII, 819) sagt von den beiden aus dem Gehirn entspringenden Sehnerven (Tractus): *ἔστι μὲν ὁμοιότατον τῷ χ γράμματι τῶν νευρῶν τούτων τὸ σχῆμα.*

***Chiastometer** (Landolt's) bezweckt auch bei Convergenz den Abstand beider Augen zu messen. Die Grundlage der Messung ist die Kreuzung der Sehlinien (*χιαστός* gekreuzt, *μέτρον* Maass).

Chloroma, grüne Geschwulst, z. B. der Thränendrüse (Graefe-Saemisch u. A.), von *χλωρός* grüngelb, woher auch Chlor, *Aqua Chlori.*

Chloro-sarcom des Oberkiefers mit Metastasen in beiden Augen. C. f. A. 1883, p. 349, 1882, p. 510. Vgl. Virchow Onk. II, 220, Huber, Arch. d. Heilk. LX, 1878.

Cholestearin, Gallenfett, z. B. im Glaskörper, von *χολή* Galle und *στέαρ* Talg.

***Chondrosis**, *Chondroma cj., corneae* nannte man die angeborenen Dermoïde, was unrichtig ist; *χόνδρος* Graupe, Knorpel.

Chorïoïdes, Aderhaut, *Chorïoiditis*, Aderhautentzündung. Vgl. Auge.

Chroma, Farbe; *τὸ χρῶμα*, wovon *ἄχρωμος, ἀχρώματος* und *ἀχρωμάτιστος*, auch *ἄχροος, ἄχρους, ἄχροιος, ἄχρως* = farblos. Farbenblindheit ist ein klarer Ausdruck und wichtiger Begriff. Recht überflüssig und schlecht sind die graecisirenden Namen, die man dafür hat einführen wollen. Achromatismus (von *ἀ-* und *χρῶμα*), das Fehlen der Farbenzerstreuung. Achromatopsia F. Blindh., von *ἀ-*,

[1] Auch in dem Galen'schen Werke de Compos. med. s. l., XII, 793 steht *χύμωσις*. Ebenso bei Aetius; vgl. Ophthalmie.

χρῶμα und ὤψ Gesicht. Hemiachromatopsia, Farbenblindheit in der Hälfte des Gesichtsfeldes (beider Augen). Acritochromacy von ἀ-, κριτός gewählt und χρῶμα. Chromasia, die Farbenzerstreuung (des Auges). Warum? Chromatelopsis, Farbenblindheit (ἀτελής unvollständig, ὄψις Sehen). Chromoptometer, Farbensinnmesser. C. f. A. 1881. Vgl. Optometer. Chromatodysopsie von χρῶμα, δύς- schlecht und ὤψ. Chromatometablepsie von χρῶμα, μετά, das in Zusammensetzungen die Umwandlung bedeutet, und βλέψις das Sehen. Chromatopseudopsie von χρῶμα, ψεῦδος Täuschung und ὤψ. Eine chromopseudoptische Scala ist noch 1884 (C. f. A.) beschrieben worden. Chromophobie, Farbenscheu (χρῶμα und φόβος Furcht). Chrupsia, von χροά Farbe und ὄψις Sehen, soll das Farbensehen heissen (Beer II, 428 sagte crupsia!); wofür Andere bessernd Chromatopsie oder Chrotopsia (χρώς Teint) vorgeschlagen haben. (Beer's Vorgänger Plenk schreibt ungenirt — χρουψία von χρόα und ὄψια — jedes Wort falsch.) Dyschromatopsie (1884!) = Chromatodysopsie. Ganz arg ist Daltonismus = Farbenblindheit, nach dem farbenblinden Chemiker Dalton, dem Begründer der wissenschaftlichen Atomtheorie, die eher diesen Namen verdiente. Hierher gehört auch Akyanoblepsie, Blaublindheit (von ἀ-, κυάνεος oder κύανος blau und βλέψις das Sehen); der Name ist Goethe zu Liebe von Schiller erfunden worden, zur Bezeichnung von Fällen, die in der That rothblind waren. Schiller und Goethe in Ehren, der deutsche Name ist besser. Akyanopsie, Blaublindheit, von ἀ-, κύανος, ὤψ. Anerythropsie, Rothblindheit, von ἀ-, ἐρυθρός roth, ὤψ. Dichroisch, zweifarbig, daher Dichroismus (δίχροος, δίχροια). Dichromatisch, aus zwei Farben zusammengesetzt, das Farbensystem der gewöhnlichen Farbenblinden. Trichromatisch, aus drei Farben zusammengesetzt, das Farbensystem der gesunden Menschen. Hyperchromatopsie (von ὑπέρ jenseits, transcendental) nannte Cornaz den immerhin abnormen Zustand, wo mit der Idee einer bestimmten Farbe die Idee eines bestimmten Objects associirt wird.

***Chromatocinopsia** soll das Studium der „flatternden Herzen" bedeuten! (χρῶμα heisst Farbe, κινέω ich bewege, ὄψις das Sehen.)

***Chromatoptometrie**, Farbensinnprüfung.

***Chromhidrosis**, farbiger Schweiss, an den Lidern (von χρῶμα und ἵδρωσις Schwitzen). Chromhydrosis ist falsch. — Die Krankheit existirt nicht.

***Chrupsia**, siehe Chroma.

***Chymosis**, siehe Chemosis.

***Cicatrisotomie** (*Cicatricotomie*), Narbenschnitt; Cicatrix, Narbe und τομή Schnitt; vgl. Ulotomia, Ule.

Cilium bedeutete bei den Lateinern das Lid, im Gegensatz zu *supercilium*, die Augenbraue. Das Wort soll von κυλόν herkommen (= κυλλόν das Krumme). Im ärztlichen Latein sind *cilia* die Wimpern (βλεφαρίδες), *corpus ciliare* der Strahlenkörper (κύκλος), offenbar wegen der feinen radiären Falten an seiner Innenfläche. Ciliarmuskel ist der des Strahlenkörpers. Ciliarnerven sind diejenigen, welche von dem hinter dem Augapfel belegenen Ciliarganglion herkommen und in's Augeninnere eindringen. Ciliararterien diejenigen, welche in's Augeninnere eindringen und den ganzen Aderhauttractus versorgen. Ciliarneuralgie = Augapfelschmerz. Am besten wäre es, wegen der so verschiedenen Bedeutung das weitherr geholte Wort *ciliar* auf sich beruhen zu lassen.

***Cirsophthalmia** (oder -mus), Ciliarkörperwulst, von κιρσός Krampfader. Es ist eine bläuliche Hervorwölbung um den Hornhautrand, die man für Krampfadern hielt. (Desmarres. — Beer II, 247: *Varicositates oculi.* Bei Plenk 162 ist *C.* einfach Erweiterung der Aederchen der weissen Haut in Aderkröpfe.) Cirsoïde Bildungen der Netzhautgefässe = Gefässknäuel (Graefe-Saemisch V, 526). κιρσοειδής bei Hipp. und Galen.

***Clavus**, lat., Nagel; griechisch ἧλος nagelförmiger Irisvorfall. Beer schreibt Hellos (ἔλλος Hirschkalb!) und Hilon? Letzteres hat er aus Plenk, 238. (Hilum heisst nicht Nagel, sondern Haar.[1]) Vgl. Staphyloma.

***Collyrium**, κολλύριον (jon. κολλούριον bei Hippocr. und Dioscorides, Alex. Tr.) wird von κολλύρα (ein länglichrundes Brod oder Kuchen) abgeleitet und bedeutete bei den Alten solche Heilmittel, welche aus verschiedenen Stoffen zusammengeknetet und dann getrocknet aufbewahrt wurden, wahrscheinlich wegen der Aehnlichkeit ihrer Form mit jenen Kuchen. So z. B. Stuhlzäpfchen bei *Fistula ani*, Cels. VII, 5, 4. Die örtlichen Augenmittel heissen bei diesem Schriftsteller *Collyria oculorum.* (*Multa autem multorumque collyria ad id apta sunt.*) Später nannte man alle

[1] Von pilus. Bei den Botanikern Samengrube. Daher das anatomische Hilus.

örtlichen Augenmittel *Collyria*. Hygrocollyria (von ὑγρός feucht) oder *collyria liquida* waren die mehr flüssigen (*donec mellis spissitudinem habeant.* Paull. Aeg. 270). Xerocollyria die trockenen (von ξηρός). Einen ganzen Catalog von Collyrien hat Oribas. in seiner Synops. (p. I, p. 102 flg.), darunter ein *Siccum ad oculorum angulos scabiosos* u. s. w.[1] Vgl. ferner Oribas. Collect. II, 458: *Quae collyria proprie dicuntur ea oculis adhibentur. Laevigata vero quae communiter integra nominantur, alia apponuntur, alia imponuntur. apponunter autem utero, imponuntur vero fistulis et sinibus* ... Nun folgen genaue Vorschriften über das Verreiben: *quae ex succis constant iis utendum statim est; quae ex metallicis conficiuntur, inveterata meliora redduntur.* In den echten hippocratischen Schriften finden sich noch keine örtlichen Augenmittel; dagegen sehr viele in den unechten (Kupfer- und Bleisalze sind die Hauptbestandtheile). Unzählige Collyrien hat uns Galen (XII, 738) überliefert, sogar das des Largus, aus Fenchelsaft und Honig zu gleichen Theilen, zur Stärkung der Sehkraft (ὀξυδερκική) — also Romershausen's Augenessenz. — Des Aetius Abhandlung über die Augenkrankheiten besteht zum grossen, die des Alex. Tralles (P., II, 2 flgd.) zum grössten Theil aus Collyrien. — Augenpulver heissen παραπαστά, Augenlidsalben περίχριστα, Augensalben ἔγχριστα, Augentropfen ἐνστακτά, στακτά. Vgl. Jugler, *de collyriis veter.* 1784. Bützow; Andreas, Augenheilkunde d. Hippocr. p. 97 bis 103. — Bartisch (p. 266) nennt die dicken Augenwasser Collyria. Ich hoffe, dass der Leser einsieht, wie überflüssig — gelehrt es ist, unsere wässerigen Lösungen der Zink-, Kupfer-, Silbersalze Collyrien, d. h. Brödchen, Teige, Zäpfchen und nicht — Augenwässer zu nennen! *Collyr. adstring. lut. Pharm. Austr.* ist eine einprocentige Zinklösung, durch Safran gelb gefärbt.

Coloboma, Spalt, eigentlich Verstümmelung, von κολόβωμα, κολόβωσις, adj. κολοβός und κόλος. Hauptsächlich von den angeborenen Defecten gebraucht. So schon von den Alten. Natürlich von diesen nur in Bezug auf das äusserlich Sichtbare, z. B. die Lider, Lippen u. s. w. Galen, (M. M. XIV, 16; K. X, 1002): περὶ κολοβωμάτων· οὕτως γὰρ ὀνομάζουσι τὰ κατὰ χεῖλος ἢ πτερύγιον ῥινὸς ἢ οὖς ἐλλείποντα. Er kennt auch die Heilung durch Anfrischen. Die Neueren (und schon Plenk, p. 84) unterscheiden „das congenitale und das traumatische Lidcolobom“. Neuerdings wird auch der angeborene Spalt oder Defect der Iris mit dem Namen Colobom belegt; allenfalls auch der traumatische und der operative. (Andere Namen dafür sind Iridoschisma, von σχίσμα Spalt; *fissura iridis.*) Endlich der Defect in Netzhaut und Aderhaut, wenn der foetale Augenspalt zu spät und nicht genügend verwächst, so dass nach unten vom Sehnerven eine verdünnte, vertiefte Stelle in der Sclera bleibt, in welcher Ader- und Netzhaut nur durch ganz dünne Häutchen vertreten sind. Dieser Netzhautspalt ist auch als Dictyoschisma bezeichnet worden. (Von δίκτυον Netz und σχίσμα.) Wenn in solchen Augen die Linse unten einen Kerb oder die Herzform zeigt, spricht man von Colobom der Linse. Ebenso auch vom C. des Strahlenkörpers.

Commissura, Fuge, von *committere*, zusammenfügen.

Commotio retinae, Netzhauterschütterung (Trübung, durch Erschütterung). *Commotio* heisst Bewegung, Erregung. Der Begriff *commotio cerebri* ist ziemlich neu, davon *c. ret.* abgeleitet.

Concomitirendes Schielen, im Gegensatz zu dem paralytischen, wird für besonders elegant gehalten. Allerdings heisst *comitari* begleiten, *concomitari* giebt es nicht, *concomitatus* heisst begleitet.

Condyloma, κονδύλωμα (von κόνδυλος Gelenkkopf), nach Krauss bei den Alten Knoten, bei den Neueren Fleischauswuchs, z. B.: *C. iridis* = *gumma.* Aber das kommt nur von der Ungenauigkeit des Celsus her. Cels. VI, 18, 8: *Condyloma est tuberculum, quod ex quadam inflammatione nasci solet.* Denn bei Galen XIX, 446 (Def. med.) heisst es: κονδύλωμά ἐστι δακτυλίου στολίδος ἐπανάστασις μετὰ φλεγμονῆς. Der als Gynaekologe so hochberühmte Paull. Aeg. kennt und excidirt bereits die der weiblichen Theile und findet die des Afters nur durch den Sitz von jenen

[1] Als Beispiel antiker Receptirkunst und Indicationslehre mag das Folgende dienen, das ungefähr dieselbe Rolle spielte wie heute die gelbe Salbe (ibid. 105): *Erasistrati πάγχρηστος id est omnino utilis, liquida compositio atque admirabilis, faciens ad oculorum inflammationes, ad ophthalmias incipientes et ad palpebras male affectas, et ferme ad omnem ophthalmiam. Etiam ad pudenda contusa et aures purulentas ... Habet autem aeris combusti drachmas duas, myrrhae drachm. unam, misyos tosti drachmam unam, piperis obolos duodecim, croci obol. tres. Vino Chio laevigentur donec medicamentum misceatur ... lenti igne coquuntur, quousque medicam. ad visci formam redigatur. Postremo in aeneam pyxidem rejicitur et ita ad usus ante dictos adservatur.* (Ich habe dies Citat absichtlich in lateinischer Sprache gegeben.)

verschieden. Paull. Aeg., Chirurg., p. 292: *Τὰ δὲ κονδυλώματα στολιώδεις ἐπαναστάσεις εἰσὶν ὥσπερ αἱμοῤῥοΐδες παραπλήσιοι ταῖς κατὰ τὴν ἕδραν.*

***Conicität**, Kegelform, von κῶνος Kegel.

***Conisch**, kegelförmig, κωνικός von κῶνος Kegel.

***Conophthalmus** = *Staphyloma conicum.*

Contagion, Ansteckung. *Contagio* Berührung, Ansteckung (Liv., Pl.), von *contingere* berühren. *Contagium* Ansteckung, *contactus* Berührung. Das *Contagium* der Bindehauteiterungen wirkt nur durch *Contact.*

Conus, Kegel, *κῶνος, conus.* Kegelförmige Figur im Augengrunde, am Sehnerven (E. Jäger), von anderen Staphyloma post. genannt. Vgl. Staphyloma. *Crystalloconus* (vgl. dasselbe) = Linsenkegel. *Conus Steinheil's* ist ein kleines Galilei'sches Fernrohr, ein Glaskegel mit erhabener Vorder-, ausgehöhlter Hinterfläche.

***Copiopia**, Sehschwäche (von κοπία Müdigkeit, ὤψ Auge). Vgl. Asthenopia.

Core, die Pupille, eigentlich das Mägdlein; κόρη. (Vgl. Auge.) Missbräuchlich auch für Regenbogenhaut! Hiervon: A) Acoria, Pupillenmangel (unbrauchbar, da ἀκορία = Unersättlichkeit). Corektenie, Pupillenvergrösserung (ἐκτενής ausgespannt). Corektopie, Pupillenverlagerung (angeborene), von ἐκ- τοπος entfernt; noch in ganz neuen Büchern. Coremetamorphosis, Pupillenunregelmässigkeit (μεταμόρφωσις Verwandlung). Coremorphosis, Coromorphosis, Pupillenbildung, von μόρφωσις Bildung. Corestenoma, Pupillenverengerung (von στένωμα Verengerung). Dyscoria, Pupillenregelmässigkeit (von δυς ... schlecht). Microcoria, Pupillenkleinheit (von μικρός klein). Platycoriasis, Pupillenerweiterung, und Stenocoriasis, Pupillenverengerung, sind, wie man gleich merkt, richtige, von den Alten herrührende Ausdrücke. Vgl. Mydriasis. Polycoria, Vermehrung der Pupillenzahl (von πολύς viel). Noch C. f. A. 1885: speciell Diplocoria, Doppelpupille (von διπλοῦς doppelt); Triplocoria, dreifache Pupille (von τριπλοῦς dreifach). Polloplasis pupillae, vielfache Pupille, falsch für πολλαπλασίασις oder πολλαπλασίωσις = Vervielfältigung. Stenocoriasis, Pupillenverengerung. B) Coredialysis, Pupillenbildung durch Irisablösung = Iridodialysis (von διάλυσις Ablösung). Corectomie, Pupillenausschneidung = Iridectomie (von ἐκτομή Ausschnitt); ebenso wie Coretomie = Iridotomie, von τομή Schnitt. Einigen war dies noch nicht genug, sie setzten Coretotomia! Coreoncion, Irishäkchen, Pupillenhäkchen (von ὄγκος oder ὄγκινος = *uncinus*, das Häkchen). In jener Periode der Künstelei, welche auf Beer's Erfindung der klassischen Iridectomie folgte, bis dann in der Mitte unseres Jahrhunderts das Einfache und Natürliche sich wieder Bahn brach, wurde zur Einklemmung der Iris in die Horn- oder Lederhautwunde von Langenbeck d. Aelt. ein Coreoncion, von Anderen ein Iriancistron (ἶρις, ἄγκιστρον Angelhaken), ein Raphiancistron (ῥαφή Naht, also Nahthaken), ein Labidobelonancistron (λαβίς Pincette, βελόνη Nadel) erfunden. Den Patienten erging es hierbei ebenso schlecht wie der griechischen Sprache! Das Verfahren nannte man Iriseinklemmung, Iridencleisis (von ἶρις, ἐν ein, κλεῖσις Sperre, κλείω ich schliesse). Aehnlich war die ältere Pupillenverzerrung, Coreparhelcysis (von κόρη, παρά herbei, ἕλκυσις das Ziehen, verb. ἕλκω, ἑλκύω) und das neuere des Iriseinbindens, Iridodesis (von δέσις das Binden, verb. δέω). — Kraus findet es richtiger Coroparelcysis zu schreiben und so auch bei den übrigen, z. B. Coromorphosis.

Cryptophthalmus, verborgenes Auge (κρυπτός): *C. congenit. bilat.* Die Haut geht glatt über die Augenhöhle fort, so dass weder Lider noch Augäpfel zu existiren scheinen; in der Tiefe findet man die verkleinerten Augäpfel. C. f. A. 1881.

Crystalloïdeus, Krystalllinse, griechisch Crystalloïdes (κρυσταλλοειδής krystallartig, vgl. Auge); davon Crystallinitis, Crystallitis, Entzündung der Krystalllinse (nach Desmarres). Crystallocapsulitis, Entzündung der Linsenkapsel.

***Crystalloconus polaris anterior** = kegelförmige durchscheinende Erhebung der Linsenvorderfläche (Placido, C. f. A. 1880, 450).

Cyanosis bulbi nannte Liebreich (in seinem Atlas) die angeborenen violetten Flecke der Sclera (Pigmenthypertrophie). Wie Schmidt-Rimpler (Dissert. von Schaumburger 1882) nannte ich selber (A. f. O. XXIX, 1, 2 mit Abbild.) diesen Zustand *Melanosis sclerae* (resp. *bulbi*) und verwahrte den Namen *Cyanosis bulbi* für jene seltenen Fälle, wo bei angeborenem schwerem Herzfehler nicht blos die Körperhaut, sondern auch das Weisse im Auge vollkommen cyanotisch aussieht, und alle sichtbaren Venen im Augengrunde stark verbreitert sind. Bei den Alten hiess κυάνωσις die Bläue oder das Bläuen; erst Naumann (Rust's Mag. B. 45, 3) hat so die „*Plethora venosa*" genannt.

Cyclitis, Ciliarkörperentzündung, von κύκλος Kreis, Ciliarkörper. Vgl. Auge.

Cyclochorioïditis, Entzündung des Ciliarkörpers und der Aderhaut.

Cycloplegia, Lähmung des Accommodationsmuskels (πληγή Schlag, Lähmung).

Cyclopie, von κυκλωψ rundäugig. Die Cyclopen (bei Homer) haben ein Auge mitten auf der Stirn. In der heutigen Medicin bedeutet *Cyclopie* die angeborene Verschmelzung beider Augen. Bei den Römern hiess der (von Geburt) einäugige Cocles. Das soll nach Varro Ocles bedeuten! (Varro in Ehren, ich glaube es ist aus Cyclops entstanden. Vgl. Strabismus und daselbst die Stelle aus Plin.) Als Cyclopenauge in der Physiologie bezeichnet man das ideale in der Mitte zwischen unseren beiden Augen gelegene, nach dessen Richtungslinien wir die binocular einfach gesehenen Punkte projiciren.

***Cycloskop** (von κύκλος Kreis, σκοπός Späher), ein Apparat von Donders zur Messung der Directionskreise des Blickfeldes (A. f. O. XXII, 1, 161).

***Cyclotomia hyposcleralis** soll Ciliarkörperdurchschneidung von innen her bedeuten (τομή der Schnitt, ὑπό unten). Name und Sache zu meiden!

Cylindroma, Geschwulst mit hyalinen Schläuchen, Gallertkrebs, z. B. der Orbita (A. f. O. I, 2, 420). Es kommt von κύλινδρος Walze. v. Arlt (Graefe-Saemisch, III, 432, V, 911).

Cyste, Blase, κύστις von κύειν tragen, z. B. Iriscyste und dergl.

Cysticercus, Schweinefinne, wörtlich Blasenschwanz (von κύστις Blase und ἡ κέρκος der Schwanz); das Wort ist bezeichnend und gut gebildet.

***Cystitom**, Fliete (= Flitz, Pfeil, Aderlasseisen). So bezeichnet man heutzutage (wie schon im vorigen Jahrhundert) das Werkzeug zur Eröffnung der Linsenkapsel beim Staarschnitt. (Plenk, p. 290 sagt Bälgleinmesser.) Das Wort ist falsch und müsste Cystotem, Cysteotom oder Cystidotom heissen, die Eröffnung der Linsenkapsel aber Cysteotomie, — falls nicht diese schönen Worte schon von der Harnblasenchirurgie mit Beschlag belegt wären! Kapselfliete, Kapselspaltung sind viel bezeichnender.

Cystoïde Narbe = blasige. Cystoide Degeneration der Netzhaut = Lückenbildung (Graefe-Saemisch).

D

Dacryon, Thräne, δάκρυον und δάκρυ. Von diesem Stamm sind zahlreiche moderne Ausdrücke abgeleitet, die vor den deutschen nicht das geringste voraus haben.

***Dacryadenalgia**, Thränendrüsenschmerz (ἀδήν Drüse, ἄλγος Schmerz).

***Dacryadenitis**, Thränendrüsenentzündung. (Noch im Graefe-Saemisch.)

***Dacryocystectasia**, Thränensackausdehnung (κύστις Blase, ἔκτασις Ausdehnung).

***Dacryocystis**, Thränensack.

***Dacryocystitis**, Thränensackentzündung. (Noch im Graefe-Saemisch.)

***Dacryocystoblenorrhoea**, Thränensackschleimfluss (von βλέννα Schleim und ῥόος Fluss; vgl. Blenorrhoea). Die Absonderungen, welche man hierbei aus dem Thränensack ausdrücken kann, sind meist schleimig; mitunter aber durchaus eitrig. Ich gebrauche die deutschen Ausdrücke, wobei ich genauer zwischen Schleim und Eiter unterscheide und — drei Silben spare.

***Dacryocystoblenostasis**, Thränensackeiterstauung (στάσις Stauung). (Noch im Graefe-Saemisch.)

***Dacryocystostenosis**, Thränenschlauchverengerung (στένωσις Verengung). Jüngken gebraucht *Stenochoria ductus nasolacrimalis*. (στενοχωρία Eng-Ort, Klemme).

***Dacryolith**, Thränenstein, steinartige Masse (λίθος) in den Thränenkanälchen.

Dacryops, moderner Ausdruck nach Analogie des Aegilops von Schmidt gebildet für Retentionscyste der Thränendrüse. Bei Beer II, 591 „missverständlich" Thränensackgeschwulst, bei A. v. Graefe (A. f. O. VII, 2, 1) Ectasie eines Ausführungsganges der Thränendrüse. Auch bei Stellwag, bei Arlt, Galezowski, im C. f. A. 1885 und im Graefe-Saemisch.

***Dacryohaemorrhysis**, Blutweinen, allenfalls bei Scorbut (δάκρυον, αἷμα, ῥύσις).

***Dacryoma** (Dacryomma), Thränenauge (δάκρυον, ὄμμα).

***Dacryorrhoea** (vom Adj. δακρυῤῥοος) und Dacryorrhysis (vom Subst. ῥύσις), Thränenfluss.

***Dacryostagma**, Thränenträufeln (στάγμα Tropfen). Auch Dacryostagon genannt! (σταγών Tropfen): *stillicidium lacrimarum*.

***Dacryosyrinx**, Thränenfistel (σύριγξ Röhre, Fistel).

***Dasyma** (falsch Dasymma, Dassyma,

Beer), Rauhigkeit = *Trachoma*. In der That nennt Aetius (VII, p. 131) den ersten Grad der Erkrankung δασύτης oder δάσυμα, den zweiten *Trachoma* oder *Trachytes*.

Datura Stramonium (Solan.), Stechapfel, enthält das pupillenerweiternde Alkaloid Daturin, das identisch mit Atropin. Datura ist nicht lateinisch („weil es kraftlosen Mannspersonen gegeben werde"), sondern arabisch: *tatórah*, türk. *tatula*=*tubula*.

***Dendritica keratitis**, baumförmige (verästelte) Hornhautentzündung (δένδρον Baum, δενδρίτης baumartig). Dendritisch nennt man neuerdings die baumartigen Zeichnungen in Versteinerungen. Das griechische ist hier recht überflüssig, da es nicht mehr sagt, als das deutsche. Man behauptet, dass die Fremden uns besser verstehen, wenn wir Fremdwörter gebrauchen. Dies ist nicht maassgebend und — nicht einmal richtig. Ich nannte einen tüchtigen amerikanischen Fachgenossen *„dendritic corneïtis"*; er wusste nicht, was gemeint sei.

Depressio cataractae, vgl. Reclinatio.

Dermoïd, Haut-, (cutis-)ähnliche Geschwulst, a) am Hornhautrande, rundlich, mit Drüsen und Härchen, angeboren, b) sackähnlich, mit epidermoidalem, breiigem Inhalt an der Knochenhaut des Augenhöhlenrandes. Das Wort kommt von τὸ δέρμα die Haut, es ist nicht ganz richtig gebildet, da nur die Adj. δερματικός, δερμάτινος und δερματώδης vorkommen. Doch fehlt es bei Dichtern und auch bei Spätgriechen nicht an Analogien, z. B. δερμόπτερος, mit häutigen Flügeln. Die Lehrbücher geben an, dass Ryba (Prager Vierteljahrsschrift 1853) die angeborenen Hornhautdermoïde zuerst gut beschrieben. Ich bitte aber das Lehrbuch des Aetius VII, νθ' (p. 134) nachzulesen: *Τὰ ἐπιφυόμενα τῷ λευκῷ τοῦ ὀφθαλμοῦ παρὰ φύσιν πάντα, τὰ μὲν ἀνώδυνα ἐφ' ὧν τρίχες πολλάκις ἐκπεφύκασι καὶ τὰ μὴ πάνυ διαλλάττοντα τῆς κατὰ φύσιν χρείας θεραπευτέον ἀγκίστρῳ ἐπιλαβόμενος καὶ ἀνατείνων.*

***Descemetis**, barbarisch für hintere Grenzschicht der Hornhaut (nach Dr. Descemet); *Descemetitis* Entzündung der Schicht.

***Deuteropathia**, deuteropathisch. Vgl. Sympathie.

***Déviation conjugée** nennen Einige die gleichsinnige Ablenkung beider Augen, z. B. nach rechts, bei Hirnleiden (Brückenblutung).

Diabetes (*mellitus*), Harnruhr (häufige Ursache von Augenleiden). ὁ διαβήτης, von διαβαίνειν durchgehen, also Durchmarsch. Ein altes Wort, eine altbekannte Krankheit. Galen, de symptom. differ. VII, 81: *ὁ καλούμενος ὕδρωψ εἰς ἀμίδα* (Nachttopf), *τινὲς δὲ διαβήτην αὐτὸν ὀνομάζουσι*; de loc. affect. VIII, 394: *ἐμοὶ δὲ δοκοῦσιν οἱ νεφροὶ πεπονθέναι καὶ κατὰ τοῦτο τὸ πάθος, ὅ τινες μὲν ὕδερον εἰς ἀμίδα, τινὲς δὲ διάῤῥοιαν εἰς οὖρα, τινὲς δὲ διαβήτην, ἔνιοι δὲ διψακὸν ὀνομάζουσι, σπανιώτατα γιγνόμενον· ἐμοὶ γοῦν ὤφθη δὶς ἄχρι δεῦρο, διψώντων μὲν ἀμέτρως τῶν πασχόντων, καὶ πινόντων γε δι' αὐτὸ τοῦτο δαψιλῶς, οὐρούντων τε τὸ ποθὲν ἐν ταχεῖ τοιοῦτον οἷον ἐπόθη* .. Vgl. *de crisib.* IX, 597. *De urin.* XIX, 627: *ὅταν δὲ* (der Urin) *καὶ ταχέως διεξέρχηται, ὁ καλούμενος διαβήτης γίνεται.* Vgl. Cels. IV, XX, 2. Aret. d. morb. diut. II, 2. Paull. Aeg. II, 14 u. III, 45. Alex. Trall. IX, 8. Joann. Act. de diagn. II, 411. Es würde uns zu weit führen, die Krankheit, die zu Galen's Zeiten schon sehr lange bekannt war, durch die alten Schriftsteller zu verfolgen; nur möchte ich erwähnen, dass der Joannes nicht bloss wie seine Vorgänger die Nieren, sondern auch die Leber anschuldigt.

Diaphragma, διάφραγμα heisst Scheidewand, deshalb auch Zwerchfell. Neuerdings nennt man so eine Blende in optischen Werkzeugen, d. h. eine Scheidewand mit mittlerer Durchbohrung, um die Randstrahlen auszuschliessen. Die Iris ist das Diaphragma des Auges.

Diarrhoea, Durchfall, als Ursache von Hornhautschmelzung bei kleinen Kindern; διάῤῥοια Durchfluss (vgl. Rhoea), bereits bei den Alten. (Gorr., *alvi profluvium.*) Schon bei Hippocrates, der sie i. A. für ein günstiges Zeichen bei Augenentzündung ansah. Aphor. VI, 17 (L. IV, 566): *ὀφθαλμιῶντι ὑπὸ διαῤῥοίης ληφθῆναι ἀγαθόν.*

***Dichroïsmus** u. **Dichromatismus**, Doppelfarbe. Vgl. Chroma. Adj. dichroïsch und dichromatisch.

***Dictyitis**, Netzhautentzündung (δίκτυον Netz). Vgl. Auge. Bei Desmarres für *Retinitis acuta*.

***Dictyoschisma**, Netzhautspalt (σχίσμα Spalt). Vgl. Auge.

***Dioptometrie**, Refractionsmessung, vgl. Metron.

Dioptrie bedeutet die Brechkraft der Glaslinse, deren Brennweite gleich 1 Meter. Von Nagel ist die Idee, von Monoyer der Name, von Donders die Einführung, von Hasner, Mauthner und mir der Widerspruch. Nagel zieht mit Recht das Wort Meterlinse vor. Es heisst ἡ δίοπτρα und τὸ δίοπτρον 1. das Werkzeug zum Visiren, 2. die Sonde, 3. die Fensterscheibe von Marienglas (Strab.). Ferner ἡ διοπτρεία das Visiren. Das zugehörige Eigenschaftswort ist διοπτρικός. Der Stamm ist ΟΠΤΩ (ὀπτάζω) sehen. Ein Fachgenosse, dem das Wort D. gefiel, nannte Catoptrie die Wirkung eines sphärischen Spiegels von 1 Meter Brennweite (κάτοπτρον Spiegel).

***Diplochromatismus**, Doppelfärbung (von διπλοῦς doppelt, χρῶμα die Farbe). Die glaucomatöse Linse erscheint in dem Augapfel bei zurückgeworfenem Lichte grünlich; draussen bei durchfallendem bräunlich. (M'c Kenzie.)

Diplopia, Doppeltsehen (von διπλόος doppelt, ὤψ Gesicht), *visus duplicatus.* Der Ausdruck D. kommt bei den Alten wohl nicht vor (aber in Klinke's Göttinger Dissert. vom Jahre 1774). Den Begriff des Doppeltsehens kannte aber schon Hippocrates. *De morb.* (II, 227): δοκέει ἐκ τοῦ ἑνὸς δύο ὁρᾶν. (Siehe die ganze Stelle unter Trepan.) Galen betont besonders das Doppeltsehen bei Höherstand eines Auges. *De caus. sympt.* VII, 87: τῆς μεταστάσεως, εἰ μὲν ἤτοι πρὸς τὸν μέγαν ἢ τὸν μικρὸν γίγνοιτο κανθὸν, οὐδὲν ἀξιόλογον βλαπτούσης, εἰ δ' ἄνω ἢ κάτω, διπλᾶ ποιούσης ἅπαντα φαίνεσθαι τὰ ὁρώμενα. *De loc. affect.* VIII, 220: καὶ κατὰ διαστροφὰς δὲ τῶν ὀφθαλμῶν ἡ μὲν ἐφ' ὁποτερονοῦν κανθὸν ἐκτροπὴ φυλάττει τὴν κατὰ φύσιν ἐνέργειαν τὴν ὀπτικήν· ἡ δὲ ἄνω καὶ κάτω, καθάπερ γε καὶ αἱ λόξαι, διπλᾶ φαίνεσθαι ποιοῦσιν πάντα τὰ ὁρώμενα. Es ist also das Störende der übereinander stehenden Doppelbilder und das Fehlen der Doppelbilder beim gewöhnlichen Schielen richtig angemerkt. Er kennt aber auch die monoculäre Diplopie durch Verschiebung der Krystalllinse; meint jedoch, dass nur die nach oben oder unten (nicht die nach den Seiten) Doppeltsehen bewirkt. Galen, *de caus. symptom.* VII, 87: τῆς τοῦ κρυσταλλοειδοῦς μεταστάσεως, εἰ μὲν ἤτοι πρὸς τὸν μέγαν ἢ τὸν μικρὸν γίγνοιτο κανθὸν, οὐδὲν ἀξιόλογον βλαπτούσης, εἰ δ' ἄνω καὶ κάτω, διπλᾶ ποιούσης ἅπαντα φαίνεσθαι τὰ ὁρώμενα. Heutzutage pflegt man dem entsprechend zwei Arten von Doppeltsehen zu unterscheiden: 1. das monoculäre, das von unregelmässiger Brechung im Auge herrührt und mitunter nicht Doppelt- sondern Vielfachsehen (Polyopie) darstellt; 2. das binoculäre, das von Abweichung der Sehachse eines Auges herrührt, namentlich bei Augenmuskellähmung auftritt. Wenn unter diesen Verhältnissen ein dreifaches Bild des gesehenen Gegenstandes angegeben wird, so liegt entweder Simulation vor oder Vereinigung der ersten mit der zweiten Form, z. B. Augenmuskellähmung und Linsentrübung. (Wem Diplopia noch nicht gelehrt genug, der kann mit Himly II, 470 Dittopia sagen, von διττός doppelt.)

Diphtheria, ertödtende Schleimhautentzündung (J. Brétonneau, Paris 1826). Von δέρειν gerben kommt διφθέρα Fell, Leder; διφθερίς = διφθέρα; adj. διφθέρινος. Unter Diphtherie versteht man die Entzündung einer Schleimhaut (oder Wunde), deren Krankheitsproduct häutig ist und entweder 1. als abziehbare Haut der eigentlichen Schleimhaut aufliegt (croupöse Entzündung, oberflächliche oder epitheliale Diphtherie), oder 2. als todte Einlagerung die Schleimhaut selber theilweise oder ganz in eine weisse abgestorbene Masse umwandelt (eigentliche Diphtherie). Diphtheritis ist also ein ungehöriger Ausdruck. Das Adj. muss im Deutschen diphtherisch heissen, nicht diphtheritisch, z. B. diphtherische Bindehautentzündung. So ist auch postdiphtherische Accommodationslähmung diejenige, welche nach Halsdiphtherie u. dergl. auftritt. Der Name Croup ist von Home (Edinburgh 1765) eingeführt für *suffocatio stridula;* das (gälische?) Wort soll beim schottischen Volke die krähende Athmung bedeutet haben.

Discissio, Spaltung (von *discindere* spalten; ein Wort *discisio* von *discidere* zerschneiden, zerhauen giebt es nicht). Wird von der Spaltung der Linsenkapsel gebraucht.

***Disjunction der Coordination** ist es genannt worden (1875), „wenn das eine Auge eine excursive Bewegung nach irgend einer Richtung macht, während das andere unverrückt stehen bleibt".

Disparate Punkte der beiden Netzhäute sind solche, welche auf verschiedene Punkte im Raume projicirt werden im Gegensatz zu den Deckpunkten (identischen, correspondirenden Punkten). *Disparare* = trennen.

***Distance** der Doppelbilder. In heutigen Schulbüchern zu vermeiden. *Distantia* lat., *distance* frz., deutschähnlich Distanz, deutsch Abstand.

***Distichia**, Doppelreihe, διστιχία (von δίς doppelt und στίχος Reihe). Häufig wird auch Distichiasis (διστιχίασις Paull. Aeg.) gebraucht. Vgl. Trichiasis.

***Divertikel** des Thränensacks, Ausbuchtungen. Manche möchten das Wort für elegant halten; jedoch ist es sehr fragwürdig. *Diverticulum* heisst der Scheideweg, von *divertere* (*divortere*) auseinandergehen; *deverticulum* der Seitenweg, der Schlupfwinkel, von *devertere* (*devortere*) abwenden, sich abwenden. Die Handschriften verwechseln beide. Die Neulateiner gebrauchen D. für Anhang oder Fortsatz.

***Drainage** des Auges, mittelst einer Golddrahtschlinge. Das Wort *drainage* ist englisch = Entwässerung; die Operation war französisch. Beides, Wort und Operation, sind für uns — entbehrlich.

Drusen der chorioïdalen Glashaut. Druse (wovon Drüse) bedeutet im Bergbau einen hohlen, krystall- oder erzhaltigen Raum und die darin enthaltenen Krystalle, sowie überhaupt die in fremdem Gestein, der sogen. Mutter, beisammenliegenden Krystalle. (Sanders I, 324.) In der Augenheilkunde ist der Ausdruck zwar eingebürgert, aber geschraubt und uneigentlich gebraucht. Nicht die Auswüchse der Glashaut sollte man Drusen nennen, sondern die darin befindlichen Krystalle.

Duboïsia *myoporoïdes* (*Scrofularineae*), ein in Australien einheimischer Baum, von dem das pupillenerweiternde Alkaloid Duboïsin gewonnen wird, das mit dem Hyoscyamin identisch ist. Duboïsia heisst der Strauch zu Ehren des Herrn Dubois; *myoporoïdes*, weil seine Blätter mit durchsichtigen Punkten versehen sind und wie von den Mäusen angefressen erscheinen. (Von *μῦς* Maus; *πόρος* feine Oeffnung, Pore; *εἶδος* Art.)

Dynamisch. Bei den Alten heisst *δυναμικός* kräftig, von *δύναμις* Kraft. Letzteres Wort gebraucht Aristoteles (im Gegensatz zur *ἐντελεχεία* oder *ἐνέργεια*) für Vermögen oder Möglichkeit; so ist bei modernen Augenärzten dynamisch = möglich, im Gegensatz zu real oder wirklich. Seit A. v. Graefe heisst dynamisches (oder latentes) Schielen dasjenige, das hervortritt, wenn ein Auge verdeckt (oder durch ein senkrecht ablenkendes Prisma vom gemeinschaftlichen Sehakt ausgeschlossen) wird. Unsere Vorfahren verstanden unter dynamischer Wirkung einer Operation, z. B. der Iridectomie, eine solche, die sich mechanisch nicht erklären liess, — also für uns eine unbekannte.

Dys-, Vorsilbe griechischer Wörter für Un- oder Uebel-.

***Dysanagnosia**, Lesescheu, s. Alexie.

Dysenteria, die Ruhr, Ursache von Accommodationslähmung; *δυσεντερία* (von *δυς-* schlimm und *ἔντερον* Eingeweide) schon bei Hipp. Vgl. die von Molière verspotteten Stellen, de morb. I, L. VI, 146: *ἀπὸ δυσεντερίης λειεντερίη, ἐκ δὲ λειεντερίης ἐς ὕδρωπα*, und Aphor. VII, 76 und 77 (L. IV, 604): *Ἐπὶ διαῤῥοίῃ δυσεντερίη. Ἐπὶ δυσεντερίῃ λειεντερίη.*

***Dyslexia**, angeblich = Lesescheu, s. Alexie.

***Dysopia**, vgl. Ops.

Dystichiasis, falsche Wimpernstellung; falscher Ausdruck, den M'c Kenzie irrthümlich den Alten zugeschrieben. Vgl. Trichiasis.

E

***Ecchymosis**, Blutunterlaufung (der Lidhaut, der Augapfelbindehaut), *ἐκχύμωσις* oder *ἐκχύμωμα*, von *ἐκχυμόεσθαι* (Hipp.) sich ergiessen, *χυμός* der Saft, *χέειν* giessen. Galen, Comment. in Hippocr. Epidem. (XVIIa, 908): *ἐκχυμώσεις γὰρ εἴωθε* (*Ἱπποκράτης*) *τὰς ἐκ τῶν ἀγγείων ἐκχύσεις καὶ κενώσεις ὀνομάζειν.* Die traumatische Sugillation heisst *θλάσμα*[1] (jon., bei Hipp., *φλάσμα*): *ὅταν ἡ διαθλασθεῖσα σάρξ εἰς τὴν ὑπὸ τῷ δέρματι χώραν αἷμα προσχέῃ· τὸ τοιοῦτον πάθος ἐκχύμωμα καλεῖται καὶ γίνεται δηλονότι τοῦτο μὴ διαιρουμένου τοῦ δέρματος.* (Galen XVI, 160.) Plenk, 161, theilt die *Ecchymosis* ein in eine *violenta* und eine *spontanea*. Für uns liegt kein Grund vor, das deutsche Wort nicht zu gebrauchen.

Echinococcus, z. B. der Orbita, eigentlich Stachelbeere, von *ἐχῖνος* Igel und *κόκκος* Beere.

***Eclampsia parturientium**, Fallsucht des Kreisenden, die öfters mit der auf Nierenleiden beruhenden Netzhautentzündung verbunden ist. Man spricht auch von Eclampsie der Kinder. Unsere Encyclopädien und Sammelwerke machen nicht den geringsten Versuch, das Wort zu erklären; freilich werden sie hier auch von den medicinischen Wörterbüchern in Stich gelassen, da Gorraeus das Wort gar nicht hat, Castelli und Kraus nichts belangreiches darüber sagten, Foes aber trotz sehr gelehrter Erörterungen uns nicht aufklärt. Dass *ἔκλαμψις* das Aufblitzen heisst, kann man aus jedem griechischen

[1] Einbiegung der kindl. Schädelknochen wie bei Zinngefässen heisst auch *θλάσμα*; Pseudogalen, Def. med. XIX, p. 432.

Wörterbuch entnehmen. Dass es aber Krampfanfall bedeute, ist ein recht kläglicher Irrthum, dessen Quelle ich endlich in den Comment. des Galen zum sechsten Buch der Volkskrankheiten des Hippocrates entdeckt habe; man decretirte, dass *ἔκλαμψις* Krampfanfall heisse, weil Andere an dieser Stelle des Hippocr. — *ἐπίληψις* lasen! Es heisst die Stelle des Hipp. Epidem. VI, 4 (L. V, 268): *Αἱ τῶν νηπίων ἐκλάμψιες ἅμα ἥβῃ ἔστιν οἷσι μεταβολὰς ἴσχουσι καὶ ἄλλας (καὶ ἐς νεφρὸν ὀδύνη)*; und die Erklärung des Galen (XVII a, p. 824 flgd.): *Ταύτην τὴν γραφὴν ἁπάντων τῶν ἐξηγετῶν εἰδότων, ἁπάντων δὲ τῶν παλαιῶν ἀντιγράφων ἐχόντων, ἔνιοι τῶν νεωτέρων μεταγράφειν ἐπεχείρησαν ἄλλος ἄλλως, οἱ μὲν ἐπιλήψιες γράφοντες, οἱ δὲ καταλήψιες, οἱ δὲ ἐπιλάμψιες.* Nun folgt eine lange Erörterung, aus der wir ersehen, dass Zeuxis unter *ἔκλαμψις* die plötzliche Veränderung, das Aufblühen der Jugend, verstand, wie auch Littré, dessen Uebersetzung *„La révolution qui s' opère chez les enfants à la puberté, amène aussi parfois d'autres révolutions"* übrigens, nach meiner Ansicht, einen des Hippocrates unwürdigen Gemeinplatz darstellt. Galen hingegen bezieht die Stelle auf die „kalte" Kinderkrankheit der Epilepsie, welche mit dem Aufblitzen des Jugendfeuers (*ἔκλαμψις τοῦ θερμοῦ*) aufhört; er erklärt aber ausdrücklich, dass von Hippocr. hier (wie auch an anderen Stellen) das Wort Epilepsie ausgelassen sei! (*παραλειφθήσεται γὰρ ἐν τοιούτῳ λόγῳ τὸ τῆς ἐπιληψίας ὄνομα.*) Wir können heutzutage den Streit des Zeuxis und Galen über des Meisters dunkle Worte auf sich beruhen lassen. Aber wir würden lächerlich handeln, wenn wir weiter durchsetzen wollten, dass das Wort *ἔκλαμψις* einen Krampfanfall bedeute oder, wie man heutzutage wähnt, eine „acute, mehr symptomatische Epilepsie", gegenüber der eigentlichen Epilepsie, einer chronischen und essentiellen Krankheit. Diese Aufstellung verdanken wir übrigens J. P. Frank[1] (*Eclampsia epilepsia puerilis, a priori differt, quod acuta sit*). Wer ohne griechische Namen nicht auskommt, nenne den Anfall (statt Eclampsie) Epilepsis, die chronische Fallsucht aber Epilepsia.

Eclipse = Sonnenfinsterniss, *ἔκλειψις (ἡλίου)*. C. f. A. 1883. — Ursache von Sehstörung, wie schon den Alten bekannt gewesen (Galen III, 777).

***Ecpiesmus**, *ἐκπιεσμός*, das Hervordrängen (des Augapfels), was neuerdings Exophthalmus genannt wird (vgl. dieses). Galen gebraucht Proptosis (vgl. dieses). Bei Paull. Aeg. p. 77 heisst es: *Περὶ ἐκπιεσμοῦ· ἐκπιεζοῦνται οἱ ὀφθαλμοὶ ἐνίοτε ὥστε διαμένειν διεξελθόντας· τοὺς μὲν ὑπ' ἀγχόνης ἐκπιεσθέντας κ. τ. λ.*

***Ectasia sacci lacrimalis**, Ausdehnung des Thränensacks, auch im Graefe-Saemisch; *ἔκτασις* Ausdehnung, von *ἐκ-τείνω*, *ectasis* ist auch = Dehnung bei lat. Grammatikern; dagegen scheint das Wort *ectasia* nicht zu existiren.

***Ectopia**, Verlagerung, von *ἔκ-τοπος* adj. aus dem Ort, oder *ἐκτόπιος*. Das griechische Hauptwort heisst *ἐκτοπισμός*. Vgl. Corektopie.

Ectropium, Ausstülpung des Lides, im Gegensatz zur Einstülpung, welche man Entropium zu nennen beliebt (*Inversio, Eversio*; obwohl die Neulateiner hier Verwechselungen begehen). Ectropion ist ein altes und richtiges Wort, *ἐκτρόπιον* (oder *ἐκτροπή*) von *ἐκτρέπειν* abwenden, „*Eversio palpebrae*". Schon Hippocr. kennt die Krankheit und den Namen. Praedict. I, 213: *εἰ δὲ . . . . δάκρυον πολὺ ἐπιχέεται πολὺν χρόνον καὶ λῆμαι ἔωσι, τοῖσι μὲν ἀνδράσι βλεφάρων ἐκτροπὴν προλέγειν* .. Die galenischen Schriften enthalten gute Definitionen. Def. med. XIX, 439: *Ἐκτρόπιόν ἐστιν ὑπόφυσις σαρκὸς ἐν τῷ βλεφάρῳ ἥτις βαροῦσα ἐκτρέπει τὸ βλέφαρον· αἰτία δὲ ἐκτροπῆς βλεφάρου ἢ σαρκὸς ἐπίφυσις ἢ παράλυσις ἢ οὔλης σύστασις.* Med. XIV, 772: *ἐκτετράφθαι δὲ λέγουσι τὰ βλέφαρα ὅταν ἐπὶ πλέον ἐκτραπῇ ἑλκωθέντων ἐξοφθαλμιῶν.* Aetius VII, p. 136: *περὶ ἐκτροπίου Δημοσθένους· ἐκτρέπεσθαι ἐπιπλέον συμβαίνει τὰ βλέφαρα ἑλκώσεως προηγησαμένης καὶ ὑπερσαρκουσάντων τῶν βλεφάρων, ποτὲ δὲ ὑπὸ οὐλῆς σκληροτέρας συνελκομένου τοῦ βλεφάρου καὶ ἐκστρεφομένου· γίγνεται δὲ μᾶλλον περὶ τὰ κάτω βλέφαρα.* Paull. Aeg. III, cap. 22 p. 73: *Ἐκτροπὴ τοῦ βλεφάρου· τοῦτο τὸ πάθος ἐστὶν ἢ διὰ οὐλὴν ἢ διὰ ὑπερσάρκωσιν γινόμενον.* Ferner VI, cap. 12, Chir., 114: *Ὥσπερ ἐπὶ τοῦ ἄνω βλεφάρου τὸ λαγόφθαλμον πάθος, οὕτως ἐπὶ τοῦ κάτω τὸ ἐκτρόπιον γίνεται, πλὴν οὐκ ἐκ φύσεως, ἀλλὰ ποτὲ μὲν διὰ χάλασιν, ὑπὸ τῶν ταύτην ἐργάζεσθαι πεφυκότων φαρμάκων, φλεγμονῆς προηγησαμένης, ποτὲ δὲ διὰ καταῤῥαφὴν ἢ καῦσιν ἄτεχνον ἐκτρέπεται τὸ βλέφαρον.* Theophanes Nonnus,

[1] v. Ziemssen, XII, 2, 184. — Frank starb vor Herausgabe der Nervenkrankheiten.

cap. 51, I, 215: *Τὸ ἐκτρόπιον ἐκστροφή ἐστι τοῦ βλεφάρου ἢ διὰ ὕλην ῥεύσασαν ἢ διὰ χειρουργίαν γινόμενον.* Joann. Act. II, 445: *Τὸ δὲ ἐκτρόπιον δι' ὑπερσάρκωσιν ἢ οὐλὴν τοῦ βλεφάρου γίνεται μὴ καλῶς θεραπευθέντος.* Vgl. noch Celsus VII, 7, 10 der auch „das senile Ectropium" kennt. Der moderne Ausdruck *Ectropium sarcomatosum* (schlecht auch *sarcoma plp.*, volksthümlich Plärrauge genannt) ist nach dem obigen leicht zu verstehen. In keinem der griechischen Schriftsteller, die anderthalb Jahrtausende umfassen, folgt nach dem *Ectropium* die Beschreibung der Einstülpung, steht ein Wort von Entropium.[1] Mir ist das kein Wunder. Denn *ἐντροπή* und *ἐντροπία* heisst auf alt-,[2] mittel-[3] und neugriechisch das Schamgefühl! (Von *ἐντρέπεσθαι* sich schämen, wiewohl *ἐντρέπειν* auch umwenden heisst.) Wer hat den falschen Ausdruck Entropium aufgebracht? Ein Landsmann, Keck, in seiner Tübinger Dissert. vom Jahre 1733, *de ectropio* (Haller *disput. chir.* I, 281): ***superest, ut aliquam adhuc mentionem faciamus illius palpebrarum perversionis quae tarsos extranamque palpebram versus interiora sive versum bulbum dirigit et incurvat quamque ideo vocare licebit entropium ab ἐν in et τρέπω . . . Realem hanc distinctionem acceptam referimus celeberrimo Woolhusio.*** Mauclerc (1758), der sonst ziemlich vollständig ist, führt Entropium noch nicht, wohl aber Ectropium. Natürlich findet sich bei Plenk (p. 75), dessen Nomenclatur einen maassgebenden Einfluss geübt, schon das Wort Entropium. Seitdem ist es in allen Büchern, auch den besten (*E. spasticum, cicatriceum.* Lateinisch ist nur *cicatricosus*). Welchen Ausdruck haben denn die Alten statt „Entropion" gebraucht? Nun 1. Phimosis, 2. Phalangosis (siehe beide). Vgl. Paull. Aeg. Chir. p. 100: *χρώμεθα τῇ ἀναῤῥαφῇ, ποτὲ δὲ ἐπὶ τῆς φαλαγγώσεως, ὅταν ὁ ταρσὸς ἔσω νεύῃ, στρεφομένης αὐτῷ τῆς τῶν τριχῶν φάλαγγος.* ibid. p. 112: *Ὅσοις τῶν τριχῶν τὸ ἄνω ὑποπέπτωκε πάθεσι, τοσούτοις καὶ τὸ κάτω· καὶ γὰρ μεῖζον ἑαυτοῦ γινόμενον ἐκτρέπεται καὶ φαλάγγωσιν ὑπομένει καὶ διστιχίαν.* Vgl. auch Aetius VII, 68, citirt unter Ptosis. Wir werden also das Wort Entropium „voll Scham" wieder fallen lassen. Wer nicht deutsch reden will, sage *εἰστροπή* oder *ἐνστροφή* (Himly, Enblepharon, doch sollte er wenigstens Emblepharon sagen). Ich sage Ausstülpung und Einstülpung. *Ectropium uveae* nannte v. Walther das Sichtbarwerden des Pigmentblattes bei Pupillenerweiterung blinder Augen. Man nennt auch *ectrop. uveae congenitum* kleine Pigmentbeutelchen, die über den Pupillenrand gesunder Augen (gelegentlich) hervorragen — ähnlich den grösseren traubenförmigen Bildungen, die für die Pupille des Pferdes u. A. charakteristisch sind. Vgl. C.-Bl. f. A. 1886.

Eczema, Hitzblatter, *ἔκζεμα* (auch *ἔκζεσμα* bei Dioscor.) von *ἐκζέω* aufsieden. — Wegen der Abhängigkeit vom Eczem des Gesichts hat Horner die phlyctän. Bindehautentzündung als Cj. eczematosa bezeichnet.

***Eidoptometrie,** vgl. Metron.

Elephantiasis plp., *ἐλεφαντίασις*, auch *ἐλέφας*. Lucret. *de rer. nat.* VI: *Est Elephas morbus qui propter flumina Nili Gignitur Aegypto in media neeque praeterea usquam.* Galen, der schon viel von der Krankheit spricht, ist nicht so exclusiv: ad Glauc. M. M. II, 12, Vol. XI, 142, berichtet er, dass die Krankheit in Deutschland selten, in Aegypten häufig sei, wegen der dort gebrauchten Diät. — Der Name kommt von der dickeren Haut (*παχύτερον . . . δέρμα*) wie bei dem Elephanten. Isag. XIV, 756. Bei Celsus III, 25: ***Ignotus pene in Italia, frequentissimus in quibusdam regionibus is morbus est quem ἐλεφαντίασιν Graeci vocant. — Elephantiasis oculi*** nannte Beer die Hervortreibung des Auges, Neuere die Lidverdickung (Graefe-Saemisch). Elephantiasis der Lider, C. f. A. 1882, 439, 600.

Elevateur,** frz. Lidhalter, Lidheber. ***Elevateur heisst eigentlich Hebemuskel; *Levator*, z. B. plp. sup.

Embryon, die Leibesfrucht, *τὸ ἔμβρυον* (Arist. u. A.): weshalb der „moderne" Plural Embryonen — falsch für Embrya; ebenso falsch embryonal für embryisch (*ἔμβρυος* Adj.). Der Stamm ist *βρύειν* strotzen, z. B. *ἡ γῆ βρύει.* Es ist ganz gewöhnlich, von embryonalen oder intrauterinen Augenkrankheiten zu reden.

Embolia (Virchow), Schlagaderverstopfung. Gewöhnlich hiess *ἐμβολή* das Entern (Galen. in Hipp. de fract. comm. XVIIIb, 347), wörtlich aber das Hinein-

[1] Assmann, in Kühn's Galen XX, 223, irrt sich: Galen, XIV, 772 steht keine Silbe vom Entropium. Auch die Ueberschrift Entropium bei Cels. l. c. ist ein Druckfehler.

[2] Hippocr. *de Decore* I, 67: *δι' ἐντροπίην, prae pudore.*

[3] Du Cange hat *ἐντροπιάρης pudibundus.* Auch bei Hesych. heisst *ἐντροπή* das Insichgehen, die Reue.

werfen, von *ἐμβάλλειν*, (auch der verrenkten Schulter), vielleicht auch der Umschlag, Paull. Aeg. 291;[1] *ἔμβολος* und *ἔμβολον* das eingeschobene (letzteres auch Schiffsschnabel); *ἐμβολίσματα* die eingeschobenen Stücke (LXX). Bei den Lateinern hiess *Embolus* der Kolben, *embolum* der Schiffsschnabel, *embolium* das Intermezzo, *embolismus* die Einschaltung, *embola* die Einschiffung. *Embolie* ist ein modernes Wort, das von dem Entdecker der Krankheit (R. Virchow) gut gebildet ist und regelmässig gebraucht wird.

Blande und septische Embolie der Netz- und Aderhautschlagadern. (*Blandus* = schmeichelnd, angenehm.) „Angenehm" ist nun die Verstopfung der Netzhautschlagader gerade nicht, — auch wenn es nicht eitert!

Emmetropia, moderner Ausdruck (Donders), aus *ἔμ -μετρος* richtig (maassvoll) und *ὤψ* Gesicht, bedeutet die richtige (normale) Fernpunktslage in der sogenannten Unendlichkeit, d. h. sehr weit vom Auge. Diesem Zustand entgegengesetzt ist die Ametropie[2] (von *ἀ -μετρος* unrichtig), die unrichtige oder abnorme Fernpunktslage, die bei Myopie (nahe vor) und bei Hypermetropie (nahe hinter dem Auge) stattfindet. (Paré hat für den Gegensatz von M. schon Hyperossia (*ὄσσε* die Augen, Hom.) Anisometropie heisst die Verschiedenheit der Fernpunktslage (beider Augen), von *ἀ-*, *ἴσος* gleich, *μέτρον* Maass, *ὤψ*; auch Asymmetr-opsie (Galezewski) oder Refractionsdifferenz genannt. Allometropie (von *ἄλλος* anders) bei indirectem Sehen nennt Matthiessen (A. f. O. XXX, 1, 91) die von der des directen Sehens abweichende Einstellung seitlicher Netzhauttheile.

Emphysema, Aufblähung, *ἐμφύσημα* von *φυσάω* ich blase. Heutzutage Luftgeschwulst, z. B. der Lider, wenn durch Verletzung ein Thränenröhrchen zerrissen ist und beim Schnauben Luft in das Zellgewebe der Lider (und der Orbita) austritt. Diese Bedeutung des Wortes war den Galenikern unbekannt. Pseudogalen, Med. XIV, 769: *ἐμφύσημα δέ ἐστιν ὅταν ἄφνω οἰδίσας ὁ ὀφθαλμὸς ἀχρούστερος καὶ φλεγματωδέστερος γένηται· γίνεται δὲ ὡς ἐπίπαν πρεσβύταις, μάλιστα θέρους.* Also jähe Schwellung. Paull. Aeg. p. 73: *Τὸ μὲν ἐμφύσημα ὄγκός ἐστιν οἰδηματώδης τοῦ βλεφάρου.* Ebenso Theophanus Nonnus I, 208. Erst bei Joann. Act. II, 445 finde ich eine Beziehung auf den Luftgehalt. *Τὰ δὲ οἰδήματα τῶν ἐμφυσημάτων διενήνοχε τῷ τὰ μὲν ἀπὸ πληγῆς μᾶλλον καὶ περὶ τὰ βλέφαρα γίνεσθαι, τὰ δ' ἐμφυσήματα ὑπὸ παχέος πνεύματος κατ' αὐτὰ τὰ βλέφαρα συνίστασθαι.* Bei den Neueren ist Emphysem Luftgeschwulst, so bei Plenk p. 38 u. A., bei Brückner (Loder's J. I, 2, 356) Windgeschwulst; während noch Maître Jean (p. 471) d. E. als mächtige, blasse, schmerzlose Geschwulst definirt, welche sofort wiederkehrt, sowie man mit dem Fingerdruck nachlässt.[3]

Empyema, vgl. Empyesis.

***Empyesis** = *Hypopyon posticum*, Eiter hinter der Iris (Mauchart). Bei Himly überhaupt das Hypopyon (II, 186). Aber *ἐμπύησις*, *ἐμπύημα* Adj. *ἔμπυος*, Verb. *ἐμπυέω* werden bei Hipp. 1. allgemein von der Eiterbildung und 2. besonders von der in der Brusthöhle angewendet, wie Galen an zahlreichen Stellen seines Commentars erläutert. S. Foes., Oec. Hipp. p. 125. Vgl. Hypopyon. Seltsamer Weise wird die Eiterbildung in der Stirnhöhle noch heute (C. f. A. 1885) als *Empyema sinus frontal.* bezeichnet.

***Enblepharon,** vgl. Ectropium.

***Encanthis** ist eine Vergrösserung der Carunkel, *ἐγκανθίς* von *ἐν* in und *κανθός* der Augenwinkel. Galen de diff. morb., VI, 870: *ὀνομάζεται δὲ ἡ μὲν ἐπὶ πλέον αὔξησις (τοῦ κανθοῦ) ἐγκανθὶς, ἡ μείωσις δὲ ῥύας.* Pseudogalen, Med. XIV, 772: *ἐγκανθίδα δὲ λέγουσιν ὅταν ἐξ ἑλκώσεως ὑπερσαρκώσῃ ὁ κανθὸς πρὸς τὴν ῥῖνα· πάσχουσι δὲ τοῦτο μάλιστα οἱ θαλασσουργοί.* Def. med. XIX, 438: *Ἐγκανθίς ἐστιν ὑπεροχὴ σαρκὸς ἐν τῷ μεγάλῳ κανθῷ.* Bei Späteren heisst die Erkrankung auch *ἐπικανθίς*. — Der Ausdruck ist veraltet, findet sich aber noch bei klassischen Schriftstellern unseres Jahrhunderts, z. B. M'c Kenzie.

Encephalitis infantilis, Hirnentzündung(?) bei Hornhautverschwärung; *ἐγκέφαλος*, Hirn.

Encephalocele, Hirnbruch, in der Orbita (Graefe-Saemisch). (*ἐγκέφαλος* Hirn; *κήλη* Bruch — Geschwulst.)

***Encephalodes,** *Encephaloïd* (Laennec), Markschwamm, z. B. der Netzhaut, der Orbita, von *ἐγκέφαλος* Hirn, *εἶδος* Art.

***Encephalopathia saturnina,** Hirnkrankheit durch Bleivergiftung, mit Erblindung

---

[1] In der latein. Uebersetzung ist ein grosses Stück ausgefallen.

[2] Bei den Griechen war *ἔμμετρος* im Gegensatz zu *ἄμετρος* = poëtisch gegen prosaisch.

[3] Dass aber Emphysem überhaupt Luftgeschwulst sei, lesen wir schon bei Galen, M. M. X, 963: *τὰ δ' ἐμφυσήματα φυσώδους πνεύματος ἀθροιζομένου γίνεται.*

verbunden. (Von ἐγκέφαλος und πάθος das Leiden.)

Enchondroma (*orbitae*), Knorpelgeschwulst. Der Name stammt von J. Müller; ἐγχονδρίζειν heisst verknorpeln, χόνδρος Knorpel.

Endocarditis exulcerans bei septischer Embolie des Auges. *Endocarditis*, Entzündung der Herzinnenfläche (ἔνδον innen, καρδία) stammt erst von Bouillaud. Aber das Wort καρδία ist alt. Schade, dass die Aerzte es gewöhnlich für Magenmund gebrauchen! Ursprünglich heisst καρδία das Herz (κέαρ, κῆρ, *cor*, — nach dem gelehrten Kraus soll auch „Herz" mit κορδία, κορζία zusammenhängen). Der Magenmund erhielt wegen der Nachbarschaft denselben Namen. Galen. C. in Hipp. de hum. XVI, 473: καὶ τῷ στόματι τῆς κοιλίας πρὸς τὴν καρδίαν (κοινωνία)· ὅθεν οἱ παλαιοὶ τὸ στόμα αὐτὸ καρδίαν ὠνόμαζον. Ausführlich und geistreich handelt er von diesem Gegenstand V, 274, de placit. Hipp. et Platon. und citirt Nicander: ἤν κραδίην ἐπιδόρπιον, οἱ δὲ δοχαίην Κλείουσι στομαχοῖο. Und obschon der Grieche Galen ebendaselbst die Zweideutigkeit (ὁμωνυμία) des Wortes Cardialgie rügt; so gebrauchen unsere Landsleute dasselbe lieber als das eindeutige, Magenschmerz.

Endothelioma, Geschwulst aus Endothelzellen, Endothelkrebs. Die aus einer Wucherung der Endothelien hervorgegangenen Zellen sind ganz wie die Zellen des gewöhnlichen Krebses in den Maschen eines bindegewebigen Gerüstes enthalten. — Derartige Geschwülste sind in und auf dem Augapfel gefunden worden. E. der Sehnervscheide, C. f. A. 1882.

Endothelium (von ἔνδον innen, θήλη Warze, vgl. *Epithelium*), innere Deckschicht; einfache Zellenschicht, welche Blut- und Lymphgefässe sowie die Spalten im Bindegewebe auskleidet (His, 1865).

Enophthalmus, das Zurücksinken des Auges. Vgl. Exophthalmus.

***Enotes** (Beer II, 122), **Enothes** (Himly), falsch für Henotes, ἑνότης oder besser ἔνωσις Vereinigung (des Lides mit dem Auge).

Entommatisch, entoptisch = im Auge befindlich, von Adv. ἐντός drinnen und ὄμμα Auge, ὀπτικός sichtbar.

***Entoptoskopie** = Beobachtung intraocularer Schatten.

Entozoon, Binnenthier (von ἐντός innen, ζῶον Thier). Modern. Vgl. Cysticercus.

Entropium, vgl. Ectropium.

Enucleatio, Ausschälung (des Augapfels) im Gegensatz zu **Exstirpatio**, Ausrottung (mitsammt den umgebenden Theilen). *Enucleare* (von *ex* und *nucleus*) heisst entkernen. *Exstirpatio* ist ein altes Wort (*exstirpare* ausrotten, von *ex* und *stirps* der Stamm mit Wurzel). Man sagt auch, namentlich in England, *Excisio*, das Ausschneiden (von *excidere*).

***Epanastema**, Auswuchs der Bindehaut, Lederhaut, noch bei Himly. ἐπανάστασις (von ἐπανίσταμαι emporragen) gebrauchte Hippocr. (Coac. 154, D. Foes.) von der Lidschwellung; so auch ἐπανάστημα bei Aristoph., und das Verb. bei Dioscor.

***Ephidrosis**, Schweisskrankheit (der Lider — A. v. Graefe (in seinem Archiv V, 2, 256); ἐφίδρωσις das Schwitzen, ἵδρως Schweiss.

***Epiblepharon** (ἐπί darauf, βλέφαρον), das Ueberhängen der Haut des Oberlids; v. Ammon, Graefe-Saemisch.

***Epicanthis**, ἐπικανθίς, dasselbe wie Encanthis (von κανθός Augenwinkel) = Anschwellung der Carunkel.

Epicanthus congenitus (von ἐπί dazu, darüber, und κανθός Augenwinkel) nannte v. Ammon die (schon von Schön d. A. beschriebene) überschüssige Bildung einer halbmondförmigen Hautfalte, welche den medialen (oder auch noch den lateralen) Augenwinkel bedeckt. Es ist aber wichtig neben dem Hautüberschuss die begleitenden Lähmungen (des Lidhebers, der geraden Augenmuskeln) hervorzuheben. Der Name ist nicht glücklich gewählt, schon mit Rücksicht auf Epicanthis. Neuere setzten auch Epicanthis für Epicanthus. (Himly I, 274.)

***Epicauma**, Verbrennung; ἐπίκαυμα. Erst in wörtlichem Sinne, später im übertragenen, für Geschwür. Vgl. Pseudogalen., Med. XIV, 774 (ἐπίκαυμα δέ ἐστιν ὅταν ἐξ ἐπιπολῆς ἡ ἐπιδερμὶς ἐπικαυθεῖσα ἑλκωθῇ) mit Paull. Aeg. p. 74 und Joann. Act. II, 446: (τὸ δὲ ἐπίκαυμα ἕλκος ῥυπαρόν ἐστι ἀκάθαρον καὶ ἐσχαρῶδες οὔπερ ἀνακαθαιρομένου πολλάκις ἐκρεῖ τὰ ἐν τῷ ὀφθαλμῷ ὑγρά.) Aet. hat dafür ἔγκαυμα, während ἐπίκαυμα bei ihm ein oberflächliches Geschwür (der Hornhaut) bedeutet. Scribon. Larg. übersetzt ustio (was beim Celsus IV, 23, 4 u. a. a. O. das Brennen bedeutet); andere *inustio*.

***Epidermoïdome** will man die Perlgeschwülste der Regenbogenhaut nennen![1]

[1] Ἐπι-δερμίς Ober-Haut, schon bei den Hippocratikern. De nat. puer. F. p. 240, 33, 34, 47, 53 u. a. a. O.

Epilepsia, Fallsucht; ἐπίληψις oder ἐπιληψία der Anfall, von ἐπιλαμβάνειν überfallen. (Ueber die Ableitung des Wortes vgl. Cael. Aur., morb. chron. I, 4, p. 291: *Epilepsia vocabulum sumpsit, quod sensum atque mentem pariter apprehendat.*) Hippocr. hat an zahlreichen Stellen die Subst. ἐπίλημψις, ἐπίληψις, τὰ ἐπιληπτικά, τὸ μέγα νόσημα, ἡ ἡρακλεία, ἡ μεγάλη νοῦσος, endlich ἡ ἱερὴ νοῦσος, wie auch der Titel einer pseudohippocr. Schrift lautet; die Adj. ἐπίληπτος, ἐπιληπτικός, ἐπιλημπτικός. *Latini comitialem dixerunt, quod in comitiis maxime invadat.* Gorr. — Galen., de loc. affect., VIII, 173: ἡ ἐπιληψία σπασμός ἐστιν ἁπάντων τῶν τοῦ σώματος μορίων οὐ συνεχής, ὡς ἐμπροσθότονός τε καὶ ὀπισθότονος καὶ τέτανος, ἀλλ' ἐκ διαστημάτων χρόνου γινόμενος· οὐ μόνον δὲ τούτῳ διενήνοχε τῶν εἰρημένων παθῶν ἀλλὰ καὶ τῇ βλάβῃ τῆς διανοίας καὶ τῶν αἰσθήσεων· ᾧ καὶ δῆλον ὡς ἄνω που κατ' αὐτὸν ἐγκέφαλον ἡ τούτου τοῦ πάθους ἐστὶ γένησις. Vgl. Aret. Capp. d. sign. m. chron. I, c. 4, p. 72.

***Epilepsia retinae** soll nach Hughlings Jackson vorübergehende Blindheit durch Verengerung der Netzhautschlagadern bedeuten; ein schlechter Name (A. Graefe sagt *Ischaemia ret.* Vgl. dieses).

Epiphora, Thränenschuss, ἐπιφορά, von ἐπιφέρεσθαι losstürzen. Der Ausdruck ist eigentlich ein allgemeiner (Fluss, Sturz); aber besonders auf das Auge übertragen (entzündlicher Thränenfluss). So noch heute. Vgl. Pseudogalen., Med. XIV, 768: Ἐπιφορὰ δὲ κοινὸν ὄνομα ἐπὶ παντὸς τοῦ σώματος καὶ φλεγμονῆς σφοδρᾶς ἐπιφερομένης καὶ ῥευμάτων λάβρων ἐπιῤῥεόντων· ἰδίως δὲ ἐπὶ ὀφθαλμῶν λέγεται, ἐπειδὰν μετὰ φλεγμονῆς μεγίστης καὶ ῥεύματος πλῆθος ἐπιῤῥυῇ. Früher unterschied man zwischen Thränenfluss (durch Reizung) = *Epiphora* und Thränenträufeln durch Behinderung des Abflusses = *Stillicidium.*

Episcleritis, oberflächliche Lederhautentzündung, von ἐπί darauf, darüber und σκληρά harte Haut; eigentlich also Entzündung des auf der Sclera gelegenen Gewebes, barbarisch Subconjunctivitis.

***Episcotister**, ein Apparat, um das Lichtabsorptionsvermögen von Glasplatten zu ermitteln (ἐπισκοτέω, — ἀζω, — ίζω verdunkeln).

Epithelium, moderner Ausdruck, wohl von Ruysch (aus ἐπί auf und θήλη Warze) gebildet, um das an der Innenfläche warzige[1] Oberhäutchen, das von den Lippen der Leichen sich so leicht löst, zu bezeichnen, (also nicht das feine Oberhäutchen der Brustwarzen)[2] und dann für das Oberhäutchen der ganzen Körperoberfläche (also auch der Binde- und Hornhaut) gebraucht. Unrichtig ist (auch im Graefe-Saemisch) die Schreibweise Epitelium (ἐπὶ τὸ τέλος das Endständige). Die alten Griechen kannten nur ἐπιδερμίς, Oberhäutchen; nannten so aber auch die ganze Bindehaut. Endothelium heisst (nach His, 1865) die einfache Zellenlage an der Innenfläche der Blut- und Lymphgefässe, sowie der Lymphräume, z. B. der Vorderkammer. In grammatischer Hinsicht ist das Wort schwierig (ἔνδον drinnen, θήλη Warze); besser wäre Endodermis im Gegensatz zu Epidermis (Kraus will Endepidermis oder Hypodermis). Deutsch sind Oberhäutchen, Innenhäutchen und endlich Deckzellen für Epithelzellen. Epithelioma = Deckzellengeschwulst (Koch), C. f. A. 1882, 370, 460.

Ergotismus, Kriebelkrankheit, Vergiftung mit Mutterkorn (*Secale cornutum s. Claviceps purpurea s. Ergota.* Das wirksame „Alkaloid" heisst Ergotin). Ergotismus als Ursache von Staar, C. f. A. 1883. Vgl. Raphania.

Erysipelas, Rothlauf, Rose, *ignis sacer.* Schon bei Hippocrates. Aphor. (III, 753): Ἐρυσίπελας ἔξωθεν καταχεόμενον εἴσω τρέπεσθαι οὐκ ἀγαθόν. Epidem. VII (III, 627). Praenot. (I, 115). Coac. Praen. (I, 291). De morb. II, 168, wo interessanter Weise von Erysipel des schwangern Uterus die Rede ist, und ferner II, 187. Natürlich fehlt bei Hippocrates Wort- und Begriffs-Erklärung. Galen (de tumor. VII, 722. Meth. med. X, 949 und XI, 75. de venaesect. XII, 265) ist ziemlich doctrinär und betont den galligen Ursprung, übrigens auch, gegenüber der rothen Phlegmone, die bleichere und gelbliche Farbe. M. M. l. XIV, K. X, 946: ἐρυθρᾶς μὲν οὔσης [τῆς χροιᾶς] φλεγμονὴν τὸ πάθος ὀνομάζουσιν, ὠχρᾶς δὲ ἢ ξανθῆς ... ἐρυσίπελας. Unserem Verständniss näher ist Def. med. XIX, 441: Ἐρυσίπελάς ἐστιν ἔρευθος μετὰ διαπύρου φλογώσεως ἔσθ' ὅτε πυρετὸν καὶ φρίκας ἐπιφέρων· ἄλλως· ἐρυσίπελάς ἐστιν ὄγκος ὀδυνηρὸς ἀπὸ χολώδους αἵματος ἔχων τὴν γένεσιν. Der Augenarzt hat öfters in unliebsamer Weise mit der Rose zu thun[3] (Sehnerven-

[1] Vgl. auch Blaschko, Verhds. d. physiol. G. z. Berlin 1887.
[2] Covering the nipple (Mayne p. 315) ist falsch.
[3] Die Ausdehnung der erysipelat. Schwellung von Kopfwunden auf die Augen hat schon Hippocr. beobachtet (L. 3, 254).

schwund, Venenthrombose der Netzhaut). Wenn er aber den Namen Erysipelas verstehen will, so findet er in dem gelehrten Gorraeus merkwürdiger Weise keine Andeutung. Die Ableitung von Kraus ist unwahrscheinlich: aus *erysos* roth und πελος? Geschwulst oder aus *erysos* roth und πέλας nahe. Im encycl. Wörterbuch der med. Wiss., Berlin, Veit & Co. 1834 (Prof. Berndt) steht und ebenso in Eulenburg's Encycl. I. Aufl.[1] die Herleitung von ἐρυσός roth und πέλλα, πέλας Haut (nach Pollux Lexicon II, 202 und Stefanus, woselbst auch die Schreibweise ἐρυθρόπελας). Ich will meine Zweifel nicht verhehlen; die alten Grammatiker waren schlechte Etymologen: fast alle zusammengesetzten griechischen Wörter die mit ἐρυσ- beginnen (ἐρυσάρματος, ἐρυσίθριξ, ἐρυσινῆς, ἐρυσίπτολις, ἐρυσίχαιος, ἐρυσίχθων) kommen vom Verbum ἐρύειν ziehen (Med. nach sich ziehen); πέλας heisst nahe, ὁ πέλας der Nachbar. *Erysipelas migrans* scheint mir eine Tautologie zu sein. Möglicher Weise hatte schon Celsus (V, 26, 31) dieselbe Ansicht: *isque (rubor) cum dolore procedit: ἐρυσίπελας Graeci nominant.* Uebrigens erwähnt schon Castelli diese Ableitung „*Vicinitraha aut(?) Vicinirubra*", nach alten Mustern, und ebenso Mayne, 1856, sowie Jaccoud im Dict. encycl.

Erythema plp. = *Erysipelas spurium*, eine örtliche Entzündung (Himly I, 201), so auch bei den Neueren. *Erythema exudativum multiforme* der Lider, Graefe-Saemisch IV, 1, 385 nach Hebra. ἐρύθημα heisst Röthe; so schon bei Hippocr., z. B. Epidem. II (L. V, 278). Heutzutage ist bei den Hautärzten Erythem eine active Röthung der Haut oder Schleimhaut.

***Erythrophobia**, Rothscheu; (φόβος Furcht). C. f. A. 1882.

***Erythropsia**, das Rothsehen, namentlich der Staaroperirten, von ἐρυθρός roth, ὤψ Gesicht. Noch heute vielfach üblich.

Eserin, vgl. Calabar.

***Euroblepharon** oder Euryblepharon, Lidverbreiterung, von εὐρύς breit und βλέφαρον Lid.

***Eversio puncti lacrimal. inf.** (Graefe-Saemisch) = Auswärtswendung des unteren Thränenpunktes. *Eversio* heisst hpts. die Zerstörung; das Umdrehen der Lider nennt Celsus *versas palpebras*, VI, 6, 26; die neulateinischen Uebersetzer der Griechen (des Aetius, Paullus u. A.) verwechseln die Worte und setzen für Ausstülpung *inversio*, was bei den Lateinern Ironie oder Allegorie bedeutet; allein der (wegen seiner Latinität freilich nicht sehr berühmte) Afrikaner Caelius Aurelianus hat schon (m. chron. II, 128) *eversio matricis* im Sinne unserer Landsleute für Ausstülpung oder Vorfall.

Exanthema, Ausschlag; ἐξάνθημα (auch ἐξάνθησις, ἐξάνθισμα, ἐξανθισμός. Das Verbum ἐξανθεῖν heisst aufblühen und abblühen; τὸ ἄνθος die Blüthe, von ἄνω oben). Mit *Exanthema oculi, Ophthalmia s. Conj. exanthematica* ist ein grosser Missbrauch getrieben und Verwirrung angerichtet worden; einmal bezeichnet man damit die phlyctaenuläre Bindehautentzündung, das andere Mal die von (akuten oder chronischen) Hautausschlägen herrührende. Hipp. Aph. VI, 9. (L. IV, 566): τὰ πλατέα ἐξανθήματα οὐ πάνυ τι κνησμώδεα. Vgl. Epidem. II, 15 (L. V, 284). Galen de remed. parab. II (Vol. XIV, 396): τὰ δὲ ἐξανθήματα κατὰ τὴν ἐπιφάνειαν ἐπιπόλαιαι ἑλκώσεις ὑπερέρυθροι καὶ τραχεῖαι.

***Excavatio**, Aushöhlung, z. B. des Sehnerven; *excavatio* (Sen.), von *cavus*, hohl.

Exenteratio, Ausweidung a) der Augenhöhle, b) des Augapfels. ἐξεντερίζειν ausweiden, von ἐξ aus und τὰ ἔντερα die Eingeweide (ἐντός innen). Lateinisch ist *exenterare* (*exinterare*) = ausweiden.

Exophthalmus, *Exophthalmia* gebrauchen die Neueren für Vordrängung des Augapfels. (Manche nennen Exophthalmia oder -itis die Entzündung des vorgedrängten Augapfels.) Die Griechen hatten das Adj. ἐξόφθαλμος = a) mit hervorstehenden Augen, b) augenfällig. Für Vordrängung des Augapfels gebrauchten die Galeniker Proptosis (= Vorfall), wonach der neuere Ausdruck Ophthalmoptosis oder Ophthalmoproptosis gebildet ist. Pseudogalen, Def. med. XIX, 435: Πρόπτωσίς ἐστιν ὅταν ὑπό τινος βιαίας πληγῆς ἢ ἀγχονισμοῦ μετὰ συνεχοῦς πυρετοῦ ἢ κεφαλαλγίας ὁ ὀφθαλμὸς προπέσῃ. Med. XIV, 769: Πρόπτωσις δέ ἐστιν ὅταν ὁ ὀφθαλμὸς κινητὸς μετὰ φλεγμονῆς προπέσῃ.[2] Vgl. auch Cels. VI, 6, 8: *Nonnumquam autem ingens inflammatio tanto impetu erumpit, ut oculos e sua sede propellat. πρόπτωσιν id, quoniam oculi procidunt, Graeci appellant.* Bei den späteren griech. Aerzten hiess Πρόπτωσις *prolapsus, e. g.*

[1] Auch in der zweiten Auflage (Prof. Küster), woselbst die Autorität grosser Gelehrten für diese Deutung angeführt wird.

[2] In England hat sich bis heute der Name proptosis in dieser Bedeutung erhalten. Das Adj. προπετής, vorfällig, gebraucht hierfür Galen, VIII, 220.

iridis; die Vordrängung des Auges aber *Ἐκπιεσμός* (von *ἐκπιέζειν* wegdrängen. Vgl. dieses). Ambros. Paré nennt die Vergrösserung des Augapfels (das Ochsenauge) Exophthalmia, ebenso Maître Jean (p. 269), wie auch Beer, der von *Exophthalmia fungosa, scirrhosa, carcinomatosa* spricht. Bei M'c Kenzie ist Exophthalmus = *Hernia oculi,* und Exophthalmia derselbe Zustand mit Entzündung. Benj. Bell (Surgery, Edinburgh 1792) scheint diese, die heutige Bedeutung des Wortes, eingeführt zu haben. (Auch Mosque, Wien 1783, wird darum von Beer getadelt.) Exorbitismus ist — exorbitant. Ein Instrument zum Messen der Vordrängung des Augapfels ist (erst Ophthalmo-prostato-meter, dann) Ex-ophthalmo-meter genannt worden. Da es in der Physik ein Sympiesmometer (gew. Sympiezometer) giebt, mögen die graecomanen Augenärzte ein Ecpiesmometer haben. Der Gegensatz von Exophthalmus ist heutzutage (nach Himly I, 399) Enophthalmus, das Zurücksinken des Auges, von *ἐν* und *ὀφθαλμός*. Schade, dass *ἐνοφθαλμισμός* das Inoculiren bedeutet, *ἐνοφθαλμίζειν* inoculiren, *ἐνοφθαλμιάζεσθαι* sich inoculiren lassen! Wer durchaus griechisch reden will, kann als Gegensatz von *πρόπτωσις* lieber *ἔμπτωσις* gebrauchen, — oder was er sonst will.

***Exorbitismus**, vgl. Exophthalmus.

Exostosis orbitae, Knochenauswuchs; *ἐξόστωσις* von *ὀστέον* Knochen: bei den Neulateinern *exossatio,* obwohl *exossis* (*-us*) und *exossatus* bei den wirklichen Lateinern knochenlos bedeutet. Galen de tumor. c. 14 (VII, 728): *γίγνονται δὲ καὶ κατ' ἄλλα μόρια τοιαῦται τῶν ὀστῶν ἐξοχαί, καὶ καλοῦσιν αὐτὰς ἐξοστώσεις ἔνιοι.*

Exstirpatio, vgl. Enucleatio.

F

Facette, frz., kleine Fläche, z. B. an einem geschliffenen Diamant (*face*, Oberfläche). Facetten-Augen sind die zusammengesetzten Augen der Insecten. Hornhautfacette = Abschliff, die nach einem Geschwür der Hornhaut zurückgebliebene Abflachung. (Bei Celsus *cicatrix cava corneae*, VI, 6, 25.)

Fibrinös, vgl. plastisch.

Fibroma, Fasergeschwulst, Bindegewebsgeschwulst, vom lat. *fibra* Faser (griech. *ἶς*). (Verneuil, Par. 1856; Virchow, Geschwülste I, 291.) Ueber *fibroma mollusc.* plp., vgl. Molluscum.

Filaria oculi (f. medinensis subconj.), Fadenwurm des Auges, vom lat. *filum* Faden. Gegen zoologische und botanische Fremdnamen kann man nachsichtig sein.

Fistel. *Fistula* (lat.) heisst Röhre oder röhrenförmiges Geschwür, wie das griech. *σῦριγξ*. Galen in Hippocr. de humorib. libr. comment. (XVI, 463): *ἐστὶ γὰρ σῦριγξ κόλπος ἐξ ἀποστημάτων τὰ πολλὰ συνιστάμενος· ὀνομάζεται δὲ ἐκ μεταφορᾶς τῶν καλαμίνων συρίγγων.* — Def. med. XIX, 446: *Σῦριγξ ἐστιν ὑποφορὰ τυλώδης στενὴ καὶ ἐπιμήκης, ἔσθ' ὅτε καὶ σκολιωμένη, ἀναπούλωτον ἔχουσα τὸ στόμιον δι' οὗ ὑγρὸν κατά τινας καιροὺς ἐκκρίνεται ... τυφλαὶ μὲν αἱ τὸ στόμιον ἐν τῷ βάθει ἔχουσαι, τὸν μέντοι κόλπον πρὸς τὴν ἐπιφάνειαν· κρυπταὶ δὲ ὅσαι καὶ τὸ στόμιον καὶ τὸν κόλπον ἐν τῷ βάθει ἔχουσιν.* Celsus VI, 28, 12. *De Fistulis. Nonnunquam ex ejusmodi abscessibus et ex aliis ulcerum generibus fistulae oriuntur. Id nomen est ulceri alto, angusto, calloso. Fit in omni fere parte corporis ...* Das Volk nennt Thränenfistel die Thränenschlaucheiterung. Der Arzt unterscheidet: 1. Thränensackfisteln, welche zurückbleiben, wenn der Eiter vom Thränensack durch die bedeckende Haut durchgebrochen; die also die Schleimhautausbreitung des Thränensacks durch einen neugebildeten Gang mit der Hautoberfläche verbinden. 2. Thränendrüsenfisteln, welche die Hohlräume der Thränendrüse durch einen abnormen Gang mit der freien Hautoberfläche verbinden. (*Fistula sacci lacrimalis, f. gland. lacrim.* auch im Graefe-Saemisch.) Sind die Fisteln (1., bezw. 2.) haarfein, so werden sie als *capillare* bezeichnet. (*Capillus* Haar, Adj. *capillaris.*)[1] Beer II, 184 spricht von einer Thränendrüsenhaaröffnung. Hornhautfistel ist ein kurzer Gang durch die Hornhaut, aus welchem Kammerwasser abfliessen kann und der gelegentlich nach einem Hornhautgeschwür zurückbleibt.

Fistule borgne (franz. = blinde Fistel, nach galenischer Bezeichnungsweise) ist die cystoïde Narbe genannt worden, welche nach scleralem Staar- (oder Iridectomie-) Schnitt gelegentlich zurückbleiben kann, indem eine kleine Stelle der Leder-

[1] Griech. *τριχώδης*, z. B. von Blutgefässen bei Galen. VIII, 3.

hautwunde sich nicht schliesst, und nur die Bindehaut darüber sich vereinigt; so dass das Kammerwasser mit dem subconjunctival gelegenen Hohlraum communicirt. Die Engländer gebrauchen den lateinischen Ausdruck *fistula*, die Italiener haben ihn ein wenig modificirt (*fistola*).

Focus, Feuerstätte, Herd; übertragen der Brennraum des durch eine Sammellinse (oder Spiegel) vereinigten Sonnenstrahlenbündels, überhaupt der Vereinigungspunkt eines abgelenkten (gespiegelten oder gebrochenen) Strahlenbündels.

Fovea centralis retinae, das Netzhautgrübchen. Fremde Wörter ohne anheimelnde Umwandlung, bezw. Endigung inmitten des deutschen Satzgefüges sind bei der heutigen Ausbildung unserer Muttersprache zu verwerfen. Ist *fovea* schöner oder bezeichnender als Grübchen? — Aber die Fremden, welche unsere Schriften lesen? Nun sie mögen auch lernen, was Grübchen bedeutet. Man kann wohl zu einem bestimmten Zwecke in einer fremden Sprache schreiben.[1] Wenn wir aber Deutsch schreiben, haben wir nur auf die Rücksicht zu nehmen, welche Deutsch verstehen. Nehmen die Engländer und Franzosen in ihren Schriften auf uns Rücksicht?

Fulminans Glaucoma, blitzartige Drucksteigerung (fulminare, blitzen in aktivem und passivem Sinne). Diesen Namen hat A. v. Graefe (Arch. f. O. VIII, 2, 244) eingeführt, um solche Fälle von Glaucom zu bezeichnen, in welchen das Sehvermögen vollkommen sehkräftiger Augen auf die acuteste Weise (binnen $^1/_2$ Stunde oder in wenigen Stunden) vollständig und einschliesslich der Lichtwahrnehmung zerstört wird. Sie sind selten: vier Beobachtungen wurden mitgetheilt, bei Individuen über 55 Jahren; die Operation acht Stunden nach der Erblindung lieferte ein gutes Ergebniss; aber in einem anderen Falle war die Wirkung der Iridectomie am dritten Tage der Erkrankung schon nicht mehr eine vollständige. Es ist ein Missbrauch, acutes Glaucom, bei dem die Sehkraft rasch und stark beschränkt (aber nicht ganz aufgehoben) wird, mit dem Namen des fulminirenden zu belegen!

Fungus, Schwamm (*μύκης*), *fungus medullaris ret.*, *orbitae* = Gliom, Sarcom. Gewächse am Oelbaum nennt Plin. *fungus*; Celsus aber hat VI, 19, 11 *de fungo ani aut vulvae. Fungo quoque simile ulcus in eadem sede nasci solet.*

Furunculus plp. (*δοθιήν*), Blutschwäre, eitrige Liddrüsenentzündung (Himly I, 201). *Furunculus* heisst[2] eigentlich Spitzbube, von *fur* (*φώρ*). Cels. V, 28, 8 *de furunculo. Furunculus vero est tuberculum acutum cum inflammatione et dolore; maximeque ubi jam in pus vergit. Qui ubi adapertus est et exiit pus, subter apparet pars carnis in pus versa, pars corrupta subalbida, subrubra, quem ventriculum quidam furunculi nominant. In eo nullum periculum est* etc.

Fusion heisst die Verschmelzung der von den beiden Augen herrührenden Bilder desselben Gegenstandes zu einem einzigen. (*Fusio*, von *fundere*, das Giessen, das Schmelzen.) Die Fusionstendenz (A. v. Graefe, Symptomenlehre der Augenmuskellähmung, Berlin 1867) bewirkt, dass bei Augenmuskellähmungen Doppelbilder, die nur wenig von einander abstehen, verschmolzen werden, gerade so wie der Gesunde im Dienste des Einfachsehens das künstlich durch Prismen bewirkte Doppelsehen bis zu einem gewissen Grade zu überwinden vermag. Die Fusionsbreite ist herabgesetzt bei centraler Ursache der Lähmung (A. v. Graefe; Hirschberg, C. f. A.), und auch sonst gelegentlich (Krenchel, A. f. O. XIX, 1, 142).

G

Ganglion ophthalmicum s. ciliare, Augennervknoten, Blendknoten. *Γάγγλιον* war allerdings auch bei den Alten ein Nervenknoten — aber damals hiessen auch die Sehnen *νεῦρα!* Es war ursprünglich das Ueberbein gemeint. Die Ableitung des Wortes ist unbekannt. Pseudogalen, Def. med. XIX, 441: *Γαγγλίον ἐστὶ νεύρου παρὰ φύσιν συστροφὴ σωματοπεποιημένη.* Isag. XIV, 786: *τὰ δὲ γαγγλία ἐν τοῖς μετακαρπίοις μὲν ὡς ἐπὶ τὸ πολὺ γίνεται καὶ γυναιξὶν ἐριουργοῖς τὰ πλεῖστα ἐκθλῶμεν ...* In Hippocr. de artic. Galen. comment., XVIIIa, 489: *τὰ γαγγλία .. εἰσὶ περὶ νεῦρα τὴν γένεσιν ἐξ ὑγροῦ, γλίσχρου δὲ μυξώδους ἐσχηκότα.* (Die Stelle bei Hipp. lautet: *ἐπεὶ καὶ τῶν γαγγλιωδέων ἔνια ... πολλοὶ στομοῦσιν.*) Der grosse Galen beschreibt übrigens auch die

[1] Ich habe es mehrmals gethan, um deutsche Ansichten den Ausländern mitzutheilen.
[2] Was die ärztlichen Wörterbücher nicht angemerkt; Moyne denkt an *fervunculus*.

Nervenknoten des Sympathicus, die bis dahin den Anatomen nnbekannt geblieben seien, und giebt an, dass ihre Substanz der der Ueberbeine ähnlich sei (*τὴν οὐσίαν ὁμοίαν οὖσαν τῷ καλουμένῳ γαγγλίῳ*). — Daher unser Name! Vgl. de usu part. IV, 290 flgd.

Gangräna, Brand, z. B. der Lider. *γάγγραινα, γαγγραίνωσις*, Hippocr. De art., p. 645 F., de fract. p. 546, Mochl p. 509; *τὸ γαγγραινῶδες*, lib. 7 Epid. p. 1238. (Soll nach Kraus von *γράω*, nagen, herkommen). Celsus (V, 26, 34) hat einen vollständigen Abschnitt *Curatio gangraenae*, vergisst aber — die Erläuterung dieses Begriffs. Gründlicher ist Paullus IV, 19, p. 140: *Περὶ γαγγραίνας καὶ σφακέλου· γαγγραίνας μὲν γὰρ τὰς διὰ μέγεθος φλεγμονῆς νεκρώσεις ὀνομάζουσιν· οὐκ ἤδη γεγεννημένας ἀλλὰ γινομένας ἔτι· καὶ εἰ μὴ ταχέως τις τὴν τοιαύτην διάθεσιν ἰάσηται, νεκροῦται τε ῥαδίως τὸν παθὸν, οὗ τὸ μόριον ἐπιλαμβάνεται τὰ συνεχῆ· καὶ ἀποκτέννει τὸν ἄνθρωπον· ὅταν δὲ τελέως ἀναίσθητα γένηται τὰ οὕτω παθόντα σώματα, τὸ πάθος οὐκέτι γάγγραιναν ἀλλ' ἤδη σφάκελον ὀνομάζουσιν.* Vgl. Galen. de tumoribus VII, 726: *καλῶ δε (σφάκελον) τὴν φθορὰν τῶν στερεῶν σωμάτων ἅπασαν ... ἡ δὲ γάγγραινα νέκρωσις καὶ αὕτη τῶν στερεῶν σωμάτων.* In Hippocr. d. artic. comment. XVIIIa, 687: *καὶ ὅταν γε τελέως ἀναίσθητα γένωνται τὰ οὕτως πάσχοντα σώματα, τὸ πάθος οὐκέτι γάγγραιναν ἀλλὰ σφάκελον ὀνομάζουσι· μεταξὺ γὰρ τούτου τοῦ σφακέλου καὶ τῆς μεγάλης φλεγμονῆς ἐστιν ἡ γάγγραινα ... φθορὰ γὰρ (σφάκελός) ἐστι τῆς ὅλης οὐσίας τοῦ μέλους...* Galen. XIX, 144 (Glossar. Hippocr.): *Σφάκελος· φθορὰ πᾶσα καθ' ὅν ἄν γίγνηται τρόπον.* In Hipp. de fract.: *Τὴν ὅλην τῆς οὐσίας ἑκάστου μορίου φθορὰν ὀνομάζουσιν οἱ παλαιοὶ σφάκελον.* Demnach ist Gangrän die Abtödtung eines Theiles, *Sphacelus*[1] der Tod. *Est per gangrenam via ad sphacelum.* Gorr. — Von *Sphacelus corneae* ist noch 1881 (C.-Bl.) die Rede.

Gerontoxon, Greisenbogen, *arcus senilis;* moderner Ausdruck, von *γέρων* Greis und *τόξον* Flitzbogen. (Vgl. Mauchart *de mac. corneae* 1743; Haller l. c.: *posset novum, cum vetus non suppetat, nomen huic senili maculae effingi et γερόντοξον, arcus senilis, appellari.* Mr. Taylor hatte vor ihm den Zustand erwähnt.) Der Name hat sich noch im Graefe-Saemisch erhalten. Bezeichnet in der Hornhaut, nahe ihrem Rande, eine weisse, allenfalls gelbliche Kreislinie, welche auf Verfettung beruht, unschädlich ist (selbst wenn der Staarschnitt durch sie geführt wird) und besonders bei Greisen vorkommt. *Gerontoxon lentis* ist äquatoriale Linsentrübung bei alten Leuten (Schön d. Aelt., v. Ammon). Greisenbogen ist besser und richtiger als Gerontoxon; denn eigentlich müsste man *γεροντότοξον* sagen oder *γηρότοξον*, nach Analogie von *γεροντοκομεῖον* (*γεροντοκόμος* noch bei Spätgriechen!) oder *γηροκομία*. (*Γῆρας* Greisenalter.)

Gesichtsfeld siehe Blickfeld.

Glaucoma (*Glaucosis*). Hippocrates (Aphor., III, 727) zählt bei den Krankheiten des Greisenalters, ohne sie weiter zu erläutern, die folgenden auf: *ἀμβλυωπίαι, γλαυκώσεες, βαρυηκοΐαι.* Was meint er mit *γλαύκωσις*? Galen in seinem hippocratischen Wörterbuch hat es ebensowenig wie Erotian erklärt. Aber in seinem Comment. zu den Aphor. (XVII, 6, 651) deutet er an, dass Hippocr. die Cataract gemeint habe. *γλαυκώσεις δὲ ... διὰ τὸ τὴν ἰδέαν τοῦ ὑποχύματος ἔχειν.* — *Γλαυκός* heisst funkelnd, blinkend (von *λεύσσω* blicken, Rost), und *γλαυκότης* ist bei Aristoteles das blinkende Aussehen der Augen. Wir erinnern uns sofort an *γλαυκῶπις Ἀθήνη* im Homer; aber wer entscheidet, ob wir mit unseren Schulmeistern die strahlenäugige oder mit Schliemann die eulenäugige (von *γλαῦξ* die Eule) übersetzen sollen? Da wollen wir uns doch lieber an die Aerzte als an die Dichter halten. Bei Pseudogalen, Def. med. XIX, 435 heisst es: *Γλαύκωμα ἐστι τῶν κατὰ φύσιν ὑγρῶν εἰς τὸ γλαυκὸν χρῶμα μεταβολή.* Also noch keine genauere Localisation, aber doch eine bestimmte Angabe. Wenn wir nur wüssten, was *γλαυκὸν χρῶμα* ist? Nun das hat (nach Andreae) Sichel d. V. aus Plato's Timaeus ermittelt; es ist hellblau: *κυανοῦ δὲ λευκῷ κεραννυμένου γλαυκὸν ἀποτελεῖται.*[2] Doch finde ich schon bei Castelli: *color glaucus vel dilute coeruleus.* Ganz gewöhnlich wird blaues und braunes Auge *γλαυκὸς καὶ μέλας* genannt. Hipp. I, 551, Aet. 130. Auch die Lateiner haben das Adj. *glaucus* in der Bedeutung „schimmernd, graublau“ aufgenommen; *glaucus* (*γλαῦκος*) oder *glauciscus* ist ein bläulich schimmernder Seefisch; *glaucoma* heisst

[1] Von *σφάζω?*

[2] In Schulbüchern von 1886 steht „*γλαῦκος* meergrün“. Beides unrichtig. Aber der gelehrte Gorraeus ist Quell des Irrthums (p. 90): *Sic enim color glaucus fit, viridi et albo simul mistis.*

beim Plautus blauer Dunst, bei Plin. die uns beschäftigende Augenkr., *glaucicomans* heisst beim Juvenc. die bläulichgrau behaarte Olive; bei neulateinischen Aerzten findet sich auch *glaucedo*. Es ist aber nothwendig, an die oben erwähnte Stelle der Galeniker sofort eine zweite (XIX, 438) anzufügen: *Ὑπόχυμα ἐστιν ὑγροῦ πῆξις τοῦ ὑδατώδους ἢ μᾶλλον ἢ ἧττον ἐμποδίζουσα τὸ ὁρᾶν· διαφέρει δὲ ὑπόχυμα τοῦ γλαυκώματος ὅτι τὸ μὲν ὑπόχυμα . . . πῆξίς ἐστι τοῦ ὑδατώδους ὑγροῦ, τὸ δὲ γλαύκωμα μεταβολὴ τῶν κατὰ φύσιν ἐπὶ τὸ γλαυκὸν καὶ ὅτι ἐπὶ μὲν τοῦ γλαυκώματος οὐδ' ὅλως ὁρῶσιν, ἐπὶ δὲ τοῦ ὑποχύματος κατ' ὀλίγον.* „Hypochyma (wörtlich Unterlaufung, *suffusio*, von *ὑποχέω*; auch *ὑπόχυσις*) ist eine Gerinnung der wässrigen Feuchtigkeit mit mehr oder weniger Sehstörung; Glaucoma ist eine Umänderung der natürlichen Feuchtigkeiten ins hellblaue mit vollständiger Erblindung.“ Bessere Angaben über den Sitz der beiden Krankheiten enthält Pseudogalen, Med. XIV, 775: *ὑποκεχύσθαι δὲ λέγουσί τινες, ὅταν συμβῇ παρέγχυσιν ὑγροῦ τινος γενέσθαι κατὰ τὴν κόρην καὶ πῆξιν πολλάκις ὥστε κωλῦσαι τὸ ὁρᾶν ἢ καὶ ἀμαυροῦσθαι ἐν τῷ φαίνειν.* „Hypochyma ist Gerinnung eines Ergusses in das Pupillargebiet.“ (Also eigentlich der falsche Staar, das Pupillenhäutchen nach Regenbogenentzündung!) *Γλαύκωσίς ἐστι τοῦ κρυσταλλοειδοῦς ὑγροῦ εἰς λευκὴν καὶ ὑδατώδη χροιὰν* (wasserblau!) *μεταβολὴ δι' ἣν τὸ βλέπειν κωλύεται.* Und in der echten Schrift des Galen, *de usu part.* III, 788: *Γλαύκωσις ξηρότης μέν ἐστι καὶ πῆξις ἄμετρος*[1] *τοῦ κρυσταλλοειδοῦς ὑγροῦ, τυφλοὶ δὲ* . . . Zwischen Linse und Iris nahmen die alten Griechen wunderlicher Weise einen leeren Raum an; eine häutige Gerinnung in diesem war ihnen das Hypochyma, das sie mit der Nadel niederdrückten. Die Krystalllinse hingegen war ihnen das eigentliche und erste Werkzeug des Sehens, wie uns Netzhaut mit Sehnerv; wissentlich hätten sie ebensowenig, wie wir die Durchschneidung des Sehnerv an einem sehkräftigen Auge, eine Operation an der Linse vorgenommen. Allmählich sind die Definitionen des Glaucoma und Hypochyma bei den guten Schriftstellern besser geworden, namentlich bei denen, die aus Rufus schöpften. (Die Schrift des Galen über Augenheilkunde ist ja leider verloren gegangen.) Oribas. V, 452: *Περὶ γλαυκώματος καὶ ὑποχύματος. Ἐκ τῶν Ῥούφου. Γλαύκωμα καὶ ὑπόχυμα οἱ μὲν ἀρχαῖοι ἕν τι ἡγοῦντο εἶναι.*[2] *οἱ δὲ ὕστερον τὰ μὲν γλαυκώματα τοῦ κρυσταλλοειδοῦς ὑγροῦ πάθος ἐνόμιζον τρεπομένου καὶ μεταβάλλοντος ἐκ τῆς οἰκείας χρόας πρὸς τὸ γλαυκόν, τὰ δὲ ὑποχύματα ὑγρῶν παρέμπτωσιν πηγνυμένων μεταξὺ τοῦ ῥαγοειδοῦς καὶ τοῦ κρυσταλλοειδοῦς. Ἔστι δὲ πάντα τὰ γλαυκώματα ἀνίατα, τὰ δὲ ὑποχύματα ἰατὰ οὐ πάντα.* Aetius VII, p. 134: *Γλαύκωσις λέγεται διττῶς· ἡ μὲν γὰρ κυρίως γλαύκωσις μεταβολή ἐστι πρὸς τὸ γλαυκὸν καὶ ξηρότης καὶ πῆξις τοῦ κρυσταλλοειδοῦς· τὸ δὲ ἕτερον εἶδος τῆς γλαυκώσεως ἐκ προηγησαμένου ὑποχύματος γίνεται πηγνυμένου κατὰ τὴν κόρην τοῦ ὑγροῦ σφοδρότατα· καὶ ἔστι τοῦτο τὸ εἶδος ἀνίατον· τὴν δὲ κυρίως γλαύκωσιν ἀρχομένην ἐνίοτε δυνατὸν ἰᾶσθαι . . . περὶ ὑποχύσεως, Δημοσθένους. Τὸ δὲ ὑπόχυμα ὑγρῶν ἐστι παρέγχυσις πηγνυμένων κατὰ τὴν κόρην. ὥστε ἐπειδὰν τελειωθῇ κωλύειν τὸ ὁρᾶν· ἀρχομένης δὲ τῆς ὑποχύσεως τοιαῦτα παρέπεται τοῖς πάσχουσι· οἷον κωνώπια μικρὰ καὶ τινὰ ὀρφνώδη πολλάκις παραφαίνεσθαι δοκεῖν πρὸ τῶν ὀφθαλμῶν ἀδιαλείπτως· καί τινες μὲν αὐτῶν τριχοειδῆ ὁρῶσιν, ἕτεροι δὲ ὡς ἐρίων μηρύματα ἢ ἀραχνίων ὑφάσματα· τισὶ δὲ περὶ τοὺς λύχνους κύκλοι φαίνονται. τούτων δὲ προφαινομένων ποτὲ μὲν καθαρὰ ἡ κόρη φαίνεται τοῖς ἀμελέστερον κατανοοῦσι· ποτὲ δὲ τῇ χρόᾳ θαλασσίζει. αὐξαμένου δὲ τοῦ πάθους αὔξει καὶ τὰ συμπτώματα. τελειουμένου δὲ ὁ μὲν ἄνθρωπος οὐκ ὄψεται. ἡ δὲ κόρη τὴν χροιὰν ἐπὶ τὸ λευκὸν τρέπει. καὶ ὅλως οὐ διαυγεῖται. πλείω δὲ τῆς χροιᾶς τὰ εἴδη· τὰ μὲν τῶν ὑποχυμάτων ἀερίζει, τὰ δὲ ὑελλίζει, τὰ δὲ ἐστιν ἔκλευκα, τὰ δὲ ἐπὶ τὸ κυανώτερον τρέπεται, τὰ δὲ ἀπογλαυκοῦται· καὶ ἔστιν ἀνίατον.* Paull. Aegin. III, p. 77: *περὶ γλαυκώματος καὶ ὑποχύματος, ἐκ τῶν Ῥούφου. Γλαύκωμα καὶ ὑπόχυμα οἱ μὲν ἀρχαῖοι ἕν τι ἡγοῦνται εἶναι·*[3] *τὰ μὲν γλαυκώματα κρυσταλλοειδοῦς ὑγροῦ πάθη ἐνόμιζον, ὑπὸ ὑγρότητος*[4] *μεταβαλλομένου ἐπὶ τὸ γλαυκόν· τὰ δὲ ὑπο-*

[1] „Unmessbare Verzehrung“ ist unrichtige Uebersetzung (Graefe-Saemisch, V, 1, 73). Es heisst „ungewöhnlich starke Gerinnung (Erstarrung)“.

[2] Vgl. oben die Aphor. des Hippocr. nebst dem Commentar des Galenus.

[3] Wenn man die Stelle mit der des Oribasius vergleicht, sieht man klar, dass hier *οἱ δὲ ὕστερον* ausgefallen! Und richtig finde ich auch in des Cornarius Uebersetzung (p. 438 Coll. Stephan) *posteriores autem*. Und bei Kraus *οἱ δὲ ὕστερον τὰ μὲν* . . .

[4] *Non ὑγρότητος sed ξηρότητος legendum.* Gorraeus (p. 90) sub Glaucosis.

χύματα ὑγρῶν παρέγχυσιν πηγνυμένων μεταξὺ τοῦ κερατοειδοῦς καὶ τοῦ κρυσταλλοιειδοῦς. ἔστι δὲ πάντα γλαυκώματα ἀνίατα. τὰ δὲ ὑποχύματα ἰᾶται οὐ πάντα. Idem VI, XXI (Chirurg. p. 238): *Ὑπόχυμά ἐστιν ἀργοῦ ὑγροῦ σύστασις ἐπὶ τοῦ κερατοειδοῦς χιτῶνος κατὰ τὴν κόρην, ἐμποδίζουσα τὸ ὁρᾶν ἢ τὸ τρανῶς ὁρᾶν. Γίνεται δὲ μάλιστα διὰ ψύξιν τε καὶ ἀσθένειαν τοῦ ὀπικοῦ πνεύματος· καὶ διὰ τοῦτο γέρουσι μᾶλλον συμβαίνει καὶ τοῖς μακρὰν νόσον νοσήσασι. Συμβαίνει δὲ καὶ διὰ βίαιον ἔμετον καὶ διὰ πληγὴν καὶ δι' ἄλλας πλείονας αἰτίας. Ἀλλὰ περὶ μὲν τῶν ἔτι μελετωμένων ὑποχυμάτων μηδὲν τῇ χειρουργίᾳ προσθηκόντων ἐν τῷ τρίτῳ λέλεκται βιβλίῳ, νῦν δὲ τὰ τελείαν σύστασιν καὶ πῆξιν εἰληφότα χαρακτηριοῦμεν. Ἅπαντες μὲν οὖν οἱ ὑποχυθέντες αὐγὴν ὁρῶσιν ἢ πολλὴν ἢ ὀλίγην. ταύτῃ τοι καὶ τῆς ἀμαυρώσεώς τε καὶ γλαυκώσεως τὰ ὑποχύματα χωρίζομεν, οὐδὲ τὴν αὐγὴν τὸ σύνολον ὁρώντων τῶν ἀμαυρωθέντων τὲ καὶ ἀπογλαυκωθέντων.* Nun folgt nach Galen die Diagnose und Operation des Niederdrückens. Vgl. Reclinatio. (Die stahlfarbenen, bläulichen, bleifarbenen sind operationsreif, die kalk- oder hagelähnlichen sind überreif.) Theophanes Nonnus cap. LXXII, I, 258: *Τὸ γλαύκωμα τοῦ κρυσταλλοειδοῦς ὑγροῦ πάθος ἐστίν, ὑπὸ ψυχρότητος* (Ms. *ὑγρότητος*) *μεταβαλλομένου ἐπὶ τὸ γλαυκόν, τὰ δὲ ὑποχύματα ὑγροῦ παρέγχυσις πηγνυμένου μεταξὺ τοῦ ῥαγοειδοῦς καὶ κρυσταλλοειδοῦς.* Zum Schluss bringe ich noch den theils nicht gekannten theils (nach der lateinischen Uebersetzung) falsch beurtheilten Joann. Act. *περὶ διαγνώσεως παθῶν* II, der nicht einfach seine Vorgänger ausgeschrieben, sondern auch verbessert und namentlich, wegen der zunehmenden Ausbildung der operativen Augenheilkunde, die Prognose der Staaroperation weit günstiger hingestellt hat: *Γλαύκωμα δὲ καὶ ὑπόχυμα οἱ μὲν τὸ αὐτὸ καὶ ἓν πάθος ἔφασαν, οἱ δ' ἀκριβέστεροι ἄμεινον ποιοῦντες ταῦτα διαστέλλουσιν ἀλλήλων. καὶ γλαύκωμα μέν φασι τοῦ κρυσταλλοιειδοῦς ὑγροῦ πάθημα εἶναι ὑφ' ὁποιασοῦν ὑγρότητος μεταβαλλομένου ἐπὶ τὸ γλαυκόν· τὰ δὲ ὑποχύματα, ὑγρῶν τινων παράχυσιν πηγνυμένων μεταξὺ τοῦ κερατοειδοῦς χιτῶνος καὶ τοῦ κρυσταλλοειδοῦς. διάφορα δὲ τά τε ὑγρὰ καὶ πήξεις αὐτῶν φαίνονται· εἰσὶ δὲ τὰ πλείω αὐτῶν ἰάσιμα, ὥσπερ δῆτα τὰ γλαυκώματα πάντα ἀνίατα ἅτε κατὰ τὴν ἑαυτοῦ οὐσίαν ὑπ' ἀλλοτρίας ὑγρότητος ἀλλοιωθέντος τοῦ κρυσταλλοειδοῦς.* Vgl. Cataracta und Staar. — Den Griechen haben sich die Lateiner eng angeschlossen. Schon das Wort *suffusio*, Untergiessung, ist eine wörtliche Uebersetzung von *ὑπόχυσις*. Cels. VII, 7, 14: *De suffusione. Igitur vel ex morbo vel ex ictu concrescit humor sub duabus tunicis, qua locum vacuum esse proposui* (vgl. Auge); *isque paullatim indurescens interiori potentiae se opponit. Vitii ejus plures species sunt, quaedam sanabiles, quaedam quae curationem non admittunt. Nam si exigua suffusio est, si immobilis, colorem vere habet marinae aquae, vel ferri nitentis, à latere sensum aliquem fulgoris relinquit, spes superest. Si magna est, si nigra pars oculi, ammissa naturali figura, in aliam se vertit, si suffusioni color coeruleus est, aut auro similis, si labat, et hac atque illac movetur, vix unquam succurritur. Fere vero pejor est, quo ex graviore morbo majoribusve capitis doloribus vel ex ictu vehementiore orta est. Neque idonea curationi senilis aetas est, quae sine novo vitio tamen aciem hebetem habet; ac ne puerilis quidem; sed inter has media aetas. Oculus quoque curationi neque exiguus neque concavus satis opportunus est. Atque ipsius quoque suffusionis quaedam maturitas est. Exspectandum igitur est, donec jam non fluere, sed duritie quadam concrevisse videatur.* (Ueber die Operation vgl. Reclinatio.) Idem. VI, 6, 35: *Suffusio quoque quam Graeci ὑπόχυσιν vocant interdum oculi pupillae se opponit.* Plinius giebt schier unzählige Mittel an gegen *subfusiones oculorum;* schon die Zahl ist verdächtig! (XXV, 158 *acoron;* XXIX, 123 *aquilae fel.;* XXIX, 122 *boae fel;* 117 *canis fel;* XX, 142 *ruta* etc.) Scribon. Larg. *de compos. med.* (Stefan, p. 299f.) *ad suffusiones oculorum quas Graeci ὑποχύματα dicunt.* Wörtlich dasselbe steht bei Marcellus, *de medicament.* (Stefan, p. 267c); p. 277 gebraucht er im lateinischen Text den Ausdruck *hypochyses*, 279 *suffusiones.* — Wenn also die alten Griechen und Römer vom Zwange der Doctrin sich nicht völlig frei zu machen wussten, so hatten sie seit Rufus doch schon ganz gute und seit Paullus in praktischer Hinsicht vollkommene Ansichten. Ein Auge, das ganz ohne Lichtschein ist, bei klarer Pupille, leidet an Amaurose; bei veränderter (bläulicher) Pupille an Glaucom (= Catar. complicat. der Neueren). Beide Zustände sind unheilbar. Heilbar sind die Verfärbungen der Pupille mit erhaltenem Lichtschein (Hypochyma): zuerst sind Medicamente zu versuchen; wenn diese nicht helfen, die Operation. — Ehe ich weiter gehe, habe ich noch des Ausdrucks

Glaucophthalmus zu gedenken; Rost erklärt *γλαυκόφθαλμος* (wie *γλαυκόμματος*) „mit funkelnden Augen"; aber die Grammatiker sind auf unserem Gebiet oft ungenügend; erwähnt er doch nicht einmal die Bedeutung hellblau des Wortes *γλαυκός*. Bei Galen (*de compos. med. sec. loc.* XII, 740) ist *γλαυκόφθαλμος* helläugig; denn er giebt an, dass man ihnen mit Hyoscyamuseinträufelung die Augen dunkel machen kann. (*Πρὸς γλαυκοφθάλμους ὥστε μελαίνας ἔχειν κόρας . . . ὑοσκυάμου τὸ ἄνθος τρίψας κ. τ. λ.*) Es dürften aber auch Hornhautnarben damit gemeint sein. Denn Aet. lib. VII, p. 132, 10 heisst es *πρὸς γλαυκοφθάλμους ὥστε μέλαινας ἔχειν τὰς οὐλάς*: und nun folgt gleichfalls ein Recept mit Hyoscyamus. Theophanes Nonnus nennt dasselbe *γλαύκωσις* (p. 230). Ebenso gehört hierher noch die berühmte Stelle des Arist. (*de animal. generat.* V., *Ed. Acad. Boruss.* I, 779), dass die Kinder mit blauer Iris geboren werden, einige aber später eine dunkle bekommen: *Γλαυκότερα μὲν τῶν παιδίων ἐστὶ πάντων, ὕστερον δὲ μεταβάλλει πρὸς τὴν ὑπάρχειν μέλλουσαν φύσιν αὐτοῖς.* Im Anfang dieses Buches unterscheidet Arist. die Hell- und Dunkeläugigkeit durch die Namen *γλαυκότης ὀμμάτων καὶ μελανία.* — Nach dem Wiedererwachen der Wissenschaften blieb zunächst die alte Lehre vom Glaucom und Hypochyma. River., Pract. of Physick, London 1658, p. 66: *It is hard to distinguish Glaucoma from suffusion . . . In the Suffusion there is a white in the very Pupilla, but in a Glaucoma it lies deeper. This disease is uncurable.* Als dann endlich im 17. und vollständig im Beginn des 18. Jahrhunderts der Sitz der Cataract in der Krystalllinse nachgewiesen worden, wusste man mit dem Glaucom nichts anzufangen: man — verstiess dasselbe in den Glaskörper; es fehlte noch jede Ahnung von dem, was wir heute so nennen. In seinem klassischen Büchlein de Cataracta, Glaucomate et Amaurosi (1720 Altdorf) schreibt Heister, der Vater der deutschen Chirurgie: *Glaucoma tanquam morbum ab omnibus insanabilem et desperatum habitum, opacitatem humoris vitrei, quae opacitas, saepius glauca, translucet per lentem crystallinum.* Plenk, Augenkr. (1776) Glaucoma = Glaskörpertrübung.[1] Beer II, 254: Von der Trübung des Glaskörpers, Glaucoma, und vom grünen Staar, welcher entweder idiopathisch oder als Folge der arthritischen Iritis (I, § 569) auftrete. Bei Desmarres (Ausgabe von Seitz, Erlangen 1852, p. 606) ist Glaucom Ausgang einer Choroiditis, mit feiner Hornhauttrübung, Pupillenerweiterung, meergrüner Farbe im Hintergrund des Auges, welche früher in den Glaskörper verlegt wurde, aber (nach Sichel und Mackenzie) darauf beruht, dass der mehr bläulich gewordene Grund des Auges durch die bei reiferen Individuen gelblich gefärbte Linse hindurchscheint; mit unheilbarer Erblindung, wobei die Paracentese wenigstens vorübergehend die Schmerzen beseitigen könne. Heutzutage (seit A. v. Graefe und H. Müller) ist *Glaucom* Drucksteigerung im Augeninnern (mit schädlicher Rückwirkung auf den Sehnerven). Der grammatische Begriff der wasserblauen (oder meinetwegen meergrünen[2]) Verfärbung der Pupille hat keinen Sinn mehr für uns. Sie kann fehlen bei dem, was wir Glaucom nennen, und vorhanden sein ohne Glaucom. Ja sie ist in gewissem Maasse immer vorhanden, wenn die senile Linse, welche wegen ihrer Verhärtung verhältnissmässig mehr Licht aus ihren vorderen Schichten reflectirt, bei erweiterter Pupille dem Blick des Beobachters freiliegt; also ist die Pupille des senilen, noch gesunden Auges öfters grünlich, wenn sie durch Atropin erweitert wurde. Ebenso wenn durch pathologische Drucksteigerung die Pupille weit wird, und dazu eine Trübung durchsichtiger Theile, schliesslich auch der Linse sich gesellt. (Glaucom. inflammat.) Wie wäre es, wenn man bei dieser Sachlage sich entschlösse, den Namen Glaucom, der für uns eine inhaltsleere Formel geworden, einfach fallen zu lassen und deutsch zu reden, d. h. Drucksteigerung zu sagen! In folgender Weise liesse sich die ganze Glaucom-Lehre verdeutschen: I. *Glaucoma primarium seu protopathicum*, selbstständige Drucksteigerung. 1. *Glauc. inflammator.*, entzündliche Drucksteigerung; a) *Prodromi*, Vorläufer; b) *Gl. evolut.*, *confirm.*, ausgeprägte Drucksteigerung; c) *Gl. absolut.*, abgelaufene Drucksteigerung; d) *Degenerat. glaucomat.*, Druckentartung. II. *Glaucoma secund. s. deuteropath.*, abgeleitete Drucksteigerung; *α*) *ex synech. ant.*, durch vordere Verwachsung u. s. w.

Glioma retinae, Markschwamm der Netzhaut, von *γλίνη* der Leim. (Auch *γλία*[3].)

[1] Auch die eitrige, bei welcher er Ausrottung des Auges anempfiehlt, damit nicht das zweite angegriffen werde.

[2] *γλαυκός* heisst nicht meergrün!

[3] Bei Kraus auch *γλοῖα*. (Rost hat nur *γλοιός*.)

Virchow (Geschwülste II, 123) nennt die interstitielle Substanz der Nervencentren Neuroglia und die von dieser gebildeten Geschwülste Gliome, sowie den Markschwamm der Netzhaut *Glioma retinae*. Vgl. meine Monographie über den Markschwamm der Netzhaut, Berlin 1869 und die Abhandlung über Augengeschwülste in der zweiten Auflage von Eulenburg's Realencyclopädie.

***Globosa cornea**, kugelförmige Hornhaut, *globosus*, kugelrund, von *globus*.

Gonococcus, vgl. gonorrhoisch.

Gonorrhoïsche Ophthalmie, Bindehauteiterfluss durch Gonorrhöe, d. h. durch Uebertragung der gonorrhoïschen Absonderung. Der Name Gonorrhöe stammt zwar aus dem Alterthum, bedeutete aber Samenfluss. Galen., de loc. affect. lib. VII (VIII, 439): *τὸ τῆς γονοῤῥοίας ὄνομα προφανῶς ἐστι σύντεθον ἔκ τε τῆς γονῆς καὶ τοῦ ῥεῖν· ὀνομάζεται γὰρ τὸ σπέρμα καὶ γονὴ καὶ γόνος· ἡ μὲν οὖν γονόῤῥοια σπέρματος ἀπόκρισίς ἐστιν ἀκούσιος.* Vgl. Def. med. XIX, 426: *Γονόῤῥοιά ἐστιν ἀπόκρισις ἐπιφέρουσα σπέρματος νόσημα μετὰ τοῦ τήκεσθαι τὸ σῶμα καὶ ἀχρούστερον ἀπιτελεῖσθαι.* Und noch tausend Jahr später ist G. unfreiwilliger Samenabgang! Joann. Act. (II, 411): *καὶ γονόῤῥοια μὲν οὔτε μετ' ἐντάσεως τοῦ καυλοῦ γίνεται οὔτε μετ' αὐτῆς τῆς ἐπὶ τοῖς ὑγιαίνουσιν ἡδονῆς ἀλλ' ὥς τινος ἐκκρινομένου περιττοῦ, ὁ κάμνων ἀναισθήτως ἔχει.* So noch bei Gorr., während Castelli schon das folgende hat: *G. est praeternaturalis involuntaria et intempestiva materiae seminalis vel verae vel vitiosae, vel materiae cujusdam excrementitiae et corruptae excretio e genitalibus.* Neuerdings wird mit Gonorrhöe der Fluss aus dem Gliede bezeichnet, nicht etwa weil man berücksichtigte, dass *κόνος* Glied und *γοναί* Geburtstheile bezeichnet, sondern weil man zuerst Eiter mit Samen verwechselte. Heutzutage hält es aber schwer, diesen Missbrauch des Namens rückgängig zu machen, zumal man den Spaltpilz dieses Eiterflusses Gonococcus genannt hat. (Von *γόνος* und *κόκκος* Kern oder Beere.) Der deutsche Ausdruck Tripper (nach dem Trippen oder Tröpfeln) ist allerdings „gewöhnlich“, aber Augentripper (so in der Uebersetzung von Desmarres) und Tripperpilz durchaus verständlich.

Grando, vgl. Chalazion.

Granulatio, die Körnerbildung, von *granulum* Körnchen, für Trachoma (siehe dieses). Volksthümlich Körnerkrankheit.

Granuloma, Granulationsgeschwulst (ähnlich dem Gewebe der Wundgranulation oder des Knochenmarks; Virchow, Geschwülste II, 387). Solche Geschwülste sind an der Iris beobachtet worden; sie dürften aber tuberculös sein. Als *granuloma teleangiectaticum* des Glaskörpers ist sogar ein Fall von Markschwamm der Netzhaut beschrieben worden. (Archives de Physiol. 1880.)

***Greffe**, frz. (f.) = Propfreis, das Propfen, Impfen. In einem deutschen Handbuch soll man nicht schreiben: „die Bildungen sind als durch greffe entstanden zu betrachten“. *Greffe dermique* nach Reverdin ist Hautpropfung.

Gumma. Das Gummiharz hiess bei Herodot und griechischen Aerzten *τὸ κόμμι*; bei Plin. und anderen Lateinern *cummi* (*commi*, *gummi*) und *cummis* (*commis*, *gummis*), auch *gumma*. Der Stamm ist wahrscheinlich semitisch (*Gummi arabicum*). Unter Gumma oder Gummigeschwulst versteht man[1] eine durch syphilitische Ansteckung bedingte Geschwulst „die beim Fingerdruck eine elastische Resistenz darbietet und daher zur Vergleichung mit Gummi führte.“ Vgl. Virchow, Geschwülste II, 389, woselbst die folgende Stelle angeführt ist: *Gummi solet vocari tumor, ex ipsa ossis substantia enatus talis tenacitatis et mollitiei, ut digitis cedat, fere uti solent gummi ex arboribus stillantia et concreta, dum radiis solaribus mollescunt vel nondum perfectam duritiam acquisiverunt.* (Van Swieten, Comment. in Boerhave, Aphor. I, 939.) Der Augenarzt hat oft mit diesen Bildungen zu thun.

Gutta serena s. Amaurosis.

H

Haem- (oder Haemat-) Blut, von *τὸ αἷμα* das Blut. Aber weder Haematemesis, Blutbrechen, noch Haemoptoë, Blutspeien (wichtige Ursachen auch für Augenkrankheiten) sind alt oder — nothwendig. a) Hippocr. hat *αἷμα ἐμεούσῃ*, Paull. Aeg. *εἰ δι' ἐμετῶν ἀναφέροιτο τὸ αἷμα;* b) Haemoptoë ist überhaupt falsch, denn *πτόα*, *πτοία*, *πτόησις*, *πτοίησις* heisst die Aufregung, von *πτοεῖν* scheuchen; dagegen *πτύσις*, *πτύσμα*, *πτυσμός* das Spucken, von *πτύειν*.

[1] Schon seit Aquapend. und Helmont.

Hippocr. hat αἷμα ἀναπτύειν, Galen und Paull. Aeg. αἵματος πτύσις. Nur bei Spätlateinern steht falsch *haemoptoïcus* für *haemoptyicus* = αἱμοπτυϊκός. Als Ursache metastatischer (embolischer) Augenkrankheiten wurden Pyaemie und Septhaemie angeführt. Es ist hier nicht der Ort, auf Virchow's Untersuchungen über diese Zustände hinzuweisen. Ich habe nur zu erwähnen, dass Pyaemia aus πῦον Eiter und αἷμα Blut gebildet ist; dass man aus σηπτός, oder σηπτικός faul, Septhaemia oder Septicoaemia bezw. Septichaemia zu bilden unternommen hat; dass man endlich in unseren Tagen die Anwesenheit von Spaltpilzen und dergl. im Blut als Microbiaemia zu bezeichnen für nützlich befunden. (Microbios ist gebildet nach μακρό- βιος. Letzteres heisst leider — langlebig!)

***Haemalops**, Blutauge, αἱμάλωψ, von αἱμάλεος blutig und ὤψ das Auge. Dies Wort hat, im Gegensatz zu Haemophthalmus und Hyphaema, den Vorzug — griechisch zu sein; wohl deshalb wird es von unseren Philhellenen gar nicht oder selten angewendet! (Bei Desmarres im Register *H. ext.* = die Bindehautblutung; *Haemophth. int.*, *Haemalops* = Hyphaema.) Galen (XII, 796, *de compos. med.*, und ebenso XIV, 346, *de remed. parab.*): πρὸς αἱμάλωπας καὶ ὑποσφάγματα· πρὸς δὲ τὰς εἰς τοὺς ὀφθαλμοὺς γινομένας πληγὰς καὶ διὰ τοῦτο συμβαινούσας αἱματώδεις ὑποχύσεις. Amalops = Sugillatio bei Pareus soll wohl Haemalops sein.

***Haematidrosis** soll Blutschwitzen heissen, Graefe-Saemisch IV, 379; besser mit th; von αἷμα und ἵδρωσις.

***Haemophilia**, Bluterkrankheit (als Ursache von Netzhautblutung). H. heisst eigentlich Blutliebe (von αἷμα und φιλία Liebe). Es war wieder eine Inauguraldissertation, welche uns mit diesem schönen Worte beschenkt hat. (Hopf, Würzburg 1828, Ueber die Haemophilie oder die erbliche Anlage zu tödtlichen Blutungen.) Haimophilos kommt nicht vor, aber φίλαιμος = blutgierig; αἱμοφόβος = blutscheu (beim Aderlass; Galen, M. M. I, IX, c. 5).

***Haemophthalmus**, Bluterguss in's Auge, von αἷμα und ὀφθαλμός. Moderner Ausdruck. Unsere gräcisirende Nomenclatur scheint mit Haemophthalmus die Blutung in den Glaskörper, mit Hyphaema die in die Vorderkammer, mit Hyposphagma die in die Bindehaut bezeichnen zu wollen. Warum sollen wir nicht die Dinge bei ihren Namen nennen und dem Anfänger die Sache erleichtern?

Haemorrhagicum Glaucoma hat A. v. Graefe die krankhafte Drucksteigerung genannt, welche aus Netzhautblutung hervorgeht; so sollte der Begriff auch beibehalten werden.

Haemorrhoïden, Blutflüsse; αἱμοῤῥοΐδες (φλέβες) blutfliessende Adern (des Afters) — seit Hippocrates. In den neuen Büchern der Augenheilkunde ist viel weniger von ihnen die Rede als in den alten, und wohl mit Recht.

Hallucinatio, richtiger *alucinatio*, heisst die Faselei oder Träumerei, verb. *alucinari*; griech. ἀλυσμός, ἀλύειν. Fernelius nannte die Gesichtstäuschung (παρόρασις) Hallucinatio. Seit Esquirol (1832) unterscheidet man die Sinnestäuschungen in zwei Arten: 1. die auf einer falschen Auslegung einer Sinneswahrnehmung beruhen (Illusionen); 2. die ganz ohne wahrgenommenen Gegenstand entstehen (Hallucinationen). Nach dieser Namengebung sind die Hallucinationen des Gesichtssinnes von denen des Gehörs u. s. w. zu unterscheiden. *Illusio* heisst übrigens die Verspottung.

Halo glaucomatosus (C. f. A. 1885), Hof um den Sehnerveneintritt bei Drucksteigerung (ἅλως, *halos*, *halo* = Hof); nicht der Kreis um die Lichtflamme, den die Kranken wahrnehmen. (Vgl. oben p. 35. Aet.)

***Helcoma**, Geschwür (der Hornhaut), ἕλκωμα (Hippocr.). So bei Plenk 189; ein kleines = Helcydrion, ἑλκύδριον. Der Stamm ist τὸ ἕλκος die Wunde, das Geschwür, seit Homer. Bei Aerzten kommt auch vor ἑλκοῦσθαι schwären, ἕλκωσις, ἑλκωματικός, ἑλκώδης, ἑλκωτικός. Uebrigens ist *ulcus* (*hulcus*) vom Stamme ἕλκος, nicht nur nach Mauchart und Kraus, sondern auch nach Georges.

Helminthiasis, Wurmkrankheit; auch wichtig für die Augenheilkunde. Der Ausdruck ist modern und überflüssig, aber richtig gebildet aus ἑλμινθιᾶν (Arist.) Der Wurm heisst ἡ ἕλμις, ἕλμινς gen. ἕλμινθος (und ἕλμιγγος), Demin. τὸ ἑλμίνθιον. Schon Hipp. (Progn., L. II, 136) erwähnt ἕλμινθας στρογγύλας.

Hemeralopie s. Nyctalopie.

Hemi- in Zusammensetzungen = halb. (ἥμισυς halb.)

***Hemi-achromatopsia**, Farbenblindheit in der Hälfte des Gesichtsfeldes. Vgl. Chroma und Hemiopie.

Hemianaesthesia, Empfindungslosigkeit des halben Körpers (Rumpfes), von ἡμι- und ἀναισθησία Gefühllosigkeit. Moderner Ausdruck. Vgl. Hemiplegia.

Hemicrania, halbseitiger Kopfschmerz. *ἡμικρανία* von *ἡμι-* und *κρᾶνον* oder *κρανίον* (*κάρα, κάρηνον*) Kopf. Galen, de comp. med. s. l. *β'*, XII, 591. *Περὶ ἡμικρανίας. Πάθος ὀδυνηρὸν γίνεται κατὰ τὸ ἥμισυ μέρος τῆς κεφαλῆς, ἐνίοτε μὲν τὸ δεξιὸν, ἔστι δ' ὅτε καὶ κατὰ θάτερον, ὁριζόμενον τῇ κατὰ τὸ μῆκος αὐτῆς ἐκτεταμένῃ ῥαφῇ* . . .[1] Actuar. (Meth. m. VI, p. 299 ap. Stephan.), auch Cael. Aur. m. chr. I, 1 unterscheidet die H. von der *κεφαλαία*, dem Schmerz im ganzen Kopf. Die Franzosen haben aus Hemicraine „migraine" gemacht, die Engländer gar megrim. Hemicrania oculi, das Flimmerscotom, welches in Kopfschmerz übergeht. Ophthalmemicrania (Piorry) war ursprünglich der innere Augenschmerz (Ciliarneuralgie der Neueren).

***Hemiopia**, **Hemiopsia**, Halbsehen. (Hemianopsia.) Das Symptom war schon dem Hippocrates bekannt (II, 221: *Δοκέει τὸ ἥμισυ τῶν προσώπων ὁρᾶν*). Aber der Name ist neu; nach Analogie von Hemiplegie, aus *ἡμι* . . und *ὤψ* Gesicht oder *ὄψις* Sehen gebildet. Nicht glücklich, da *ἡμίοπος* halbdurchlöchert (von *ὀπή*)[2] und *ἡμίοπτος* halbgebraten! In der berühmten Dissertation von Abr. Vater (Wittenberg 1713) wird noch der Name *visus dimidiatus* gebraucht, bei Plenk steht schon Hemiopsia, bei M'c Kenzie Hemiopia; durch A. v. Graefe wurde das Interesse der Aerzte den „hemiopischen" Gesichtsfelddefecten zugewendet. A. v. Graefe unterschied auch die gleichseitige Hemiopie beider Augen, wo im Gesichtsfeld jedes Auges entweder in dem einen Fall die rechte Hälfte fehlt oder im anderen Fall die linke, von der gekreuzten, wo z. B. jedem Auge die temporale Hälfte des Gesichtsfeldes fehlt, also dem rechten Auge die rechte, dem linken die linke. Aber dieser letztgenannte Fehler wurde nun von einigen temporale Hemiopie, von anderen grammatisch richtiger nasale Hemiopie genannt! Um diese Zweideutigkeit zu vermeiden, habe ich (Deutsche med. W. 1878) den Namen Hemianopsie vorgeschlagen, da dieser wegen des *ἀ priv.* selbstverständlich wäre und diesem Vorschlag sind die meisten Fachgenossen, so auch Leber (Graefe-Saemisch V, 2) beigetreten. Uebrigens war mir entgangen, dass schon einige Jahre vorher Monoyer aus denselben Gründen das Wort Hemianopie vorgeschlagen, welches die Franzosen bevorzugen. Leider kann ich heute nicht mehr für meinen Vorschlag eintreten, da *ἀνοψία* der Mangel an Zukost und *ἀνώπιον* die Gegend über der Thür. Hemiamaurosis und Hemiamblyopia wären schon bessere Ausdrücke, falls man in der Erklärung feststellte, dass Hemi- sich auf die Ausdehnung des Gesichtsfeldes und nicht auf den Grad der Störung beziehen soll. Es wäre dann *Hemiamaurosis homonyma dextra = Hemianopsia absoluta hom. d.;* und *Hemiamblyopia = Hemianopsia relativa.* Aber auch dies befriedigt nicht, da wir bei jedem halbseitigen Gesichtsfelddefect untersuchen: 1. ob er total ist, d. h. wirklich die Hälfte betrifft; oder partiell, d. h. nur einen Theil der Hälfte, symmetrisch für beide Augen; und 2. ob er absolut ist, d. h. innerhalb des Defects jeder Lichtschein fehlt, oder relativ, d. h. nur eine Herabsetzung der Netzhautfunktion für den betreffenden Theil des Gesichtsfeldes bedeutet. Hemiablepsia wäre wenigstens erträglich, da *ἀβλεψία* = Blindheit (von *ἀ-* und *βλέπω* ich sehe) doch immerhin die Autorität nicht nur von Kirchenschriftstellern, wie die Wörterbücher angeben, sondern auch die der Galeniker für sich hat. Auf diesen Stamm ist übrigens auch schon Schiller bei dem Wort Akyanoblepsie verfallen. Die Hemiablepsie ist entweder homonym oder heteronym. *Ὁμώνυμος* (von *ὁμός* u. *ὄνομα* oder *ὄνυμα*) heisst gleichnamig (hier gleichseitig); *ἑτερώνυμος* (von *ἕτερος, ὄνομα*) ungleichnamig (hier gekreuzt). Der deutsche Name Halbsehen, bezw. Halbblindheit ist gar nicht so übel. Gehen wir in die Einzelheiten, so werden auch die graecisirenden Bezeichnungen sehr langathmig durch die gehäuften Eigenschaftswörter.

Hemiplegia, Lähmung auf einer Seite, *ἡμιπληγία* und *ἡμιπληξία*. Paull. Aeg. (3, 18, p. 67): *Τῆς μὲν κοινῆς ἀρχῆς τῶν νεύρων παθούσης κἀκ τοῦδε πάντων τῶν κατὰ σῶμα μορίων ἀπολεσάντων τήν τε κίνησιν καὶ τὴν αἴσθησιν, ἀποπληξία τὸ πάθος καλεῖται, μετὰ τοῦ καὶ τὰς ἡγεμονικὰς ἐνεργείας βεβλάφθαι· εἰ δὲ κατὰ θάτερον μέρος ἡ ἔμφραξις γένηται, ἡμιπληγία καὶ παράλυσις ὀνομάζεται.* (Hipp. und Galen, Cels., Aret., Cael. haben das Wort nicht, das Rost mit Spaet. bezeichnet. Von *ἡμι* und *πληγή* Schlag.)

***Hemoptilosis**, vgl. Ptilosis.

***Henosis**, *ἕνωσις* Vereinigung, Anwachsen des Lids. Vgl. Blepharon.

---

[1] Galen. Def. med. XIX, 417 hat dafür *Ἑτεροκρανία*, von *ἕτερος* der andere.
[2] *ἡμίοπον· ἥμισυ.* Galen. Lexic. Hipp. (XIX, 102.)

***Hernia.** Schon bei Celsus 7, 18, p. 456: *Sub hoc igitur plura esse vitia consueverunt, quae modo ruptis tunicis, quas ab inguinibus incipere proposui, modo his integris fiunt. Siquidem interdum vel ex morbo primum inflammatur, deinde postea pondere abrumpitur vel ex ictu aliquo protinus rumpitur tunica, quae diducere ab inferioribus partibus intestina debuit. Tum pondere eo devolvitur aut omentum aut etiam intestinum; atque ibi reperta via paullatim ab inguinibus in inferiores quoque partes nisum subinde nervosas tunicas et ob id, quod dixi, patentes diducit. ἐντεροκήλην et ἐπιπλοκήλην Graeci vocant: apud nos indecorum sed commune his herniae nomen est.* Die Definition ist zwar, wie oft bei Celsus, etwas verschwommen, aber doch dieselbe wie fast 18 Jahrhunderte später bei Rust, Handbuch der Chirurg. 8, 299: Bruch ist „die Ortsveränderung von Eingeweiden, bei welchen sie durch eine regelwidrig erweiterte oder neugebildete Oeffnung innerhalb der allgemeinen Bedeckung aus ihrer normalen Lage heraustreten.“ Die Hernien des Auges und seiner Umgebung sind missbräuchlich so genannt. (Nach Heister, auch im Graefe-Saemisch.) 1. Hernia sacci lacrimalis ist eigentlich nur Thränensackerweiterung oder, wem das schöner klingt, Dacryocystectasia. 2. Hernia telae adiposae ist eigentlich nur Vermehrung des Orbitalfettgewebes. M'c Kenzie I, 462 nach Bowman, London J. of Medic. Nov. 1849, p. 989. 3. Hernia oculi ist Vordrängung des Augapfels (Exophthalmus). 4. Hernia corneae (κερατοκήλη) ist Vorwölbung des Hornhautgeschwürsgrundes. 5. Hernia sclerae (Rosas) ist (sog. Staphyloma) Lederhautwulst. 6. Hernia iridis ist Irisvorfall. 7. Hernia chorioidis ist Vorwölbung der Ciliargegend (*Staphyloma corporis ciliaris*). Kraus will *hernia* von ἔρνος (der Spross) ableiten.

Herpes, Geschwür; ὁ ἕρπης von ἕρπειν (*serpere*) kriechen, sich verbreiten. Galen, Meth. Med. XI, 74: *μόνης δ' ἀποκριθείσης (χολῆς) καὶ κατά τι μόριον ἱσταμένης, ἕρπης ὀνομάζεται· εἰ μὲν δὴ παχεῖα τὴν σύστασιν εἴη, πᾶν ἑλκοῖ μεχρὶ τῆς ὑποκειμένης σαρκὸς τὸ δέρμα καὶ καλεῖ τούτους Ἱπποκράτης ἕρπητας ἐσθιομένους· εἰ δὲ λεπτοτέρα εἴη, τὸ ἐπιπολῆς μόνον ὥσπερ ἐπικαίει καὶ τοῦτο τὸ εἶδος ἀπηνέγκατο τὴν τοῦ γένους προσηγορίαν ... ἕρπης ὀνομασθέν ... θάτερον κεγχρίας ὅτι καὶ τούτῳ συμβέβηκε φλυκταίνας μικρὰς καὶ πολλάς ἐπιπολῆς τοῦ δέρματος ἐπεγείρειν κέγχροις ἐοικυίας.* Beim Hippocrates (I, 207, Praedict. II) heisst es: *οἱ δ' ἕρπητες ἀκινδυνότατοι πάντων ἑλκέων ὅσα νέμεται.* Seine eigene Ansicht giebt Galen im Comment. zu Hippocr. *de humorib.* (XVI, 461): *ὅταν δὲ ἐποπολῆς ᾖ καὶ κατ' αὐτὸ τὸ δέρμα, ἕρπητας ὀνομάζομεν τὰς φαγεδαίνας.* Die pseudogalen. Def. med. (XIX, 440) sind gerade in diesem Punkte unwichtig. Sehr ausführlich handelt von Herpes aber Oribas., Collect. med. XLIV, 29 (B. III, 655 flg.), woraus ich nur hervorheben will: (*ἕρπης*) *ἐστὶ μόνου τοῦ δέρματος ἕλκωσις.* In der Synops. VII, 33 (V, 380) heisst es: *δριμὺς ἐστι χυμὸς ὁ καὶ τὸν ἕρπητα ποιῶν, ἀλλὰ ἐὰν ἄμικτος μὲν ἡ χολὴ συῤῥεύσασα τύχῃ, τῇ σφοδρᾷ δριμύτητι τὸν ἐσθιόμενον ἕρπητα συνίστησι μετὰ ἀναβρώσεως τὸ συνεχὲς τοῦ δέρματος ἐπιλαμβάνουσα· διὸ καὶ ἕρπης ὠνομάσθη τὸ πάθος· ἐὰν δὲ φλέγματι συμμιγῇ, τὸν ἕτερον ἕρπητα τὸν ὀνομαζόμενον κεγχρίαν ἀποτελεῖ, κέγχροις ὁμοίας ἐξοχὰς κατὰ τὸ δέρμα ποιοῦντα.* Heutzutage pflegt man nur diese zweite hirsekornähnliche (miliare[1]) Form als Herpes zu bezeichnen. „Seit Willan versteht man unter Herpes eine acut und typisch verlaufende gutartige Hautkrankheit, welche sich durch die Bildung von Gruppen mit wasserklarer Flüssigkeit gefüllter Bläschen auszeichnet, gewisse topographisch markirte Regionen des Körpers einnimmt und in bestimmter kurzer Zeit abläuft. Ein Beispiel ist *Herpes labialis s. facialis.*“ (Auspitz.) Was sollen wir am Auge Herpes nennen? Gewiss nicht die Bindehautphlyktänen, welche Stellwag als Herpes conj. bezeichnet, noch die entsprechenden Herde in der Hornhaut. Es giebt aber einen echten *Herpes corneae*, wo Gruppen von wasserhellen Bläschen (bis zu einem Dutzend und mehr) unter entzündlichen Erscheinungen, öfters zusammen mit *Herpes labialis* und auch mit Entzündung der Athmungswerkzeuge sich bilden. Auch beim *Herpes zoster frontalis* (ζωστήρ Gürtel, weil er am Rumpfe die eine Hälfte des Körpers umgürtet, genau bis zur Medianebene) kann die Hornhaut (und selbst die Iris) mit erkranken.

Hetero-, verschieden; von ἕτερος der andere.

Heterocentrisch, s. Homocentrisch.

Heteroglaucus nannte Aristoteles den Fall, wo das eine Auge bläulich, das andere aber bräunlich gefärbt ist. (ἑτερό-

[1] *milium* Hirse, davon *miliaceus*, *miliarius*.

γλαυκος von *ἕτερος* und *γλαυκός* bläulich.) Ich weiss nicht warum Wallroth, Mauclerc (u. A.) Heteroglaucis für einseitig glaucomatös zu setzen belieben. Arist. d. generat. anim. V, Ed. Bekker (p. 144, L. 31): *μάλιστα δὲ τῶν ἄλλων ζώων ὁ ἵππος πολύχρους ἐστί· καὶ γὰρ ἑτερόγλαυκοί τινες αὐτῶν γίνονται· τοῦτο δὲ τῶν ἄλλων οὐθὲν πάσχει ζώων ἐπιδήλως, ἄνθρωποι δὲ γίνονταί τινες ἑτερόγλαυκοι.* — Die Thierärzte nennen die Pferdeaugen, welche einen hellen Fleck in der dunkleren Iris zeigen, Glasaugen (frz. *oeil vairon*).

Heterophthalmus heisst heute das, was Arist. Heteroglaucus genannt; *ἑτεροφθαλμία* Subst., von *ἑτερόφθαλμος* a) einäugig, auch schielend (bei Demosth. u. A.); b) mit Augen von verschiedener Farbe (Geopon., 920 n. Chr.). Heutzutage bezeichnet Heterophthalmus den Fall, wo von Geburt das eine Auge eine helle (bläuliche), das andere eine dunkele (bräunliche) Iris zeigt. Eine starke und unheilbare Entstellung! Eine ähnliche kann erworben werden, wenn einem Helläugigen in die Tiefe des einen Auges ein kleiner Eisensplitter eindringt, so dass allmählich die Iris dieses Auges Rostfarbe annimmt. Mitunter wird Heterophthalmus auch gebraucht, um überhaupt Farbenverschiedenheiten der Iris zu bezeichnen: die eine Iris kann zwei Farben zeigen (eine bläuliche und eine bräunliche) mit senkrechter (selten mit wagerechter) Trennungslinie; die Iris kann theilweise schwarz oder braun gefleckt sein. (Die braunen Flecke bezeichnet man auch von der Farbe als Rostflecke.)

***Heterotrichosis** *superciliorum* (von *ἕτερος* und *τρίχωσις* Haarwuchs) nannte Ph. v. Walther den Zustand, wo die Farbe der einen Braue anders ist als der der anderen, oder wo eine Braue zweifarbig erscheint.

***Hidrosis**, *ἵδρωσις*, heisst Schwitzen, und nicht mehr noch weniger. Hiervon stammen eine Reihe überflüssiger zum Theil falsch geschriebener Namen, die alle im Graefe-Saemisch noch vorkommen. Chromathidrosis plp. (*χρῶμα* Farbe), farbiger Schweiss, auch Hypercrinia, was Unsinn ist, trotz Andral; denn die Ausscheidung heisst *ἔκκρισις*. Ephidrosis plp., *ἐφίδρωσις*, Schweisskrankheit. Haemathidrosis plp. (*αἷμα*) Blutschwitzen. Hyperhidrosis plp. (*ὑπὲρ* über), Schweissvermehrung.

***Hippus**, ein zwar berühmter, alter, und auch noch in den neuesten Schulbüchern aufbewahrter, aber doch völlig entbehrlicher Ausdruck; von *ἵππος*, das Pferd! Pseudogalen, Def. med. (XIX, 436): *Ἵππος ἐστὶ διάθεσις ἐκ γενετῆς καθ' ἣν ἀστατοῦσι καὶ ἀεὶ κινοῦσιν οἱ ὀφθαλμοί, κίνησιν ὑπομένοντες ἐν κλόνῳ ἢ τρόμῳ ἀδιαλείπτῳ· καθεστηκυῖαν ταύτην τὴν διάθεσιν Ἱπποκράτης ἐκάλεσεν ἵππον.* Galen, Comment. in Hippocr. Progn. (XVIIIb, 67): *τῷ κατὰ τοὺς ὀφθαλμοὺς πάθει συγγινομένῳ τισὶν ὃ προσαγορεύουσιν ἵππον, οὐ δυναμένων αὐτῶν ἑδραίων μεῖναι χρόνον οὐδένα, σαλευομένων δὲ ἀεὶ τρομῶδες.*[1] Es ist also zweifellos das (angeborene) Augenzittern. Celsus gebraucht den Ausdruck *resolutio oculorum*, der gar nicht passt, da er Lähmung bedeutet, und ist, wie häufig, recht unbestimmt in seiner Erklärung (*de med.* VI, 6, 36): *igitur evenit, modo in uno oculo, modo in utroque — —, ut is neque quoquam intendi possit neque omnino consistat, sed huc illucve sine ratione moveatur.* — Nach dem Wiedererwachen der Wissenschaften galt zunächst die hippocratische Bedeutung des Wortes Hippus. Ambr. Paré: *Hippus, Equus, Nictatio*,[2] unaufhörliche Bewegung der Augen. Auch Taylor, der sich rühmt, alle Krankheiten nicht nach den Büchern anderer, sondern nach eigener Beobachtung zu schildern, hat den hippocratischen Begriff. Ebenso Mauclerc: *Hippus, shaking eye.* Aber schon Bartisch dehnte das Zittern auf die Lider aus (p. 176): „Erstliches ist ein plinckern, schwittern, zittern und beben der Augenlide, von den Alten auf griechisch *ἵππος*, zu Latein *Equus* und *instabilitas palpebrarum* genannt. Ist nicht erfahren worden, das diese art durch artzneyische Mittel curirt worden sei." (Ueber das Lidzucken neben Nystagmus vgl. Rählmann, A. f. O. XXIV, 4, 25). Aber höchst seltsamer Weise ist das Wort in Deutschland auf die Pupille übertragen worden, worüber schon M'c Kenzie sich billiger Weise verwundert hat. Es scheint, dass (vielleicht nach dem Vorgang von Riolan d. V. und von Woolhouse) der berühmte und so hochverdiente Mauchart diesen Irrthum bei uns eingeführt. (Vgl. die Dissert. de ulc. corn. Tübingen 1742 in Disput. chir. Haller I, 406: *hippum i. e. palpitatorium, nictitantem iridis motum* und *diss. de mydri-*

[1] Also *σάλος*, das Wogen, m. H., oder *σάλευσις* oder *σαλεία*!

[2] *Nictatio* heisst das Blinzeln; *nictari* blinzeln, auch mit der Nickhaut. Plin. XI, 37, 156 (II, 293): *Ne genae quidem omnibus; ideo neque nictationes iis quae animal generant. Graviores alitum inferiore gena connivent; eaedem nictantur, ab angulis membrana obeunte.*

asi, Haller I, 556: *Spasmus musculi iridis, hippum intelligit.*) Von da ab hat Hippus nur die neue Bedeutung! Plenk 237: Hippus ist eine wechselweise und immer wiederholte Erweiterung und Verengerung des Augensterns. Und auch heute bringen alle Lehrbücher (auch Himly, Graefe-Saemisch) und selbst die kleinsten Compendien, eines gewissenhaft nach dem andern: Hippus ist ein Krampf der Iris, der Pupillenerweiterung mit Pupillenverengerung abwechseln lässt. Mir ist sogar die Existenz dieser Krankheit zweifelhaft, — abgesehen vom Augenzittern und vom epileptischen Anfall. Den Hippus schlag' die Hippe, dass er schwinde aus den Büchern! Darum brauchen wir jedoch die schon von Hippocrates richtig gekennzeichnete Krankheit, welche M'c Kenzie[1] Oscillation nennt und mit der Paralysis agitans in Analogie bringt, nicht — Pferd zu nennen. Aber sagen wir nicht Nystagmus? L. Böhm's Monographie (Berlin 1857) beginnt allerdings mit den Worten: „das Augenzittern ist eine unter dem gangbarsten Namen *Νυσταγμός* oder *Instabilitas oculorum* längst bekannte Krankheit". Dass das Augenzittern von Alters her mit dem Namen N. bezeichnet sei, ist ein Irrthum. *Νυσταγμός* heisst das Nicken, Schlafen (bei Aerzten wie in der Septuginta), ebenso *νύσταγμα*, *νύσταξις* das Nicken, die Schläfrigkeit beim Hesych., *νυστάζειν* nicken, schlafen bei Hipp., Arist., Plat., Xenoph.; *νευστάζω*, *νεύω* ich nicke, senke Kopf oder Augen. Wer diese ganz falsche Bedeutung des Wortes Nystagmus = Augenzittern eingeführt hat, weiss ich nicht. Gorraeus nennt das Wort nicht. Castelli hat richtig *νυσταγμός dormiendi cupiditas cum nictatione capitis*, *νυστάζειν nictando dormiturire.* Jedenfalls stammt die falsche Bedeutung nicht aus Hippocrates und Galen wie Lorenz (de Nystagm. Berlin 1820) uns lehren möchte. Jene verstanden Griechisch. Für Hippocr. genügt es, aus des Foesius Oeconom. Hipp. den betreffenden Abschnitt wörtlich beizufügen. „*Νυστάζειν est nictare, dormiturire et capite nutantem dormitare. ὀφθαλμοὶ πλέοντες ὥσπερ τῶν νυσταζόντων, oculi natantes velut nictantium h. e. oculi tremuli et assidue fere se moventes quales prae somnolentia dormientium.* Lib. 7 Epid. (p. 1215. E [L. V, 390]). *Hinc νυσταγμὸς dormiturientium nictationem significat et magnam dormiendi cupiditatem, in qua stantes etiam connivent et dormitant* . . . Lib. 6 Epid. Sect. IV aph. 51: *ὕπνος ἑδραῖος ὀρθῷ νυσταγμός somnolentorum nictatio aut propter dormiendi cupiditatem nictatio somnum profundum facit. Lib. de rat. vict. in morb acut.* (p. 109, 40, H. 403, 45) *iis qui prandere non consueverunt, si pransi fuerint, νυσταγμόν, hoc est dormitationem adesse scribit. Sic libr. περὶ ἀρχαίας ἰατρικῆς* (p. 12, 3) *eos qui praeter consuetudinem prandium sumprerint, χάσμης τε καὶ νυσταγμοῦ καὶ δίψης πλήρεις dicit h. e. oscitare, somnolentos et siticulos esse.*" Auch Aretäus lehrt uns was *νυσταγμός* bedeutet. (*Morb. chron.* I, 16 *de cachexia* p. 122) *ὕπνος ἑδραῖος μὲν οὐδαμῇ, κεκλιμένῳ δὲ νυσταγμός.* „Niemals fester Schlaf; aber wenn er sich niederlegt, nickt er ein." Es ist gar nicht unmöglich, dass ein des griechischen Unkundiger die Worte *oculi assidue se moventes*, die in des Foesius Satz sich auf *πλέοντες* beziehen[2], auf *νυσταζόντων* bezogen und kaltblütig *νυσταγμός* mit Augenzittern übersetzt hat. Jedenfalls hat Plenk es und so haben es alle die folgenden. Sogar der in den Alten scheinbar so wohl bewanderte Himly. Ferner auch alle neuen und neuesten Lehr- und Handbücher. Heutzutage kennt man ausser dem angeborenen (mit Sehschwäche) und dem in früher Kindheit erworbenen noch eine andere Form als Berufskrankheit der Bergwerksarbeiter und eine weitere durch inselförmige Sclerose des Centralnervensystems. (Vgl. A. Graefe in Graefe-Saemisch.)

Homocentrisch mit einem Mittelpunkt; *ὁμόκεντρος*, von *ὁμός* gemeinsam und *κέντρον* Mittelpunkt. Das Beiwort wird hauptsächlich auf Strahlenbündel angewendet. Der Gegensatz wäre anhomocentrisch (*ἀ priv.*); das entsprechende Wort kommt im Griechischen nicht vor; doch giebt es Analogien, z. B. *ἀνομοιομερής*. Auch heterocentrisch, mit verschiedenem Mittelpunkt (von *ἕτερος* der andere) ist neuer Bildung. Heterocentrische Spiegel sind foliirte Menisken oder „solche Spiegel, deren Krümmungscentren nicht in einen und denselben Ort zusammenfallen". (A. f. O. II, 1, 104.) Entbehrlich.

***Homonym** heisst gleichnamig; *ὁμώνυμος* (von *ὁμός* gemeinsam, *ὄνομα* oder *ὄνυμα* Name); heteronym heisst ungleichnamig; *ἑτερώνυμος* (von *ἕτερος* der andere und *ὄνυμα*). Vgl. Hemiopia. Es ist nicht der

[1] Nystagmus nennt er (I, 576) klonische Convulsion der geraden Muskeln, z. B. Pendelbewegungen der Augen einige Stunden vor dem Tode bei Hirnblutung.
[2] Und vielleicht eine unrichtige Uebersetzung enthalten.

geringste Grund vorhanden, hier die Fremdwörter zu gebrauchen.

Hordeolum, Gerstenkorn. Beim Hagelkorn ist der griechische Name den Aerzten geläufig geblieben, beim Gerstenkorn der lateinische und nicht der griechische *κριθή*. Am besten wäre es, in beiden Fällen, wie das Volk, deutsch zu reden. Schon Hippocr. (Epidem. II, K. III, 436) hat eine wunderbare Geschichte vom Gerstenkorn des steinkranken Moschos: *Μόσχῳ λιθῶντι ἰσχυρῶς ἐπὶ τῷ βλεφάρῳ τῷ ἄνω κρίθη ἐγένετο* ... Galen hat hierzu einen Commentar geschrieben (XVIIa, 325) und das Gerstenkorn definirt: *κριθὴ δέ ἐστιν ἀποστημάτιον μετὰ τὸν τοῦ βλεφάρου ταρσὸν ἐπίμηκες· τοιαύτας δὲ τὰς κριθὰς καὶ ποσθίας καλοῦσιν.* Vgl. Pseudogalen, Def. med. XIX, 437: *κριθή ἐστιν ὑγροῦ συλλογὴ περὶ τὸ βλέφαρον ἐπιμήκης κριθῇ ὁμοία.* Med. XIV, 774 ist weniger klar.[1] Ganz einfach ist wieder Paull. Aeg. III (p. 74), nach Galen: *κριθή ἐστιν ἀποστημάτιον κατὰ τὸν τοῦ βλεφάρου ταρσὸν ἐπίμηκες.*[2]

Hornhautgeschwüre hatten bei den alten Griechen sehr seltsame Namen,[3] welche noch in den klassischen Dissertationen des vorigen Jahrhunderts (z. B. von Mauchart, Tübingen 1742, Disput. chir. Haller I, 396) auf das genaueste erörtert werden. Man vergleiche Paull. Aegin. III (p. 74), aus dem spätere, wie Theophanes Nonnus und Actuar., fast wörtlich entnommen haben, und berücksichtige,[4] dass *ἴρις* = Hornhautrand. *Τῶν ἐν ὀφθαλμοῖς ἑλκῶν τὸ μὲν γένος ἕν ἐστιν· αἱ δὲ κατὰ μέρος διαφοραὶ πλείονες· τὸ μὲν γὰρ ἐν τῷ κερατοειδεῖ κοῖλόν τε καὶ στενὸν καὶ καθαρὸν ἕλκος βόθριον ὀνομάζεται· τὸ δὲ πλατύτερον μὲν τοῦ βοθρίου, ἧσσον δὲ βαθὺ, κοίλωμα καλεῖται· ἄργεμον δὲ τὸ ἐπὶ τοῦ τῆς ἴρεως κύκλου γινόμενον, ἐπιλαμβάνον τι καὶ τοῦ πέριξ, ὥστε κατὰ μὲν τὸ ἔξω τῆς ἴρεως ἐνερευθὲς φαίνεσθαι, κατὰ δὲ τὸ ἔνδον λευκόν· τὸ δὲ ἐπίκαυμα ἕλκος ἔσται ῥυπαρὸν καὶ ἀκάθαρτον καὶ ἐσχαρῶδες· οὗπερ ἀνακαθαιρομένου πολλάκις ἐκρεῖ τὰ ἐν τῷ ὀφθαλμῷ ὑγρά.*

Horopter, Sehgrenze, moderner Ausdruck von *ὁ ὅρος* die Grenze und *ὁ ὀπτήρ* der Späher (*ΟΠΤΩ* ich sehe). Der Name stammt von Aguilonius (Opticorum libr. VI, Antwerpen 1613, l. c. p. 110 und 111). *Horopter recta est linea per axium opticorum congressionem* (Fixirpunkt) *ei, quae centra visuum connectit, parallelos incedens... Hanc ob propriae vocis penuriam Horopterem placuit nuncupare, ab insigni proprietate, qua pollet, nemini, quantum animadvertere licuit, hactenus perspecta. Haec visum finit ac terminat ... Planum horopteris illud vocetur, quod per horopterem ducatur ad id quod per axes secundum normam constitutum* (d. h. senkrecht zur Visirebene). Die einfachste Uebersetzung wäre Projectionsebene. Ag. stellte die Theorie auf, dass wir die Gesichtsbilder immer auf eine gewisse durch den Fixationspunkt gehende, (zur Visirebene senkrechte) Ebene projicirten, die er die des Horopters nannte; und dass sie einfach oder doppelt erschienen, je nachdem ihre Projection einfach oder doppelt wäre. Joh. Müller hat das Gesetz richtig gefasst, indem er das Einfachsehen und Doppeltsehen davon abhängig machte, ob die Bilder des betreffenden Punktes sich auf identischen oder nicht identischen Punkten beider Netzhäute entwerfen. Heutzutage nennt man (nach H. v. Helmholtz, physiol. Opt. I. Aufl., p. 713) Horopter den Inbegriff derjenigen Punkte des äusseren Raumes, welche sich auf correspondirenden Stellen beider Netzhäute abbilden und deshalb einfach gesehen werden. Der Horopter ist im Allgemeinen eine Curve doppelter Krümmung. Hiervon *Mesoropter (*μέσος* der mittlere) = mittlere Sehweite, bei A. v. Graefe, Arch. f. O. I, 16. Warum es in einem neueren Lehrbuche „gemeinsame Blickrichtung bei gedankenlosem Blick" heissen soll, weiss ich allerdings nicht anzugeben.

Hyalitis, Entzündung des Glaskörpers (*ἡ ὕαλος* das Glas).[5] Vgl. Auge. *Hyaloïditis* Entzündung der Glaskörperhülle (*ὑαλοειδής* sc. *χιτών* Glaskörperhülle). Vgl. Auge. Andere sagten *Hyaloïdeïtis*.

***Hyalonyxis**, Punction (Discission) des Staars vom Glaskörper aus. (Von *ὕαλος* und *νύξις* das Stechen, verb. *νύσσω*.)

---

[1] Hierselbst findet sich auch der seltsame Name *ποσθία* (wörtlich *frenulum*).

[2] *δεῖ οὖν αὐτῷ κηρῷ λευκῷ πυρίαν ἢ μυίας τὴν κεφαλὴν ἀποβάλλοντα τῷ λοιπῷ σώματι παρατρίβειν ἢ κριθῶν ἀποβρέγματι καταντλεῖν.* Die Therapie (übrigens nach Galen de Remed. parabil. XIV, 413) enthält also ein vernünftiges Mittel, eine thörichtes und eine Wortspielerei. Celsus VI, 7, 12 hat nur crithe; Marc. Emp. 8 aber (Stefan p. 279d) *Varulis id est hordeolis oculorum.* Georges setzt *hordeolus* als Dim. von *hordeum* = Gerste, die Mediziner gebrauchen *hordeolum*.

[3] Auch unsere Namen der Hornhautgeschwüre werden unseren Nachfolgern seltsam vorkommen. Ganz überflüssig ist (Himly II, 40) *Helcoma corneae; ἕλκωμα, ἕλκωσις, ἕλκος* Geschwür.

[4] Was sogar in des Alex. Trall. Augenheilk. übersehen worden. Vgl. aber Galen X, 1020.

[5] *ὑαλῖτις* (*ψάμμος*) = Glas-Sand! (Strabo.)

Hyd- (oder Hydro-) = Wasser, von *τὸ ὕδωρ* das Wasser.

Hydatis, Wasserblase, noch bei Beer (II, 597): *Hydatis glandulae lacrimalis.* Die alten Griechen beschrieben Hydatiden an den Lidern. Pseudogalen, Def. med. XIX, 438: *Ὑδατίς ἐστι τῆς ὑπεστρωμένης τῷ ἄνω βλεφάρῳ πιμελῆς αὔξησις, δι' ἣν ῥευματίζονται παρὰ φύσιν οἱ ὀφθαλμοί.* Vgl. X, 1019 und XIV, 784 über die chirurg. Entfernung, — von welcher der folgende Autor ausführlich handelt. Paull. Aeg. (*στ' ιδ'*, Chirurg. p. 118): *Ἡ μὲν ὑδατὶς οὐσία τίς ἐστι πιμελώδης ὑπεστρωμένη τῷ τοῦ βλεφάρου δέρματι παρὰ φύσιν.* (R. Briau hat *κατά.*) Dermoidgeschwülste? Heutzutage pflegt man die Blasenwürmer als Hydatiden zu bezeichnen, wie auch schon Galen, der sie an geschlachteten Thieren beobachtet hat. Galeni in Hipp. Aphor. comm. XVIIIa, 165: *Ἐπιτηδειότατόν ἐστι τὸ ἧπαρ ὑδατίδας γεννῆσαι κατὰ τὸν ἔξωθεν αὐτῷ περικείμενον ὑμένα· φαίνεται γοῦν ἐπὶ τῶν σφαττομένων ζώων ἐνίοτε μεστόν.* Dass er sie aber für Thiere erklärt hat (XX, 319), ist ein Irrthum Assmann's.

***Hydatoditis**, *Hydatocapsulitis*, *Hydromeningitis* (1 von *ὑδατώδης* wässerig, 2 von demselben und *capsula*, 3 von *ὕδωρ* Wasser, *μῆνιγξ* Haut) = Entzündung der hinteren Hornhautschicht, d. h. Regenbogenhautentzündung.

Hydrops, Wassersucht; *ὕδρωψ*, schon bei Hipp.[1] (Es ist fraglich, ob das Wort eigentlich Wassergesicht, von *ὕδωρ* und *ὤψ*, bedeutet, oder die Endung *ωψ* „nur als Augmentativum und Collectivum dient“. Kraus.) *Hydrops sacci lacrim.* Thränensackerweiterung, nach Anel, noch im Graefe-Saemisch. *Hydrops vaginae nervi optici* Sehnervenscheidenwassersucht. *Hydrops oculi*, bei Fürstenau und Valentini, Ephem. nat. cur. VI und VII, dasselbe wie Hydrophthalmus.

Hydrophthalmia oder **Hydrophthalmus**, Wassersucht des Auges, angeborene Vergrösserung des Auges. Bei den Alten kommen diese Ausdrücke nicht vor; sie sind aber noch heute vielfach in Gebrauch. Vgl. Schaper, Dissert. de Hydrophth., Rostock 1713, Mauchart, D. de H., Tübingen 1749, Plenk p. 240 u. A.

***Hygrocollyrium**, Augenwasser. Vgl. Collyrium.

***Hygroma**, Wasserblase, modern (von *ὑγρός* feucht), heutzutage hpts. von den Schleimbeuteln gebraucht, bei Himly I, 296, 316 noch von dem Thränensack und der Thränendrüse.

***Hygrophthalmia**, nach Mauclerc für Hydrophthalmia, von *ὑγρός* feucht.

***Hylon**, falsch für Helos, Nagel (Himly I, 72). Itacismus!

Hyoscyamus *niger* (L.) (Solan.), Bilsenkraut. *ὑοσκύαμος* heisst wörtlich Saubohne (von *ὗς* und *κύαμος*). Dioscorides hat ein ganzes Capitel darüber (*περὶ ὕλης ἰατρικῆς Δ, ξθ'*, I, 560), worin er eine Unzahl von Namen und die noch heute üblichen Indicationen anführt. *Ὑοςκύαμος (οἱ δὲ διοςκύαμος . . . οἱ δὲ ὑπνωτικόν . . . Ῥωμαῖοι ἰνσάνα . . .) . . . πρός τε τῶν ὀφθαλμῶν φλεγμονάς.* Die wörtliche Bedeutung des Namens spielt eine Rolle in dem berühmten *Φίλωνος ἀντίδοτος.* Vgl. Galen, de compos. med. sec. loc. VIII, 271: *εἴκοσι καὶ κυάμου θηρὸς ἀπ' Ἀρκαδίης, — ἐπειδὴ τὸν Ἐρυμάνθιον κάπρον ὁ Ἡρακλῆς ἀποκτεῖναι λέγεται.* Hiernach sollte man meinen, dass die Schweine ungestraft vom Bilsenkraut fressen können. Aelian leitet jedoch den Namen davon ab, dass die Schweine von der Pflanze Krämpfe bekommen und erlahmen. Die pupillenerweiternde Wirkung des Bilsenkrautes war den Alten wohlbekannt. Vgl. Galen de comp. med. s. l. XII, 740: *Πρὸς γλαυκοφθάλμους ὥστε μελαίνας ἔχειν κόρας . . . . ἔνσταζε ὑοσκυάμου τὸ ἄνθος τρίψας . . .* Vgl. Reclinatio. Die pupillenerweiternden Alkaloïde aus der Pflanze heissen Hyoscyamin und Hyoscin.

Hyper-, *ὑπέρ*, hat die Bedeutung über; mitunter = transcendental, z. B. in Hyperchromatopsie und Hypermetropie.

Hyperaemia, Blutüberfülle. Der Ausdruck ist erst von Andral eingeführt, *l'hyperhémie* (von *αἷμα* Blut). Die Alten hatten den Ausdruck *ὑπεραίμωσις*, Vollblütigkeit.

Hyperaesthesia *retinae*, Ueberempfindlichkeit der Netzhaut; moderner Ausdruck (von *ὑπέρ* und *αἴσθησις* Empfindung), nach Analogie von *ἀναισθησία* gebildet.

***Hyperceratosis**, schlechter Ausdruck (noch bei Desmarres) für Ceratoconus. Vgl. dieses.

***Hyperchromatopsia**, transcendentaler Farbensinn. Vgl. Chroma.

Hypermetropia, Uebersichtigkeit. Vgl. Emmetropia.

***Hyperopia** = Hypermetropia, von *ὑπέρ* und *ὤψ* Gesicht.

Hyperostosis *orbitae* (Himly I, 367)

[1] Auch = wassersüchtig, wofür Epidem. II nach Dioscor. *ὑδρώψ* geschrieben werden soll.

Verdickung der knöchernen Augenhöhlenwände.

Hyperplasia, Ueberbildung (von *πλάσις* Bildung). Modern.

***Hyperpresbyopia** = Hypermetropia; von *ὑπέρ*, *πρέσβυς* Greis, *ὤψ* Gesicht.

Hypertonia, Drucksteigerung (von *τόνος* Spannung). Vgl. Tonus.

Hypertrophia, Uebèrernährung, -Wachsthum (von *τροφή* Ernährung). Moderner Ausdruck, nach Analogie von *ἀτροφία* (durch Leupoldt) gebildet.

Hypo-, unter; *ὑπό*. Die augenärztlichen Ausdrücke, welche mit Hypo- beginnen, bedeuten heutzutage, dass die krankhafte Abscheidung nicht frei an der Oberfläche, sondern unter einer Haut des Auges liegt, und zwar entweder unter der Bindehaut (Hyposphagma), oder häufiger unter der Hornhaut (Hyphaema, Hypopyon). Den Griechen war diese Gebrauchsweise nicht so ganz geläufig.

Hyphaema, Blutung in die Vorderkammer. Moderner Ausdruck nach Analogie von Hypopyon gebildet. Plenk schreibt Hypoaema, also jonisch. Die Alten kannten nur den Ausdruck Haemalops (vgl. diesen und Haemophthalmus). Das Adj. *ὕφαιμος* (von *ὑπό* und *αἷμα* Blut) heisst bei Plato u. A. blutunterlaufen.

Hypochyma und **Hypochysis**, Unterlaufung; *ὑπόχυμα* und *ὑπόχυσις* (von *ὑπό* und *χύνω*, *χέω* ich giesse); latein. *Suffusio*. Es ist der alte Name für Linsentrübung, Staar, Cataract. Vgl. diese und Glaucoma.

***Hypogala** soll Milch in der Vorderkammer bedeuten (Milchmetastase). (Von *γάλα* die Milch.) Eine phantastische Augenkrankheit! (Beer II, 572, Jüngken, Rosas.) — Plenk (251) und Himly (II, 187) nennen so die milchige Trübung des Kammerwassers nach Kapseleröffnung bei Milchstaar, die auch schon Galen gekannt hat (X, 1020).

***Hypolympha** heisst bei Rosas ein eiterähnliches Kammerwasser. (Vgl. Lymphe.) Es ist übrigens richtig, dass bei rheumatischer Iritis eine Trübung des Kammerwassers vorkommt mit gelegentlicher Absetzung eines weissen Streifens an den Boden der Vorderkammer, über dessen Verwandtschaft mit Eiter nur der sich aussprechen kann, der ihn microskopisch geprüft hat. — [Hypolymphia = Lymphmangel, bei Andral!]

Hypopion, vgl. Hypopyon.

Hypopyon (von *ὑπό* und *τὸ πῦον* der Eiter) bedeutet heutzutage Eiter in der Vorderkammer; und stellt ein in den kleinsten Compendien vorkommendes, vielleicht entbehrliches, oft aber (und nicht bloss von den Schülern) unrichtig geschriebenes Wort dar. Das Beiwort *ὑπόπυος* heisst zunächst nur eitrig, wie unser unterködig (*ὕπουλος*): im Gegensatz zu *ἔμπυος* im Innern schwärend, woher *ἐμπύημα*. Hipp. de cap. vuln. L. III, 242 *ὀστέον ὑπόπυον*. Hipp. de genit. (F. 230 l. 24) hat *ὑπόπυος* für *ἔμπυος* = lungeneiternd. Später wurde das Wort auf das Auge und besonders auf die Hornhaut übertragen. Vgl. z. B. Joann. Act. II, 447: *ὑπόπυος δὲ ὁ κερατοειδὴς ἐνίοτε γίνεται, ποτὲ μὲν διὰ βάθους, ποτὲ δὲ ἐπιπολῆς, ὄνυχι προςεοικότος τοῦ πύου κατὰ τὸ σχῆμα, ὅθεν καὶ ὄνυχα τὸ πάθος προςαγορεύουσιν ἔνιοι.* Das Hauptwort Hypopyon bedeutet bei den Alten sowohl Eiterung in der Hornhaut wie auch in der Vorderkammer. Das haben auch schon verschiedene von den modernen Classikern richtig angemerkt. (Maître Jean: H. ist 1. Eiterung zwischen den Hornhautlamellen, 2. in der Vorderkammer. — Beer: die Alten verwechselten das Eiterauge mit dem Hornhautapostem.) Galen. M. M., X, 1019: *οὕτω δὲ (ἐκκόπτεσθαι δεῖ) καὶ τὸ πῦον τῶν ὑποπύων ὀνομαζομένων ὀφθαλμῶν· ἀλλὰ τοῦτο μὲν ὡς τὰ πολλὰ διαφορεῖται φαρμάκοις . . . τῶν καθ' ἡμᾶς δέ τις Ἰοῦστος ὄνομα καὶ διὰ κατασείσεως τῆς κεφαλῆς πολλοὺς τῶν ὑποπύων ἐθεράπευσε … πολλάκις δὲ πῦον ἀθρόως ἐκενώσαμεν διελόντες τὸν κερατοειδῆ μικρὸν ὑπάνω τοῦ χωρίου καθ' ὃ συμφύονται πρὸς ἀλλήλους ἅπαντες οἱ χιτῶνες.* Pseudogalen, Med. XIV 774: *ὑπόπυον δέ ἐστιν, ὅταν πῦον ὅλην τὴν ἶριν περιλάβῃ ἢ τὸ ἥμισυ.* (Vgl. auch die Stelle aus Aetius unter Onyx.) Seit Mauchart (*de Hypopyo*) bedeutet Hypopyon nur Eiter in der Vorderkammer; wie er aber den Eiter hinter der Iris Empyesis[1] nennen will, so findet er schon Beer's Beifall nicht mehr. Wenn Mauchart, Plenk, Beer, M'c Kenzie, Assmann und viele Andere den Eiter in der Vorderkammer Hypopion[2] nennen, so ist das einfach ein Fehler. Es giebt ja auch ein griechisches Wort *ὑπώπιον* (von *ὑπὸ* und *ὤψ*); dies bedeutet aber a) die Gegend unter den Augen, b) die Brausche. A) Ruf. Ephes. I, 48: *Τὰ δὲ ὑπὸ τοῖς ὀφθαλμοῖς ὑπώπια οἷς ὑπόκειται . . μῆλα* (die

[1] *ἐμπυέω, ἐμπύη, ἐμπύησις, ἐμπύημα* gebrauchen die alten Aerzte hpts. von Lungengeschwüren, oder von inneren Eiterungen.

[2] Beer: *Hypopion verum, H. spurium*; nach Plenk 243.

Wangen). Vgl. ib. p. 25 und Aret. m. chr. II, 13 (p. 181). B) Galen. De Compos. med. XII, 804: *Τὸ ὑπώπιον ὅτι μὲν ὑπὸ τοὺς ὦπας γίνεται, καὶ τοὔνομα αὐτὸ δηλοῖ, καθάπερ εἴτις ὑποφθάλμιον*[1] *ὠνόμασεν αὐτό· τοῦ γένους δέ ἐστιν τῶν ἐκχυμωμάτων, ὀνομάζουσι δ' οὕτως Ἱπποκράτης τε καὶ ἄλλοι πολλοὶ τῶν ἰατρῶν τὸ κατὰ τὸ δέρμα πάθος, ὅταν τῶν ἐν αὐτῷ λεπτῶν φλεβῶν θλασθεισῶν αἷμα διὰ τῶν θλασμάτων ἐκχυθῇ.* Nun folgen Mittel gegen frische und alte Sugillationen, mit und ohne Entzündung, mit und ohne Schwellung, mit und ohne Verletzung. — Wegen der rein anatomischen Bedeutung scheint man später auch die blauen Ringe unter den Augen so genannt zu haben. Theoph. Nonnus c. 73, I, 262: *Ὑπώπιά ἐστι τὰ πελιδνώματα ὑπὸ τοῦ ὀφθαλμοῦ ὅταν μελαίνεται τὸ κάτω βλέφαρον· συμβαίνει δὲ τοῦτο μᾶλλον γυναιξίν.* — Interessant ist, dass auch *sugillatio* die Blutunterlaufung, *sugillare* braun und blau schlagen, von *sub* und *cilium* abgeleitet wird. Plin., *oculi ex ictu suffusi cruore et sugillati.*

***Hyposphagma**, Bluterguss unter die Bindehaut (und Lidhaut). Gelehrt, aber entbehrlich; jedoch echtgriechisch! *Ὑπόσφαγμα*, von *ὑπὸ* und *σφάττειν* schlachten. Pseudogalen, Med. XIV, 773: *ὑπόσφαγμα δὲ λέγουσιν, ὅταν ὑπὸ πληγῆς ῥαγέντων τῶν ἐν τῷ πρώτῳ χιτῶνι ἀγγείων μεταξὺ τῆς κτηδόνος τοῦ λευκοῦ καὶ τοῦ ἐντὸς χιτῶνος αἷμα ὑπέλθῃ καὶ παραχρῆμα μὲν ἔναιμον ᾖ τὸ χρῶμα τοῦ ὀφθαλμοῦ, ὕστερον δὲ πελιτνόν.* Mitunter ist innereBlutung dabei und Rothsehen. (Vgl. das Citat bei Icterus, Galen VII, 99.) So auch bei Joann. Act. (p. 445): *Τὸ δὲ καλούμενον ὑπόσφαγμα ἐκ πληγῆς μὲν τὴν ἀρχὴν ἔχει· ῥῆξις δὲ ὧδε γίνεται τῶν φλεβιδίων, ὅσα περὶ τὸν ἐπιπεφυκότα διατέτανται καὶ αἱματώδης καὶ ὑποφλεγμαίνων ὁ ὀφθαλμὸς φαίνεται.* Aber Paull. Aeg. (III, p. 73), der sich ganz kurz fasst, hat doch durch die Hinzufügung von *ὡς μάλιστα* bewiesen, dass er schon die spontanen Formen kannte: *Ὑπόσφαγμά ἐστι ῥῆξις τῶν φλεβῶν τοῦ ἐπιπεφυκότος, ἐκ πληγῆς ὡς μάλιστα γινομένη.* Theophanes Nonnus c. 78, I, 206 hat wörtlich dasselbe, nur *ὡς μάλιστα* ausgelassen. Maître Jean belehrt uns, dass die Araber den Zustand Tarfen und, was uns mehr interessirt, seine Landsleute ihn *oeil poché* nennen.

***Hypotonia**, Druckverminderung (von *τόνος*). Vgl. Tonus.

Hysterie, — ein Kreuz für jeden Arzt. Es ist *ὑστέρα* (neben *μήτρα*) der zweite Name für Gebärmutter. Ueber die angebliche Ursache dieser Benennung vgl. Pseudogalen, Def. med. XIX, p. 362: *καὶ μήτρα μὲν λέγεται διὰ τὸ εἶναι μητέρα πάντων τῶν βρεφῶν. ὑστέρα δὲ λέγεται διὰ τὸ ὕστερον τῶν μορίων κεῖσθαι αὐτήν.* Vgl. Soranus *περὶ γυναικ.* III (p. 175, Teubner, 1882), woselbst man sich überzeugen kann, wie schlechte Etymologen die Alten waren. Uebrigens hiess die Nachgeburt schon bei Hipp. *τὰ ὕστερα.* (Aphor. V, 49. Vgl. Galen's Comment. dazu.) Mehr interessirt uns aber hier Hipp. Aphor. V, 35: *γυναικὶ ὑπὸ ὑστερικῶν ἐνοχλουμένῃ . . . πταρμὸς ἐπιγινόμενος ἀγαθόν.* Das Wort *ὑστερικός* sollen die Hebeammen aufgebracht und die Weiber von ihnen gelernt haben. Galen *de loc. affect.* (VIII, 414): *ἐγὼ δὲ θεασάμενος πολλὰς γυναῖκας ὑστερικάς, ὡς αὐταί τε σφᾶς αὐτὰς ὀνομάζουσιν, αἵ τ' ἰατρίναι πρότεραι, παρ' ὧν εἰκός ἐστι κἀκείνας ἀκηκοέναι τοὔνομα, τινὰς μὲν ἀναισθήτους τε ἅμα καὶ ἀκινήτους κειμένας κ. τ. λ.* Galen, Comm. in Hipp. de acut. morb. vict. libr. (XV, 917): *ὑπὸ ὑστερικῶν πνιγομένων γνῶσις.* Es handelt sich also um die schwereren Fälle von Empfindungs-, Bewegungs-, Pulslosigkeit. Das Hauptwort Hysteria war den Alten unbekannt; *ὑστήρια* bedeutet Schweinsopfer (von *ὗς*)! — Heutzutage wird „die Neurose *par excellence*" als Hysterie bezeichnet; man spricht sogar von männlicher Hysterie und denkt kaum noch an den Ursprung des Wortes. Den Augenarzt beschäftigt neben vielen anderen besonders die sogenannte Copiopia hysterica, von der Förster eine klassische Beschreibung geliefert hat.

J

Jaborandi, vgl. Pilocarpus.

Ichthyosis, die Fischschuppenkrankheit (*ἰχθύς* Fisch, *ἰχθυώδης* fischartig) greift auch auf die Lider über. (Graefe-Saemisch IV, 407.)

Icterus, Gelbsucht, Gallenfärbung der

[1] Hippocr. Coac., F. p. 137 C.; de mulier. p. 595, 50: *τὰ ὑποφθάλμια πελιδνά.*

Haut und Bindehaut; ἴκτερος[1] (Adj. ἰκτερικός, ἰκτεριώδης, auch ἰκτεριόεις, verb. ἰκτερόομαι und -ιάω). Gal. Med. XIV, 735: ἴκτερος δέ ἐστιν ἀνάχυσις χολῆς εἰς τὴν ἐπιφάνειαν. Def. med. XIX, 413: ἴκτερός ἐστιν ἀνάχυσις χολῆς ἐπὶ τὸ δέρμα ὥστε βάπτεσθαι τὴν ἐπιφάνειαν καὶ χλωρὰν ἐπιτελεῖσθαι .. καὶ λευκαὶ αὐτοῖς αἱ κατὰ κοιλίαν διαχωρήσεις γίνονται. Galen, Comment. in Epidem. Hipp.: Ἴκτερος σύμπτωμα κακοπραγοῦντος τοῦ ἥπατος. Vgl. Aretäus περὶ χρον. παθ. α', ιγ' u. A. Den Icterus am Auge kannte schon Hippocr. (de loc. in Hom. K. II, 125): ἴκτερος ἢν ἐπιγένηται ἐν τοῖσιν ὀφθαλμοῦσιν. Dies ist das gelbe Aussehen der Augen. Hiervon ist zu unterscheiden das nur seltene Gelbsehen der Gelbsüchtigen.[2] Letzteres wird neuerdings Xanthopsie genannt (von ξανθός gelb, [ξανθωπός gelbaussehend] und ὤψ das Gesicht). Galen, De caus. sympt. (VII, 99): οἱ μὲν ἰκτεριῶντες ὠχρὰ πάντα θεᾶσθαι δοκοῦσιν, οἱ δὲ ὑποσφάγμα πεπονθότες ἐρυθρά. Also, m. H., Ochrotheasis für Xanthopsia!

-ides = -artig, -ähnlich. Die Endung -ειδης kommt von τὸ εἶδος die Art, εἰδικός heisst speciell. Special-Augenarzt oder Specialist für Augenheilkunde heisst heutzutage auf hellenischen Visitenkarten Εἰδικὸς ὀφθαλμιατρός.

Idiopathia, idiopathisch, vgl. Sympathia.

Jequirity nennt das Volk in Brasilien die harten Samenkörner des Strauches *Abrus precatorius* (Legum., Papil.), der, in Indien seit uralter Zeit bekannt, über Asien, Afrika, Amerika sich verbreitet hat. Die Körner heissen Paternostererbsen, Krebsaugen und dergl. Ein Aufguss der Körner ist in Brasilien Pfuschmittel gegen Augenkrankheiten (Trachom). Es erzeugt bei örtlicher Anwendung eine heftige Bindehautentzündung mit Belag (*Conj. crouposa*). Das wirksame Ferment ist von Brylant und Vennemann Jequiritine genannt. Der Arzt thut besser, sich des Mittels zu enthalten.

***Illaqueatio**, Einfädelung. Vgl. Trichiasis.

Illusio s. Hallucinatio.

***Incongruenz** der Netzhaut, soll heissen Inc. der beiden Netzhäute.

***Inoculatio**, das Propfen. Es heisst nicht: etwas in's Auge bringen, — wie bei der Behandlung des Pannus durch Einbringen von Trippergift; sondern das Einsetzen eines Propfreises, das Einimpfen der Vaccine u. dergl.

***Insufficienz** der *Recti interni* = Schwäche der inneren geraden (Augenmuskeln). — Ebenso der *externi* = der äusseren.

***Intercalarstaphylom**, *Staphyloma intercalare* = Schaltwulst (zwischen Regenbogenhaut und Strahlenkörper). *Intercalaris, intercalarius*, Adj. = Schalt-. (*Intercalare* heisst wörtlich ausrufen, dass etwas eingeschaltet sei, von *calare* [καλεῖν] ausrufen.)

Interstitialis Keratitis. *Interstitium* heisst der Zwischenraum, besonders der kleine. Sichel d. V. hat 1837 zuerst als Kerat. *non vasculaire, interstitielle, primitive, ponctuée* diejenige Form beschrieben, welche man heutzutage als *Kerat. punctata* bezeichnet. (Er meinte wohl die Zwischenräume zwischen den Punkten.) Es ist also ein Irrthum, wenn die heutigen Schulbücher *K. interstitialis* = *K. parenchymatosa* setzen. (Vgl. Parenchyma.)

Intervaginalraum = Zwischenscheidenraum.

Intervalle focal (Sturm), frz. = Brennstrecke. (Der Raum zwischen den beiden Hauptbrennlinien eines astigmatischen Strahlenbündels.) Das deutsche ist besser, namentlich für deutsche Schulbücher. *Invallum*, lat. = der Zwischenraum, eigentlich der Raum zwischen zwei Pallisaden (von *inter* und *vallus*).

Iri-, unzählige Namen sind damit zusammengesetzt worden, nicht alle werde ich anführen. Von ἶρις, vgl. Auge.

***Iriankistron**, Irishäkchen. Vgl. Coreoncion.

***Iridallochrosia**, Irisverfärbung, von ἶρις und ἀλλόχρως, ἀλλόχρους farbenwechselnd. Allochrosia giebt es nicht, nur ἀλλόχροια bei Adamant., einem Physiognomen des V. Jahrh. nach Chr.

***Iridaraeosis**, Regenbogenhautverdünnung (ἀραίωσις Auflockerung). Kraus will Iridoleptynsis, λέπτυνσις Verdünnung.

Iridectomia, Irisausschneidung, von ἶρις, ἐκ und τομή Schnitt.

***Iridectopia**, Irisverlagerung, z. B. hinter

---

[1] Ableitung unbekannt. Cael. Aurel. m. chr. III, c. V. *Passio vocabulum sumpsit secundum Graecos ab animalis nomine, quod sit coloris fellei.* — Der gelbe Vogel ἴκτερος hiess bei den Lateinern *galbulus* (oder *galbula* oder *galgulus*), von *galbus* = grüngelb. Wahrscheinlich die Goldamsel. Es ist also ebenso, wie wenn bei uns das Volk die gelbsüchtigen — Kanarienvögel nennt. — Vgl. übrigens Plin. XXX, 94: *Avis icterus vocatur a colore, quae si spectetur, sanari id malum tradunt et avem mori;* (!) *hanc puto latine vocari galgulum.* — Gorr.: *Ferunt icterum vocatum a mustela* (Wiesel) *quae ἴκτις dicitur, quod ea oculos aurei coloris habeat.*

[2] Vgl. Hirschberg, Berl. klin. W, 1885, Nr. 23 und C. f. A. 1885, p. 412; auch Plenk p. 370, nach welchem Durazzini in einem Falle die Markhaut gelb gefunden.

die Linse (von ἶρις und ἔκτοπος aus dem Platz).

***Iridenkleisis**, Iriseinklemmung. Vgl. Coreoncion.

***Iridentome** = Iridotomia (ἐντομή Einschnitt).

***Irideremia**, Irismangel (ἐρημία Einsamkeit, Mangel). Entbehrlich. Vgl. Aniridia.

Iridochorioiditis, Entzündung v. Regenbogenhaut und Aderhaut.

Iridocyclitis, Entzündung von Regenbogenhaut und Strahlenkörper.

***Iridodesis**, Irisabbinden. Vgl. Coreoncion.

Iridodialysis, Irisablösung (von ἶρις und διάλυσις Trennung): 1. nach Verletzung, 2. nach Operation (die veraltet ist).

Iridodiastasis, angeborene Trennung der Iris vom Ciliarrande(?); von ἶρις und διάστασις Trennung.

***Iridodonesis**, Irisschlottern (von ἶρις und δονέομαι ich schwanke, τὸ δόνημα das Schwanken). Unnütz, da das deutsche bezeichnender.

***Iridoncus**, **Iridoncosis** (von ἶρις und ὄγκος, ὄγκωσις Wulst) = buckelförmige Irisentartung (*Irit. deform.*). Schwülstig! (Noch in Graefe-Saemisch IV, 2, 566.) Gal., VII, 93 ὥσπερ κύστις.

Iridoplegia, Irislähmung (von ἶρις und πληγή der Schlag), für Pupillenerweiterung. (Auch noch im Graefe-Saemisch.)

***Iridoschisma**, Irisspalt (von ἶρις und σχίσμα Spalt) = *Coloboma iridis*.

Iridotomia, Iriszerschneidung; von ἶρις und τομή Schnitt. Ein sparsamer Fachgenosse schreibt Iritomie, doch können wir ihm die Silbe nicht schenken. (Höchstens einen Buchstaben: Iriotomie.) Oder ist es Rache für die überschüssige Silbe in Coretotomia?

Iris, Regenbogenhaut, ἶρις. Vgl. Auge.

Iriscyste, Regenbogenhautblase, Blendhautblase (von ἶρις und κύστις). Man unterscheidet seröse und epidermoïdale. Letztere kann man Propfgeschwüste nennen.

Iritis, Regenbogenhautentzündung. Begriff und Name sind neu (Schmidt, Wien 1801). Beobachtet ist aber die Krankheit schon von Hippocrates (Praedict. II, 28, Ed. Kühn I, 214): τουτέων δὲ ὀλίγῳ ἀμείνους ὁκόσαι ἢ σμικρότεραι φαίνονται (κόραι) ἢ εὐρύτεραι ἢ γωνίας ἔχουσαι εἴτ' ἐκ προφασίων τοιαῦται γένοιατο εἴτ' αὐτόμαται. Gal. VII, 93. φλεγμοναὶ . . . ἐν τῷ ῥαγοειδεῖ (συνιστάμεναι). Aet. VII, νή (p. 134). σύγχυσις . . καὶ ἐπὶ φλεγμονῇ τοῦ ῥαγοειδοῦς συμβαίνει. Der grammatisch richtigere Name Iriditis (Ireitis) ist ungebräuchlich.

Ischaemia. Ἴσχαιμος heisst blutstillend (von ἴσχω ich hemme, τὸ αἷμα das Blut). Danach wäre Ischaemia Blutstillung; es soll aber *I. retinae* Blutleere der Netzhaut (durch Schlagaderverengerung) bedeuten. (Auch im Graefe-Saemisch.) Allerdings wird Ischaemia durch eine grosse Autorität als „örtlicher Blutmangel in Folge der Widerstände gegen das Einströmen" bezeichnet. — Nach Analogie von ἰσχουρία (Galen. VIII, 9).

***Isopteren** sind einmal von mir die Curven gleicher excentrischer Sehkraft genannt worden (ἴσος gleich, ὀπτήρ Späher).

***Isoscop**, ein Apparat von Donders, um die horizontalen und verticalen Trennungslinien beider Netzhäute zu ermitteln. (Von ἴσος gleich, σκοπός der Späher).

-itis am Ende griechischer Wörter von anatomischer Bedeutung heisst Entzündung des betreffenden Theiles; z. B. Blepharitis, Lidentzündung. Barbarisch, aber nicht auszurotten, ist der Gebrauch, lateinische Stämme in *-itis* endigen zu lassen, z. B. Retinitis, Netzhautentzündung. Ich sehe keinen Grund, weshalb man nicht i. A. die deutschen Ausdrücke vorziehen sollte. Uebrigens ist die Anwendung der Endigung ῖτις älter, als die Lexicographen meinen. Jedoch verstanden die Alten eigentlich dabei νόσος (Krankheit). Hipp. de morb. (F. 524. 20) ἀρθρῖτις νοῦσος ὅταν ἔχῃ . . . Hipp. de aere L. II, 36. ὑπὸ νεφριτίδων ἁλίσκονται. Hipp. d. rat. vict. in acut. L. II, 232. ὁκοῖα ὠνόμασαν οἱ ἀρχαῖοι(!) πλευρῖτιν καὶ φρενῖτιν. Aret. de sign. m. chr. II, 12 ξυνὸς ἁπάντων τῶν ἄρθρων πόνος ἡ ἀρθρῖτις. Pseudogalen, Def. med. XIX, 424: νεφρῖτις ἐστὶ φλεγμονὴ νεφρῶν. — Aber gerade am Auge zogen die Alten willkürliche Benennungen den anatomisch sichtenden vor, zumal da sie auch noch keineswegs in der Lage waren, die Entzündungen der einzelnen Theile des kleinen Organes genau von einander zu unterscheiden.

K

Die gewöhnlich unter K gesuchten Worte wird man unter C finden. Da wir uns nicht der griechischen, sondern der lateinischen Buchstaben bedienen; so haben wir auch das C, durch welches die Lateiner das K ersetzen, in den griechischen Worten anzuwenden. Wir schreiben Ceratitis, sprechen Keratitis.

L

***Labidobelonancistron**, Pincettenpfeilhaken. Vgl. Coreoncion.

Lacrimalis, Adj., von *lacrima, lacryma, lacruma* (δάκρυ) die Thräne. (Das Adj. ist neulateinisch resp. italienisch.) *Os l.* Thränenbein, *fist. l.*, Thränenfistel; *glandula lacr.* Thränendrüse; *saccus l.* Thränensack. Blepharitis lacrimalis, Lidrandentzündung durch Thränenstauung.

***Lacrimotom** (*lacrima*, τομός schneidend) soll ein Thränenfistelmesser bedeuten! (C. f. A. 1885.)

***Lactatio**, das Säugen, soll Ursache von Sehstörung oder Accommodationsschwäche sein. *Lactare* heisst wie θηλάζω säugen oder auch saugen. *Lactatio* scheint neulateinisch zu sein; kommt bei Castelli noch nicht vor.

Lagophthalmus, Hasenauge, *oculus leporinus*, das Offenstehen der Lider: Λαγώφθαλμος, λαγωφθαλμία, von λαγώς der Hase (jon. λαγός). Dass die Hasen mit offenen Augen schlafen, glauben Alte und Neue: a) Plin. hist. n. XI, 147 (S. 2, 291): *Quin et patentibus (oculis) dormiunt lepores multique hominum, quos* κορυβαντιᾶν *Graeci dicunt.* b) In Brehm's Thierleben finde ich keine Notiz, wohl aber in Brockhaus' Convers.-Lex. XI. Aufl. VII, 690: „Dass der Hase mit offenem Auge schlafe, ist vollkommen richtig." Vgl. Maître-Jean und Bartisch; letzterer nennt das Uebel Hasenschlaf. Der Krankheitsname stammt schon aus dem Alterthum. Pseudogalen,[1] Def. med. XIX, 439[1]: Λαγωφθαλμόν ἐστιν ἀνάσπασις τοῦ ἄνω βλεφάρου ὥστε μὴ καλύπτειν ἐν τῷ καμμύειν ὅλον τὸν ὀφθαλμόν. Celsus 7, 7, 9: *Nonnunquam autem nimia . . excisa cute evenit, ut oculus non contegatur. Idque interdum etiam alia de causa fit.* λαγώφθαλμον *Graeci appellant.* Aet. VII, p. 137: Λαγόφθαλμοι καλοῦνται ἐφ' ὧν ἀνέσπασται τὸ ἄνω βλέφαρον· καὶ ἀνέῳγεν ὁ ὀφθαλμὸς ἐν τῷ καθεύδειν, καθάπερ τῶν λαγωῶν· γίνεται δὲ τὸ πάθος ποτὲ μὲν ἐξ ἀναῤῥαφῆς[2] πλέον τοῦ δέοντος ἀνασπασθέντος τοῦ βλεφάρου, ὥστε μὴ δύνασθαι καλύπτειν τὸν ὀφθαλμόν· ποτὲ δὲ ἑλκώσεως προηγησαμένης αὐτομάτου, ὥσπερ ἐπὶ τῶν ἀνθράκων γίγνεται. (Folgt die chirurg. Behandlung.) Paull. Aeg., VI, 10 Chirurg. p. 111: Λαγοφθάλμους καλοῦσι τοὺς τὸ ἄνω βλέφαρον ἀνεσπασμένον ἔχοντας. Τοῦτο δὲ γίνεται τὸ πάθος ἢ φυσικῶς ἢ ἐξ οὐλῆς τραύματος· καὶ τούτου ἢ αὐτομάτως ἢ ὑπὸ ἀναῤῥαφῆς ἢ καύσεως . . ἀφυῶς γεγενημένης. (Folgt die Beschreibung der Operation.) Der Name Lagophthalmus ist noch heute sehr gebräuchlich; man unterscheidet den mechanischen und den paralytischen, durch Lähmung der Gesichtsnerven, also des Schliessmuskels der Lider.

***Lamina**, Platte, *l. cribrosa* Siebplatte. *Cribrum* das Sieb, das Adj. heisst *cribrarius*. Ich finde das deutsche schöner.

***Lapsus** plp. sup. = Lidfall.

***Lemositas**, Lidwinkelcatarrh, Lidverschleimung. Barbarisches Wort aus griechischem Stamm und lateinischer Endung. Plenk nennt die Augenwinkelunreinigkeit (Augenbutter) *lemia s. gramia*. Lateinisch ist *limus* (nach den Lex. von *lino*) = Schmiere, Schlamm; wohl zusammenhängend mit dem deutschen Lehm (mittelhochd. leime) und Leim (mhd. lîm). Griechisch ist λήμη Augenbutter, auch λημία, Dim. λημίον, Adj. λημώδης, verb. λημᾶν; davon λημότης Triefäugigkeit. Ferner γλήμη = λήμη; davon τὸ γλημίον; auch γλαμυρός triefäugig. Daraus das lateinische *gramiae* (*gremiae*, statt *glamiae* oder *glamae*) Augenbutter, bei Plin. 25, 13, 155, und das Adj. *gramiosus*. Hippocr. Prorrh II (F. 101 G) λημῶντες ὀφθαλμοί sowie λήμη öfters. Galen in Hipp. de artic. (XVIIIa, 579): οἷον ἡμίπεπτόν τι, καθάπερ ἐν ὀφθαλμοῖς ὑμένες ἀπολείπουσιν, ὅταν ἀῤῥωστῶσι, τὴν καλουμένην λήμην. Galen in Hipp. Epidem. libr. II (XVII a, 640): ἐν πυρετοῖς καυσώδεσιν . . . ὀφθαλμοῖσι λῆμαι σημεῖον κακόν. Galen. de tot. morb. tempor. VII, 447: οὕτω κἂν ἐν ταῖς ὀφθαλμίαις ἐν ἀρχῇ μὲν ἀποῤῥεῖ πολὺ καὶ λεπτὸν, ἄπεπτον ἱκανῶς· ἐφεξῆς δὲ, ἔλαττόν τε καὶ παχύτερον . . . εἶτα ἐν τῷ χρόνῳ προϊόντι . . . . αὐξάνεται τὰ τῆς πέψεως εἰς τοσοῦτον ὡς καὶ κολλᾶσθαι τὰ βλέφαρα κοιμηθέντων ὑπὸ τῆς γενομένης λήμης . . Alex. Trall. I, 353 (wenn das hekt. Fieber in das marastische übergeht): καὶ τὰ βλέφαρα βαρύνονται . . . . ὅθεν καὶ τὰς λήμας ἔχουσι ξηράς. . . In der Collect. Steph. p. 328 heisst dies: *pituitas crassas quas* λήμας *Graeci vocant.* Hesychius λῆμαι· αἱ περὶ τοὺς κανθοὺς τῶν ὀφθαλμῶν πεπηγυῖαι

[1] Im Text steht Λαγωφθαλμόν als Neutrum und Oxytonon!
[2] Im Text ἀῤῥαγῆς, wohl falsch.

συστάσεις ἢ ἐκρέουσαι τῶν ὀφθαλμῶν ἀκαθαρσίαι. Varinus Λήμη λευκὸν ὑγρὸν τὸ ἐν ὀφθαλμοῖς συναγόμενον.

Lens, Linse (Script. r. r.); *lens crystallinus* Krystalllinse, s. Auge. (Bei den Lat. gewöhnlich *fem.*)

***Lenticonus**, Linsenkegel (κῶνος Kegel), bei Michel.

***Lentitis**, Linsen(kapsel)entzündung. (Himly II, 1206; auch noch bei Desmarres.)

Lepra des Auges (Bull u. Hansen 1873, de Vincentiis 1880 u. A.[1]); λέπρα heisst der Schuppenaussatz, von τὸ λέπος oder ἡ λεπίς die Schuppe. Hippocr. Aphor. III, 20 (L. IV, 494). Im Frühjahr λέπραι καὶ λειχῆνες. Ferner L. V. 78, 132, 208, 304. Ferner in der LXX; bei Pseudogalen, Isag. XIV, 758: λέπρα δὲ πάθος μὲν καὶ αὐτὴ δέρματος ἐπὶ τὸ λευκότερον καὶ τραχύτερον τρεπόμενον. Def. med. XIX, 427: Λέπρα ἐστὶ μεταβολὴ τοῦ χρωτὸς ἐπὶ τὸ παρὰ φύσιν μετὰ τραχύτητος καὶ κνησμῶν καὶ πόνων, ἔσθ' ὅτε μὲν καὶ λεπίδας ἀποπίπτειν, ὅτε δὲ καὶ ἐπινέμεται πλείονα μέρη τοῦ σώματος. Actuar. de diagnos. β' κγ' (p. 455). Ἧσσον εἰς κακίαν μετὰ τὸν ἐλέφαντα λέπρα. Heutzutage ist Lepra eine chronische parasitäre Krankheit mit umschriebenen entzündlichen Neubildungen in Haut und Bindegewebe, unheilbar, aber nicht Todesursache (Neisser bei Ziemssen). Er meint, dass die Alten die Krankheit λευκή, weissen Aussatz, genannt. — Diese erwähnen Oribas. und Aegineta.

Leptothrix, Feinhaar, eine Alge, welche im Munde vorkommt (*L. buccalis*, von *bucca* Backe, Mund), von Ch. Robin 1847 beschrieben und benannt; mitunter in den Thränencanälchen (häufiger im unteren), als Ursache von Verhärtungen und Verstopfungen, vorgefunden. (Bei Aristot. heisst λεπτόθριξ dünnhaarig, von λεπτός dünn und θρίξ das Haar; ebenso λεπτότριχος.) Ein anderer Pilz im Thränenröhrchen ist Streptothrix (στρεπτός gedreht).

Leuc- (Leuk-), weiss, von λευκός.

Leucaemia [Leukaemia, richtiger aber Leuchaemia nach Analogie von λευχείμων weiss gekleidet, von λευκός und εἷμα das Gewand] = Weissblut, Vermehrung der weissen Blutkörperchen (aus λευκός und αἷμα Blut nach Analogie von ἀναιμία gebildet, von dem Entdecker der Krankheit, R. Virchow, 1845). Der längere Name ist Leucocythaemia (von λευκός, τὸ κύτος die Hülle, Zelle und τὸ αἷμα); der geringere Grad wird Leucocytosis genannt. Den Augenarzt interessirt die weissblütige Netzhautentzündung, *Retinitis leuchaemica.*

Leucaethiopia, vgl. Albinismus.

Leucoma, weisse Narbe; λεύκωμα. Vgl. Nubecula. Adj. λευκωματικός. Paull. Aeg. p. 77 nennt λευκωματικά die Mittel gegen Narben.

***Leucophlegmatia** *palpebrarum* bei Beer (II, 15) = *Oedema plp. frigidum*, Hautwassersucht des Lides. Ebenso Himly I, 225. Aber nach Rost heisst λευκοφλεγματία (von λευκός und φλέγμα Schleim) die Bleichsucht; verb. λευκοφλεγματέω, adj. λευκοφλέγματος. Nun Rost irrt sich hier, wie öfters in medizinischen Dingen. Hesychius sagt ὁ ὕδρωψ λευκοφλεγματίας = ἀνασάρκα. — Schon bei Hipp. heisst es Aphor. (K. III, 766): Ἐπὶ λευκῷ φλέγματι ὕδρωψ ἐπιγένεται (Kraus liest ὕδρωψ); ibid. (III, 759): Ἢν ὑπὸ λευκοῦ φλέγματος ἐχομένῳ διάῤῥοια ἐπιγένηται ἰσχυρή, λύει τὴν νοῦσον. Pseudogalen, Med. XIV, 746: ὑδρώπων δὲ τριττὸν εἶδος, ὁ μὲν ἀσκίτης, ὁ δὲ τυμπανίτης, ὁ δὲ ὑποσαρκίδιος ...... ὁ δὲ ὑποσαρκίδιος κατὰ πᾶν ἐστι τὸ σῶμα ἀνάλυσις τῶν στερεῶν σωμάτων εἰς ὕδατος φύσιν ..... καλεῖται δὲ λευκοφλεγματίας. Vgl. Galen XVIIa, 723. Cels. III, 21. (*Hydropis*) *tres species .... Primum* τυμπανίτην; *secundum* λευκοφλεγματίαν *vel* ὑπὸ τὴν σάρκα; *tertium* ἀσκίτην *Graeci nominarunt.* Cael. Aurel. m. chr. III, 8, p. 470 *alium* (*hydropem*) *in toto corpore constitutum leucophlegmatiam, quam latino nomine etiam intercutem dicemus, alium inter peritoneum et intestina asciten.* Also Beer hat Recht, wir aber auch, wenn wir deutsch reden.

Leucorrhoea, Weissfluss (der weiblichen Geschlechtstheile), Ursache von Bindehauteiterung. Vgl. Galezowski u. Daguenet (Affect. ocul. Paris 1883, p. 64): *Ophthalmie leucorrhéique.* Es ist dasselbe, was ich gonorrhoïsche Bindehauteiterung bei Kindern genannt habe. Vgl. Berl. kl. W. 1884. Der Name Leukorrhoea (von λευκός weiss und ῥοή Fluss) ist neu, die Krankheit aber sehr alt. Galen de simpl. medic. t. et facult. VIII (Kühn XII, 86): ἡ δὲ τὴν λευκὴν ἔχουσα ῥίζαν νυμφαία σφοδροτέρας ἐστὶ δυνάμεως ὥστε ῥοῦν γυναικεῖον ἰᾶσθαι. [Nymphaea ist eine Wasserpflanze, die Seerose. Dioscorides (Mat. med. III, 138 Edit. Kühn-Sprengel I, 478) hat ihr ein Capitel gewidmet.] Soran. (Ed. Rose, Teubner 1882, p. 338):

[1] Ich fand die lepröse Iritis ähnlich der tuberc., nur schwächer und langsamer.

Περὶ ῥοῦ γυναικείου. . . . εἷς μὲν γάρ ἐστιν ἐρυθρός, ἄλλος δὲ ὑδατώδης καὶ λευκός.

Leucoscop (von *λευκός* weiss, *σκοπός* der Späher), ein Instrument von v. Helmholtz, das von A. König verändert und auch zur Prüfung auf Farbenblindheit benutzt ist. Eine Beschreibung desselben siehe C. f. A. 1882, p. 56. Der Name rührt daher, weil zwei aus zwei verschiedenen Componenten gemischte, weissliche Farbentöne verglichen werden.

***Leucosis**, 1. *λεύκωσις* = *λεύκωμα*. Vgl. Nubecula. 2. Leucaethiopia, vgl. Albinismus.

Lichen ruber. flechtenartige Entzündung der Lidhaut; Graefe-Saemisch IV, 385. *Λειχήν*, Flechte, an Steinen, Bäumen (eine Art heisst *ἱππολειχήν*), Thieren und Menschen. Ebenso lat. *lichen*, bei Plinius. Gal. d. c. med. IV; XII, 830: *λειχῆνες τὸ τῶν γενειῶν πάθος ἀηδέστατον .... ἕρπει γὰρ καθ' ὅλου τοῦ προσώπου καὶ ὀφθαλμῶν ἅπτεται* ... (Mentagra). Ferner de simpl. med. temp. II, c. XI, Vol. XII, p. 57: *λειχὴν ὁ ἐπὶ τῶν πετρῶν ἔστι μὲν οἷον βρύον τι, τοῦ γένους δ' ἂν ὀρθῶς ὀνομάζοιτο τῶν φυτῶν. ὠνομάσθαι δ' οὕτω δοκεῖ διὰ τὸ λειχῆνας θεραπεύειν* (?). Heutzutage wird Lichen (von Auspitz) zu den „folliculären Parakeratosen" gerechnet.

***Limbus**, Saum. Sclerallimbus ist unrichtig, da die Lederhaut einen besonderen Saum nicht besitzt. *Limbus conjunctivae* ist der schmale Saum der Augapfelbindehaut, welcher über die durchsichtige Hornhaut hinübergreift; also Hornhautsaum.

Lipoma, Fettgewächs, von *τὸ λίπος* das Fett, *λιπάζω*: *λιπόω* — wird vermisst; *λιπᾶν* fett sein, *λιπώδης* fettig. (NB. Lipo- vor griechischen Worten heisst -los, z. B. *λιποβλέφαρος*, ohne Augenlider, von Verb. *λείπω*.)

***Lippitudo**, Eiterfluss, vermehrte Absonderung der Bindehaut. *Lippus* heisst triefend; wird auch von saftreichen Feigen gebraucht. Das Verbum ist *lippire*. Die Lateiner haben das griechische Wort *ὀφθαλμία* mit *lippitudo* wiedergegeben, die Absonderung mit *pituita*. Vgl. Celsus VI, 6 (p. 347): *Protinus autem orta lippitudine quaedam notae sunt, ex quibus, quid eventurum sit, colligere possimus. Nam si simul et lacryma et tumor et crassa pituita coeperint; si ea pituita lachrymae mista est; neque lachryma calida est, pituita vero alba et mollis, tumor non durus, longae valetudinis metus non est. At si lachryma multa et calida, pituitae paullum, tumor modicus, idque in uno oculo est; longum sed sine periculo futurum est . . . Tumor magnus si sine dolore est et siccus, sine ullo periculo est. . . . . Pejus etiamnum est, ubi pituita pallida aut livida est, lachryma calida aut multa profluit, caput calet, a temporibus ad oculos dolor pervenit, nocturna vigilia urget. siquidem sub his oculus plerumque rumpitur.* Ibid. p. 363. *Nonnunquam etiam ex aspritudine lippitudo fit.* p. 364. *Est etiam genus aridae lippitudinis quod ξηροφθαλμίαν Graeci appellant.* Heutzutage wird die Entartung des Lidrandes durch chronische Entzündung Lippitudo genannt. (Nettleship p. 70.)

***Lithiasis,** Steinkrankheit; *λιθίασις* von *λίθος* Stein. So bezeichneten die Galeniker die kalkige Verstopfung der Meibom'schen Drüschen. Med. XIV, 771: *λιθίασις δέ ἐστιν ὅταν ἐκστραφέντων τῶν βλεφάρων ὅμοια πώροις* (Steinchen) *περὶ τὰ βλέφαρα ὑπάρχῃ λευκὰ καὶ παχέα καὶ οἷον λίθοις ἐμφερῆ νύσσοντα τὸν ὀφθαλμόν.* Beer schreibt — Lythiasis! Die Neueren nennen jede Steinbildung Lithiasis; auch die in dem unteren Thränenröhrchen.

***Logadoblenorrhoea** nennt C. Graefe die egyptische Augenentzündung, doch ist mir trotz der Bemerkungen von Himly und Kraus nicht klar geworden, warum. *λογάς* heisst auserlesen; dagegen *αἱ λογάδες*, *λογχάδες* (für *λευκάδες*?) das Weisse im Auge. (Logadectomia = Peritomie.)

Loupe, Vergrösserungsglas (frz.).

Lues, die Seuche. Das Wort ist wenigstens nützlich in der mündlichen Unterhaltung mit Studenten und Aerzten, wenn die Kranken zugegen sind. Schade, dass es davon kein Beiwort giebt! Luetisch ist falsch, luisch geschmacklos.

Lunette, frz., das Vergrösserungsglas, *les lunettes* die Brille. Ital. *lunetta* der kleine Mond (*luna* der Mond) und ferner die Lichtöffnung.

***Lunula**, halbmondförmiges Geschwür der Hornhaut. (*Luna* der Mond, *lunula* der kleine Halbmond.) Die halbmondförmige Eiteransammlung in der Vorderkammer ist auch *lunella* genannt worden.

***Lupia**, Balggeschwulst (der Lider). Himly I, 232. Der Name scheint bei den aus dem Arabischen übersetzenden Neulateinern (Guido u. A.) aufgekommen zu sein. Kraus kann die Ableitung nicht geben; nun *la loupe* heisst Wolfsgeschwulst, Sackgeschwulst. Nach Castelli ist *lupia palpebrarum* das Hagelkorn.

Lupus, Wolf, fressende Flechte der Haut: ein Name, den Willan (1789) eingeführt hat an Stelle von Herpes esthiomenos. Es ist eine Granulationsgeschwulst, welche mit oder ohne Geschwür zur Narbenbildung führt; histologisch dem Tuberkel ähnlich und wahrscheinlich durch einen besonderen Bacillus bedingt. Das Auge wird durch den Lupus der Wangen und der Stirn in Mitleidenschaft gezogen, die Lider verkürzt und ausgestülpt; sehr selten die Bindehaut in den Neubildungsprocess mit einbezogen. (*Lupus conjunctivae.*)

***Luscitas, Lusciositas** ist bei den Aerzten in höchst verschiedener Bedeutung gebraucht worden. *Luscus* heisst blinzelnd, schielend, einäugig, halb blind; *lusciosus* und *luscitiosus* nachtblind, das Substantiv *luscitio.* (Auch *nuscitiosus, nuscitio!*) Soweit Georges; Kraus ist hier unbrauchbar. Vgl. die Stelle aus Ulp. dig. unter Nyctalops. In der Coll. Steph. gebrauchen die Uebersetzer des Oribas und Act. *lusciosus* für kurzsichtig; allerdings sehen ja stark kurzsichtige (ohne Gläser) des Abends auf der Strasse ziemlich schlecht. So ist es üblich geworden, *lusciositas* für Kurzsichtigkeit zu gebrauchen. Beer II, 12 nennt „das Schiefstehen oder vielmehr das Schiefsehen des Auges“ *Luscitas, Lusciositas* und leitet es hauptsächlich von der Vernichtung eines Augapfelmuskels ab. Auch Plenk (p. 383) hat schon das Schiefsehen *Luscitas s. visus obliquus* genannt.[1] Ebenso noch Himly I, 543; Stellwag. Heutzutage scheint man die mechanische Verschiebung eines Auges so nennen zu wollen. Wahrscheinlich hat das frz. *loucher* schielen (*louche* scheel) bei der Einbürgerung des Wortes *luscitas* mitgewirkt. Jetzt wollen wir es wieder ausbürgern, da es keinen rechten Sinn hat. Vgl. Strabismus.

Luxatio, die Verrenkung, von *luxare* verrenken (λοξόειν schiefmachen). Cels. VIII, 11 *de luxatis ossibus.* Es wäre wirkliche Sprachverrenkung, wenn wir das dem griechischen entlehnte lateinische Wort noch weiter gebrauchten. *Luxatio lentis* heisst Linsenverschiebung, *luxatio bulbi* Augapfelverrenkung.

Lympha (oder *limpha*) heisst allerdings bei Virgil und Lucrez das klare Wasser (von *limpidus*?[2]); aber *lymphaticus* heisst — wahnsinnig (ursprünglich wohl nicht wasserscheu, wie die Lexicographen meinen; sondern νυμφόληπτος). Wenn wir also die Saftcanäle als Lymphgefässe bezeichnen, so ist jedenfalls die Freude an dem Beiwort lymphatisch durch die alte Bedeutung erheblich gestört. Lymphatische Stase im Auge C. f. A. 1884, 602. Lymphatische Ophthalmie = scrofulöse (phlyktaenuläre) Augenentzündung. Lymphadentis (ἀδήν Drüse) = Saftdrüsenentzündung. Lymphangiektasia, Saftgefässerweiterung, kommt in der Augapfelbindehaut und in der Orbita vor (von *lympha* lat., ἀγγεῖον Gefäss, ἔκτασις Erweiterung).

Lymphangioma, Saftgefässgeschwulst (ἀγγειώδης gefässartig). Lymphangitis Saftgefässentzündung.

M

***Macropsia** (oder Makropia) soll das Grössersehen bedeuten, von μακρός gross und ὤψ Gesicht oder ὄψις das Sehen. Vgl. Micropsia.

Macula, Fleck, vgl. Nubecula.

Macula lutea, gelber Fleck (der Netzhaut). *Lutum* 1. das Gilbkraut, die gelbe Farbe; 2. der Dreck, Lehm. Daher *luteus* 1. gelb; 2. lehmig, kothig. Ich ziehe entschieden das deutsche vor.

***Macular-Colobom**, Spalt in der Netzhautmitte. Vgl. Colobom.

***Madarosis**, Kahlheit, Haarlosigkeit; μαδάρωσις, μαδαρότης von μαδᾶν zerfliessen, ausgehen. Der Ausdruck ist vom Haupthaar auf die Wimpern übertragen, noch heute in Gebrauch, aber gesucht und entbehrlich. Im Eingang des pseudohippocr. Buches *de humoribus* (I, 120) steht μαδαρότης. Hierzu besitzen wir den ausführlichen Commentar des Galen (XVI, 88): οὕτω καὶ ἐκ τῆς μαδαρότητος ἢ πάθος ἐστὶ περὶ τὴν τῶν ὀφθαλμῶν στεφάνην καὶ περὶ τὸ τετριχωμένον τῆς κεφαλῆς καὶ τοῦ γενείου . . . τότε γὰρ τρίχες πᾶσαι ῥέουσι . . . ἄλλοι δὲ γράφουσι μαδαρώσεις ὡς εἶναι μὴ μόνον πάθος ὀφθαλμῶν ὅταν αἱ τρίχες τῶν βλεφάρων ῥέωσιν ἀλλὰ καὶ ταυτὸ ὅπερ φαλακρότης[3] παρὰ τὸ μαδᾶν ὅ ἐστι ψιλὸν εἶναι τριχῶν ὥσπερ οἱ παῖδές εἰσι πάνυ μικροί . . . Galen de remed. parab. (XIV, 413) μαδάρωσις καὶ μίλφωσις τοῦ βλεφάρου τριχῶν ἀπόπτωσις.

---

[1] Er kennt bereits eine interessante Form, „wenn die Hälfte der Markhaut mit ihrer gehörigen Empfindung nicht versehen ist“.

[2] Nach Festus und Varro von Nympha, *mutata una litera*(?), Kraus.

[3] φαλακρός glatzig, von φαλός hell, φάω ich glänze.

Galen nennt den Wimpermangel auch Ptilosis[1] (M.M., X, 1004): *ὀφίασις δὲ καὶ ἀλωπεκία καὶ ἡ πτίλωσις ἐκ τοῦ γένους ἐστὶ νοσημάτων ἐν οἷς ἀπόλωλέ τι τῶν κατὰ φύσιν.* ib. p. 1014 u. 1017 *καὶ τοὺς ἀπολλύντας τὰς ἐκ τῶν βλεφάρων τρίχας οὓς ὀνομάζουσι πτίλους.* Vgl. Méd. XIV, 771: *πτίλωσις δέ ἐστιν ὅταν ἄλλαι μὲν ὑποφύουσι (τρίχες), αὗται δὲ αἱ κατὰ φύσιν συμπεσοῦσαι καὶ κατακλασθεῖσαι νυγμοὺς παρέχουσι.* Def. med. XIX, 439: *πτίλωσίς ἐστιν ἀπὸ δριμυτάτου ῥεύματος ἀπόπτωσις τῶν βλεφάρων.* Hemiptilosis, einseitig, mit Erblindung des Auges, nach Verletzung: Himly I, 242 (*ἥμισυς* halb). Paull. Aeg. lib. III (p. 74): *περὶ μαδαρώσεως ἤτοι μιλφώσεως. Ἀπόπτωσίς ἐστι τῶν τοῦ βλεφάρου τριχῶν τοῦτο τὸ πάθος ... ἡ πτίλλωσις παχύτης ἐστὶ τῶν βλεφάρων τυλώδης, ἐνερευθής, οἷς συμβαίνει πολλάκις καὶ τῶν τριχῶν ἀπόπτωσις.* Aetius p. 124: *περὶ δὲ τοὺς ταρσοὺς γίγνεται ἡ τριχίασις καλουμένη καὶ ἡ μαδάρωσις τῶν τριχῶν ἤτοι βλεφαρίδων ἥτις καὶ πτίλωσις καλεῖται ... καὶ ἡ λεγομένη μέλφωσις· ἐρυθροὶ γὰρ τούτοις εἰσὶν οἱ ταρσοὶ ἐοικότες μίλτῳ τῇ χροιᾷ.* Der Uebersetzer bei Stefanus schreibt nicht Melphosis, sondern Milphosis[2] und fügt aus dem seinigen hinzu „*unde etiam miltosis appellatur*" (*μίλτον* Mennige, *μιλτόω* mit Mennige färben). Aet. p. 137: *πρὸς μαδάρωσιν, πτίλωσιν μίλφωσιν· ἡ μὲν μαδάρωσις ... ἐστὶ ἀπόπτωσις τῶν τριχῶν, ἐπὶ δὲ τῶν πτιλῶν καλουμένων καὶ πεπάχυνται (τὰ βλέφαρα).* Ptilosis sei aus Madarosis und Sclerophth. zusammengesetzt. Joann. Act. II, 446: *Μαδάρωσις δ' ἢ μίλφωσίς ἐστιν αὐτῶν τῶν τοῦ βλεφάρου τριχῶν ἀπόπτωσις, διά τινα διαβρωτικὸν χυμὸν ἢ καθ' ὅλον τὸ σῶμα καθιστάμενον* (heute „*Alopoecia universalis*"), *ἢ κατὰ μόνην τὴν κεφαλὴν ἢ τό γε ὕστατον κατ' αὐτοὺς μόνους τοὺς ὀφθαλμούς.* Also die Ausdrücke Madarosis, Ptilosis, Milphosis sind von den genaueren und an Erfahrung reicheren Schriftstellern der späteren Zeit doch nicht ganz in demselben Sinne gebraucht worden. Madarosis bedeutet Wimpermangel; Ptilosis, Lidverdickung mit Wimpermangel; Milphosis, Lidrandröthung mit Wimpermangel.

Magnet. Nach Magnesia (in Karien oder in Lydien) hiess der Eisen anziehende Eisenstein *μάγνης λίθος* oder *μαγνήσιος λίθος* oder *μαγνησία λίθος* oder *ὁ μαγνήτης* oder *ἡ μαγνῆτις* oder bei Arist. *ἡ λίθος* oder *σιδηρίτης* oder *σιδηραγωγός* (Eisenzieher). Ausser dem natürlichen Magneten, den Bartisch[3] erwähnt und Fabricius aus Hilden zur Entfernung eines Eisensplitters aus den vorderen Schichten der Hornhaut benutzt hat, giebt es künstliche: 1. dauerhafte Stabmagnete, aus Stahl; 2. Electromagnete aus weichem Eisen, die, so lange sie von einem elektrischen Strom umkreist werden, als starke Magnete wirken. Diese werden heutzutage in der Augenheilkunde benutzt. (Vgl. meine Monographie, Leipzig 1885.) *Ἤλεκτρον* hiess übrigens bei den Alten der Bernstein, an dem man zuerst die Erscheinung der electrischen Anziehung beobachtet: weshalb Puristen, zu denen ich nicht gehöre, Bernsteinhaftigkeit für Electricität setzen wollten.

Malaria-Keratitis (Retinitis etc.); Malaria (ital.) = schlechte Luft (Sumpfgift).

***Malaxation** des Auges (nach der Sclerotomie) soll Erweichung (durch Reiben und dergl.) bedeuten. C. f. A. 1883. *ἡ μάλαξις* die Erweichung, von *μαλάσσω*, lat. *malaxo;* davon bei Späteren (Th. Prisc.) *malaxatio.*

Malignum Glaucoma möchten Manche jeden Fall von krankhafter Drucksteigerung nennen, der übel verläuft, sei es nach dem Wesen der Krankheit oder — wegen mangelhafter Operation. Aber A. v. Graefe hat mit diesem Namen eine ganz bestimmte Gruppe von (seltenen) Fällen bezeichnet, wo bei einfacher Drucksteigerung die Pupillenbildung den Augendruck erhöht; die Vorderkammer sich nicht wiederbildet und das Sehvermögen erlischt (A. f. O. XV, 201)! Diesen Begriff wollen wir festhalten.

Mania, die Raserei (soll mit Veränderung des Augengrundes verbunden sein). Schon bei Hipp., der nach Galen *μανίας τὰς ἄνευ πυρετοῦ παραφροσύνας* genannt hat. Vgl. besonders Aret. Capp. de sign. morb. chron. I, c VI, p. 78: *ἔκστασις γάρ ἐστιν τὸ σύμπαν χρόνιος ἄνευθεν πυρετοῦ.*

Manometrum vgl. Metron.

***Marasmus bulbi** (Himly I, 534), die allmähliche Schrumpfung des Augapfels; *μαρασμός* (oder *μάρανσις*) Adj. *μαραντικός* (marastisch ist falsch) oder *μαρασμώδης*, Verb. *μαραίνεσθαι.* Alex.

---

[1] *πτίλον* Feder, *πτίλος* kahl (mausernd?).

[2] Ableitung unbekannt (*αἱ μίλφαι, ἡ μίλφωσις*).

[3] P. 207. Ein gut Sälblein, so einem Eisen, Stahl, Stein in ein Auge gesprungen wäre (pflasterweise über die Augen gelegt). Es ist 1/2 Quint Magnetstein auf 4 Loth Fett.

Trall. I (XII), c. 5, Vol. I, 369: μαρασμὸς ἀπώλειά τις παντελὴς τῆς ἐν τοῖς στερεοῖς ὑγρότητος, ἀνίατος.

***Margarita**, Perle (μαργαρίτης), eine hervorragende weisse Hornhautnarbe. Vgl. Nubecula.

***Marmaryge**, das Flimmern vor den Augen, μαρμαρυγή (oder -αί) von Hipp. — bis Himly. So heisst es Hipp. Praedict. lib. II (Kühn I, 227) beim Nasenbluten καὶ μαρμαρυγῶδές τι πρὸ τῶν ὀφθαλμῶν φαινόμενον σφίσι.[1] Epidem. VII (F. 1222 D): μαρμαρυγαὶ ὁρῶντο πρὸ τῶν ὀφθαλμῶν. Aret. de caus. et sign. morb. ac. I, 5 (p. 2) ἢν δὲ πλησίον εἴδεος ᾖ τοῦ παροξυσμοῦ [ἐπιληπτικοῦ], κύκλῳ μαρμαρυγαὶ πρὸ τῆς ὄψιος πορφυρέων ἢ μελάνων ἢ πάντων ὁμοῦ συμμεμιγμένων, ὡς δοκέειν τὴν ἐν οὐρανῷ τετανύσθαι ἶριν. Aretaeus erwähnt auch des Flimmers als Vorboten der Blutung oder anderer kritischer Erscheinungen oder der Delirien; Galen leitet das Flimmern aus dem Magen und von Kopfcongestion ab. (Μαρμαίρω, μαρμαρύσσω ich blinke, μάρμαρος der Marmor.)

***Massage** (frz.) des Auges, das Kneten. Hipp. L. II, 322: Ἀνάτριψις δύναται λῦσαι κ. τ. λ.

Maturitas, die Reife, Vollendung; *maturus* reif. Besonders vom Staar. So schon bei Celsus! (VI, 7, 14): *Atque ipsius quoque suffusionis quaedam maturitas est. Exspectandum igitur est, donec jam non fluere, sed duritie quadam concrevisse videatur.*

***Megalopia**, Grössersehen, von μέγας gross und ὤψ Gesicht. Vgl. Micropsia.

***Megalophthalmus**, Augapfelvergrösserung, von μέγας gross und ὀφθαλμός. Vgl. Ophthalmos.

Melancholia, der Trübsinn, soll mitunter mit Blutleere der Netzhaut gepaart sein. Μελαγχολία oder μέλαινα χολή heisst Schwarzgalligkeit. Es ist höchst sonderbar, dass wir die Humeralpathologie der Alten mit diesem Worte verewigt haben! Berühmt ist der Aphorism. des Hipp. VI, 23 (L. IV, 568, K. III, 752): Ἢν φόβος ἢ δυσθυμίη πουλὺν χρόνον διατελέῃ, μελαγχολικὸν τὸ τοιοῦτον. Dies hat schon vor 18 Jahrhunderten Celsus (II, 7) übersetzt: *si longa tristitia cum longo timore et vigilia est, atrae bilis morbus subest.* Wunderbar ist des Aret. (de sign. m. chr. I, c. 5, p. 75) Beschreibung: περὶ μελαγχολίης ... ἔστι δὲ ἀθυμίη ἐπὶ μίῃ φαντασίῃ, ἄνευ τε πυρετοῦ· δοκέει τε δέ μοι μανίης τε ἔμεναι ἀρχὴ καὶ μέρος ἡ μελαγχολίη. Vgl. Galen Def. med. und Paull. Aeg. γ' ιδ'.

***Melanismus**, besser Melanosis, Schwärze, z. B. der Iris; μελάνωσις, μέλανσις, von μέλας schwarz, μελανίζειν schwärzen.

Melanoma, schwarze Geschwulst, *M. simplex iridis* im Gegensatz zum Melanosarcoma (vgl. Sarcoma). *Μελάνωμα* heisst eigentlich nur Schwärze (von μελανόω); denn ωμα ist die Substantiv-Endigung der Verba auf -όω; wiewohl auch schon die Alten eine Reihe von Geschwülsten auf ωμα endigen liessen (vgl. Atheroma, Carcinoma).

Melanosis, Schwärzung. Vgl. Melanismus und Cyanosis.

***Meliceris**, Honigsackgeschwulst (Beer II, 589); von μέλι Honig und κηρός Wachs, κηρίον Wabe. Die Alten gebrauchten μελικηρία, μελικηρίς und μελίκηρον. Vgl. Atheroma.

***Melon**, Apfel. Vgl. Staphyloma und Proptosis.

Meninx, die Haut; μῆνιγξ (Hipp., Galen), λεπτὴ μῆνιγξ weiche Haut des Gehirns (*pia mater cum Arachnoïde*) sowie auch des Auges (Uvealtract) — bei Modernen Leptomeninx; παχεῖα μῆνιγξ harte Haut des Gehirns (*dura mater*) und ebenso des Auges (sclerocorneale Kapsel) — bei Modernen.(Schwalbe) Pachymeninx. Vgl. Galen. de us. part. III, 656 und 659: Ὥσπερ οὖν καὶ ἡ μῆνιγξ ἡ λεπτὴ ἅμα μὲν στερίζει τὸ ἐγκέφαλον ἅμα δὲ σκέπει ... Ἔστι μὲν γὰρ αὐτοῦ καὶ ἡ παχεῖα μῆνιγξ σκέπασμα.

Menisken sind auf der einen Seite erhabene (convexe), auf der anderen ausgehöhlte (concave) Glaslinsen; μήν der Mond, μηνίσκος der kleine Mond, Halbmond ☾. Allerdings ist der Durchschnitt der gläsernen Sammelmenisken halbmondförmig.

Menstruatio, die monatliche Reinigung, ist mit Vordrängen der Augäpfel verbunden. Bei Menstruationsstörung hat man Sehstörung, Sehnervenschwund und dergl. beobachtet. *Menstruus* heisst monatlich (von *mensis*). Die monatlichen Reinigungen heissen *menstrua* (καταμήνια) bei Celsus und *menstruae purgationes* und *menses* bei Plinius. (Celsus II, p. 7: *Quibus foeminis menstrua non proveniunt, necesse est capitis acerbissimi dolores sint vel quaelibet alia pars morbo infestetur.* Uebersetzung von Hipp. Aph. V, 27. — Plin. XXX, 129

[1] Matt übersetzt Celsus (II, 7, p. 62) *quaedam ante oculos tanquam imagines obversantur;* scharf Cael. Aurel. (tard. pass. I. 4, p. 292) *quaedam pro oculis prosplendentia, macularum marmoris similia.*

und an zahlreichen Stellen.) Lateinische Worte sind noch *menstrualis*, *menstruatus*, *menstruare*. *Menstruatio* ist neulateinisch! „*Menstruatio Blasio* (Med. Univ. p. 10 et 452) *vocatur fluxus mensium naturalis in foeminis*.“ Castelli.

Mes- (oder Meso-) = mittel, μέσος der mittlere.

***Mesophryon** heisst bei den Alten der Zwischenraum zwischen den beiden Augenbrauen; μεσόφρυον, von μέσος und ὀφρύς Braue. Ich weiss nicht, mit welchem Recht einige Neuere die Verwachsung der Augenbrauen so benennen; ich glaube mit gar keinem. Vgl. Synophrys.

***Mesoropter**, vgl. Horopter.

***Metamorphopsia**, Gestaltveränderung der gesehenen Dinge (von μεταμόρφωσις die Veränderung [μορφή Gestalt] und ὄψις das Sehen): durch Lageveränderung der Netzhaut (Ablösung) oder ihrer Zapfenschicht. Plenk (365) unterscheidet das „Ungestaltsehen“ in 1. *M. aucta*, 2. *M. diminuta*, 3. *M. mutans*, 4. *M. flexuosa*, 5. *M. inversa*. — 1. und 2. werden heutzutage gewöhnlich durch Macropsie und Micropsie — verdeutscht. (Vgl. dieselben.) 5. ist wohl von dem Kranken erlogen.

Metastasis, *metastaticus* = Versetzung, versetzt; μετάστασις (von μεθίστημι) Versetzung, Adj. μετάστατος versetzt (Hippocr.), μεταστατικός (Schol.) Vgl. Hippocr. Aphor. und Galen Commentar. (Galen, XVIIb, 790): Hippocr. τὰ ἐπιληπτικὰ ὁκόσοισι πρὸ τῆς ἥβης γένηται μετάστασιν ἔχει. . . . Galen κυρίως μὲν ὀνομάζονται μεταστάσεις πάθους ὅταν ἐξ ἑτέρου μέρους εἰς ἕτερον μετέρχονται, καταχρωμένων δὲ καὶ αἱ λύσεις οὕτω προςαγορεύονται. Früher haben die Metastasen, d. h. die willkürlichen Versetzungen der Krankheiten aus einem Theil in einen andern eine grosse Rolle in der — Einbildungskraft der Aerzte gespielt. Der Augentripper sollte aus der Harnröhre in's Auge versetzt sein, während in der That der ansteckende Eiter von der Harnröhre durch die Luft, d. h. ausserhalb des Körpers, auf die Augapfeloberfläche übertragen wird. Die Tripper-Iritis hingegen ist eine Versetzung, geradeso wie die Gelenkentzündungen. Die Eiter-Versetzungen sind grossentheils septische Embolien, z. B. wenn bei jauchiger Gebärmutterentzündung eine eitrige Ader- oder Netzhaut-Entzündung ausbricht. — Eine andere Art von Eiterversetzung geschieht durch Eitersenkung auf vorgeschriebener Bahn, z. B. aus den Hirnhäuten durch die Sehnervenscheiden in's Augeninnere. Die Geschwulst-Versetzungen, z. B. aus der Aderhaut in die Leber, entstehen durch Embolien, in dem die in die Blutgefässe hineingelangten Geschwulstzellen durch den Blutstrom nach entfernten Organen hingetragen werden und an passender Stelle sich ansiedeln und vermehren. Der Vorgang ist hierbei ganz ähnlich, wie wenn ein verschluckter Blasenwurmkeim (*Cysticercus-Embryon*) in die Darmwandblutgefässe hineingelangt und schliesslich in der Aderhaut sich ansiedelt, doch nennt man dies nicht Versetzung, indem die Anwesenheit des Blasenwurmkeimes im Verdauungsschlauch noch nicht eine wahrnehmbare Krankheit darstellte.

***Metosis** soll Pupillenverengerung heissen (Beer II, 261). Es ist dies ein ganz lächerlicher Fehler für Meiosis (μείωσις Verringerung). Vgl. Mydriasis.

Metron, das Maass; μέτρον. (Adj. μετρικός davon μετρική sc. τέχνη; dagegen μέτριος mässig.) Da am Auge viel zu messen, so sind sehr viele Messwerkzeuge erfunden und zum Theil mit den — allersonderbarsten Namen belegt worden, von denen einige nur den Werth von Hieroglyphen besitzen. 1. Chromatoptometrie soll Farbenprüfung heissen (χρῶμα Farbe, ὀπτός sichtbar oder — gebraten, μέτρον)[1]. 2. Dioptometrie soll Prüfung der Accommodation und Refraction heissen. Διόπτης heisst der Späher, διοπτρον das Höhenmesswerkzeug, διοπτρισμός das Sondiren. 3. Eidoptometrie soll Sehschärfemessung heissen. Aber warum? Τὸ εἶδος heisst die Art (Species) und der Specialaugenarzt εἰδικὸς ὀφθαλμιατρός. 4. Manometrum, manometrische Bestimmung des Augendrucks; μανός heisst dünn, ein Manometer wäre also ein Dünnheitsmesser; man nennt so die Apparate zur Messung der Dampfdichte. Hier handelt es sich um Bestimmung des Flüssigkeitsdrucks im Auge. 5. Metroscop (Snellen's) besteht aus einem Fernrohr und zwei Spiegelpaaren, zur Messung des Abstandes zweier Punkte z. B. der Pupillenmitten. Leider heisst Metroscopium der Mutterspiegel (Nauche 1829), von μήτρα Gebärmutter, σκοπή das Spähen; missbräuchlich ist der Name auch schon von Bourjot

[1] Griechische Vorbilder für Wörter, die von μέτρον abzuleiten, sind ὁ γεωμέτρης der Feldmesser; ἡ γεωμετρία die Feldmesskunst; τὸ ὁδόμετρον der Wegmesser, ὁ ὁδόμετρος der Läufer.

für Fernpunktsmesser gebraucht worden. 6) Ophthalmometer, der Augenmesser, von Herrn v. Helmholtz. Der Name ist einfach, das Werkzeug wichtig. — Ebenso hiess Petit's Werkzeug zur Messung der Augen-Dimensionen. 7. Ophthalmostatometrie soll die Bestimmung der Lage der Augen bedeuten (von *ὀφθαλμός*, *στατός* festgestellt, stehend und *μέτρον*.) 8. Ophthalmotonometrie soll Augenspannungsmessung bedeuten (*ὁ τόνος* die Spannung) 9. Ophthalmotropometrie soll Bestimmung der Augenbewegungen bedeuten. Es heisst *τροπή* die Wende, *τρόπος* die Art, *τροπός* der Ruderriemen. 10. Optometer, Sehweitenmesser, von *ὀπτός* sichtbar (oder gebraten) und *μέτρον*. Name und Sache so ziemlich zu entbehren. Optometrie, Fernpunktsmessung. Pris-Optometer (C. Bl. 1884) falsch für Prismen-Optometer. 11. Orthometer, ein Visirapparat, um den Stand der Augen zu messen (*ὀρθός* gerade). 12. Perioptometrie soll Prüfung des peripheren Sehens bedeuten. Es heisst aber *περίοπτος* von allen Seiten sichtbar, bewundrungswürdig. Der Grieche versteht das Wort nicht. Der Deutsche sage — Gesichtsfeldmessung. 13. Perimeter bedeutet ein Werkzeug zur Gesichtsfeldmessung; *τὸ περίμετρον* oder *ἡ περίμετρος* der Umkreis, *περιμέτρησις* das Messen ringsherum. Perimetrie = Perioptometrie. 14. Photoptometrie soll Lichtsinnprüfung heissen; von *τὸ φῶς* das Licht. (Allerdings ist der moderne Ausdruck Photometria = Lichtmessung gut und richtig gebildet.)

Metroscop, vgl. Metron.

Microblepsis, *μικροβλέψις* schreibt Mauchart für das heute übliche Micropsia (*μικρός* klein, *βλέψις* das Sehen).

Microphthalmia, Mikrophthalmus, Augapfelverkleinerung. Bei den Alten kommt das Adj. vor, *μικρόφθαλμος* kleinäugig (jon. *σμικρόφθαλμος*, Hipp.). Lat. heisst *Ocella*, der von Geburt ein kl. Auge hat. (Plin. XI, 150. Vgl. Strabismus.)

Micropsia, das Kleinsehen (von *μικρός* und *ὄψις* das Sehen); Macropsia, das Grosssehen (von *μακρός*). Die Alten kannten beide Zustände, aber nicht die Namen. Vgl. Aet. VII, (p. 134): *περὶ μυδριάσεως .... ποτὲ δὲ ὁρῶσιν, ἀμυδρῶς δέ, καὶ τὰ ὁρώμενα αὐτοῖς δοκεῖ πάντα μικρότερα εἶναι ... φθίσις δὲ λέγεται τῆς κόρης ὅταν στενοτέρα ... γένηται ..... μείζονα δὲ τοῦ κατὰ φύσιν φαίνεται τούτοις τὰ ὁρώμενα.* Ebenso Paull. Aeg. p. 76.[1] Dies ist vollkommen richtig: Einträufelung von Atropin verkleinert, von Eserin vergrössert nahe Gegenstände; allerdings nicht direct durch Veränderung der Pupillenweite. Kleinersehen entsteht auch, wenn die Zapfen auseinander geschoben werden (Ret. centr.), da dann dasselbe Bild weniger Zapfen als zuvor bedeckt.

Migrans (wandernd) nennen unsere Landsleute nicht nur den Rothlauf, sondern auch gewisse Formen der Sehnervenentzündung (*Neuritis*).

Milium, Hirsekorn: eine weisse Talgdrüsenvergrösserung in der Lidhaut (vgl. Graefe-Saemisch IV, 375). *Milium* heisst Hirse (*κέγχρος*), davon neulateinisch *miliaris: Febris miliaris*, Frieseln, gland. miliaris plp., Miliartuberkel u. s. w.

***Milphosis**, Haarschwund; *μίλφωσις* oder *μίλφαι* Haarschwund. Vgl. Madarosis und daselbst die sonderbare Stelle des Aetius. *Milphosis superciliaris* Himly I, 93.

Molluscum palpebr. *contagiosum.* (Galezowski 98.) *Molluscus* weich; *mollusca* weichschalige Nuss, Plin. XV, 90; *molluscum* (sc. *tuber*) der Ahornschwamm, Plin. XVI, 68. Die Neulateiner (Linden u. A.) nannten die Weichthiere (*μαλάκια*) *mollusca.* In unserem Jahrhundert heisst *Molluscum* (Schmalz, Kraus) die Schwammpocke. Heutzutage rechnet Auspitz zu den Parakanthosen auch das *Molluscum contagiosum*, eine Umwandlung der „Stachelzellen in eigenthümlich beschaffene, im Centrum glasig homogene, in der Peripherie mehr hornartige Körperchen". — Hiervon zu unterscheiden ist *Fibroma molluscum*, das von Geburt an viele Stellen des Körpers und auch die Lider (Graefe-Saemisch IV, 424) befällt; auch die Hornhaut. Vgl. Hirschberg in Knapp's Arch. 1874.

Mono-, allein; von *μόνος*.

***Monoblepsia** (von *μόνος* und *βλέπω* ich schaue, nach Anleitung von *ἀβλεψία* gebildet) bedeutet den Zustand, wo man nur mit einem Auge bequem sehen kann, z. B. bei binocularer Diplopie. Vgl. dieses.

***Monophthalmia**, Monophthalmus, Einäugigkeit: 1. = Cyclopia (vgl. dieses), Verschmelzen beider Augenanlagen. 2. Fehlen eines Auges (Anophthalmus unilateralis). Das Beiwort *μονόφθαλμος* einäugig kommt bei Strabo vor; dafür *μόνωψ* bei Sophocl. Hiervon

---

[1] Bei Joann. Act. II, 447, Z. 24 lese ich *μείω* für *μείζω*; die lateinische Uebersetzung im Steph. ist widersinnig.

***Monopsia**, Einäugigkeit.

Morbilli, die Masern, verlaufen mit Bindehautcatarrh; ja sie werden durch diesen mitunter zuerst erkannt! Castelli: *Morbilli, nomen a recentioribus inventum, q. d. parvus morbus.* (*Wills de febr. c. 15.*) *An veteribus fuerint cogniti?*

Morphaea· Fleck auf dem Oberlid, C. f. A. 1883. Morphaea = Alphus, weisser Hautfleck. Das Wort scheint neulateinisch zu sein (kommt bei Gorraeus nicht, wohl aber bei Castelli vor) und wird bei Kraus von μορφή Gestalt(?) abgeleitet; auch als Abart der Lepra bezeichnet. Heutzutage versteht man unter Morphaea den weissen Aussatz in den Büchern Mose's, die Leuke der Griechen, den Fleckenaussatz, *Lepra maculosa.*

***Morum** *congenitum plp.* (Himly I, 220) = Teleangiectasia. Morum, die Maulbeere. Leider gleicht die Blutgefässgeschwulst weder der weissen noch der schwarzen Maulbeere; dazu haben die Arabisten bereits eine maulbeerförmige Wucherung der Lidinnenfläche so benannt: arabisch Alchute; griechisch πλαδαρότης, von πλαδαρός, nass oder schwammig.

***Mouches volantes**, frz. = fliegende Mücken, latein. *muscae volitantes*, griechisch κωνώπια περιφερόμενα, deutsch Mückensehen.

***Mucocele**, Schleimbruch, barbarischer Ausdruck vom lateinischen *mucus* oder *muccus* Schleim (denn ein griechisches Wort μυκος, wie Kraus annimmt, giebt es nicht, sondern nur μύξα) und dem griechischen κήλη (att. κάλη), das vom Stamme ΧΑΩ gähnen abgeleitet wird und Geschwulst, Bruch, Kropf bedeutet (Galen II, 507, XIX, 448). *Mucocele sacci lacrimalis* (s. Hernia) = Thränensackerweiterung, nach M'c Kenzie, noch im Graefe-Saemisch. Mit grösserem Recht könnten die Liebhaber solcher Namen als Myxocele den Fall bezeichnen, wo schleimige Ausdehnung der Siebbeinzellen eine beträchtliche Geschwulst an der Nasenseite des Augapfels bildet.

Mycotica *keratitis*, Hornhautentzündung durch Pilzeinwandung (C. f. A. 1884, p. 330), von μύκης der Pilz; man pflegt Mycologie, Pilzlehre; *mycodes*,[1] pilzartig heutzutage als richtig gebildete Worte anzusehen und ebenso — *mycoticus.* (Das Adj. heisst wirklich μυκήτινος.)

***Mydesis**, Fäulniss; μύδησις, Nässe, Fäulniss.

Mydriasis, Pupillenerweiterung; Myosis, Pupillenverengerung. (Mydriatica pupillenerweiternde Mittel, mydriatisiren die Pupille erweitern; Myotica pupillenverengernde Mitte; myotisiren die Pupille verengen.) Μυδρίασις kommt bei den Alten vor; die Ableitung des Wortes ist unklar,[2] die Bedeutung aber nicht. Bei Hippocrates kommt das Wort Mydriasis nicht vor, obwohl er von Erweiterung und Verengerung der Pupillen spricht (*κόραι ἢ σμικρότεραι ἢ εὐρύτεραι.* K. I, 214 — Praedict. II, 28). Sehr gut gerade ist in diesem Punkte Coluo (de med. VI, 6, 37, p. 368): *De Mydriasi oculorum. Non multum ab hoc malo (resolutione oculorum) distat id quod μυδρίασιν Graeci vocant. Pupilla diffunditur et dilatatur aciesque ejus hebescit ac paene caligat.* Ich will gleich einen anderen Lateiner, den Caelius Aurelianus anschliessen (morb. chron. lib. II, cap. I: *De Paralysi* p. 344): *Oculorum verum tunicae sive membranae paralysi vitiatae visum impediunt latitudine facta pupularum, quae passio vocatur μυδρίασις. Ac si conductione fuerit paralysis facta, angustior pupula fiet, cessante nutrimento, quae passio appellatur phthisis.* Der älteste Grieche, welcher die Mydriasis erwähnt, ist Aretaeus Cappadox (De caus. et sign. acut. morb. I, 88): καὶ γὰρ ἐκχέεται (ἡ ἐν τοῖς ὀφθαλμοῖσι παρθένος) πολλὸν ἐς μέγεθος, εὖτε πλατυκορίην ὀνομάζομεν· ἀτὰρ ἠδὲ ξυνάγεται ἐς μικρὸν ἡ κούρη, εὖτε φθίσιν ἣν ἠδὲ μυδρίησιν ἐγὼ κικλήσκω. Diese seltsame Stelle hat Kühn in der Uebersetzung gewaltsam umgeändert, Paullus Crassus (bei Stephan.) wörtlich wiedergegeben. Mir scheint eine Textverderbniss vorzuliegen: ὀναμάζομεν und ἣν ἠδὲ μυδρίησιν ἐγὼ κικλήσκω müssen ihren Platz tauschen: dann wäre Aretaeus der Urheber des Namens Mydriasis. Galen (de caus. sympt. I, Vol. VII, p. 88) erwähnt die Veränderungen des Sehlochs. τὸ μὲν οὖν τρῆμα κατὰ τέσσαρας τρόπους ὑπαλλάττεται . . . ἢ αὐξανόμενον ἢ μειώμενον ἢ παρασπώμενον ἢ ῥηγνύμενον· ἀλλ' ἡ μὲν αὔξησις ἀεὶ βλάπτει τὴν ὄψιν, ἄν τ' ἐκ γενετῆς ᾖ, ἄν τε ὕστερον συμβαίνῃ. ἡ δὲ μείωσις, ἐκ γενετῆς μὲν ὁράσεως ὀξυτάτης ἐστίν· αὐ-

[1] *Μυκῶδες ἕλκος* ap. Erot. pro *μυκονοειδὲς* leg., quod *μυξῶδες* exponit. Foes.

[2] Der gelehrte Jean de Gorris (Gorraeus, Def. med. lib. XXIV, Paris 1564) leitet *μυδρίασις* ab *ἀπὸ τοῦ ἀμυδρῶς ὁρᾶν* (*ἀμυδρός = ἀμαυρός* dunkel), also für *ἀμυδρίασις*. *Ἀμύδρωσις = ἀμαύρωσις*, Galen. Vgl. de Mydriasi, Diss. med., sub praes. Mauchart, Tübingen 1745. (Haller, Disput. chir. I, 547.) Gorr. fügt noch hinzu *vel ἀπὸ τοῦ μυδᾶν = ὑγραίνεσθαι, quod pupilla superfluo redundat humore.*

θις δὲ εἰ γίγνοιτο, μοχθηρᾶς. Also die klaren Ausdrücke Sehloch-Erweiterung und -Verengerung genügen ihm! In der Meth. med. *γ'* (X, 171) tadelt er (mit ähnlichen Worten, wie sie Jüngken u. A. zu gebrauchen pflegten!) die Aerzte, welche bei heftigem Augenschmerz nichts anderes anzuwenden wüssten, als die Arzneimittel aus Opium, Mandragora und Hyoscyamus, wonach Augenkrankheiten, Schwachsichtigkeit, Erweiterung oder Verengerung der Pupille zurückbliebe. (*ἐν τῷ χρόνῳ δὲ ὑποχύσεσιν ἢ μυδριάσεσιν ἢ φθίσεσιν ἢ ῥυτιδώσεσιν ἁλόντας.*) In den pseudogalenischen Schriften kommen zwei Definitionen der Mydriasis vor: die erste ist wenig durchsichtig, die zweite scheint der Ausgangspunkt für alle späteren Griechen geworden zu sein: 1. Def. med. XIX, 435: *Μυδρίασίς ἐστιν ἀμαύρωσις τοῦ ὁρατικοῦ ταραχθέντων τῶν ὑγρῶν.* 2. Introduct. s. Med. XIV, 775: *Μυδρίασις λέγεται, ὅταν ἡ κόρη τῷ μὲν χρώματι μηδὲν παραλλάττῃ, πλατυτέρα δὲ ᾖ πολλῷ τοῦ κατὰ φύσιν, ὥστε ἐγγίζειν τῷ κύκλῳ τῆς ἴρεως καὶ ἐμποδίζειν τὸ βλέπειν.* An beiden Stellen folgt sofort ein Satz über die Pupillenverengerung. a) Def. med. XIX, 435: *φθίσις ἐστὶ μείωσις τῆς κόρης μετὰ ἀμαυρώσεως.* (Aber in der echten Schrift *de usu partium* III, 785, auch ohne Amaurose, wo er von der einseitigen, und von der doppelseitigen bei Greisen spricht! *τὸ δὲ πάθημα τὸ καλούμενον φθίσις αὐτῆς μόνης ἐστὶ τῆς κόρης μειουμένης.*) b) XIV, 776: *φθίσις δὲ λέγεται στενουμένης τῆς κόρης ὡς κεντήματι ἐοικέναι καὶ ἀμαυροτέρας καὶ ῥυσοτέρας γινομένης ἢ ἐξ ἀσθενειῶν ἐπικινδύνων ἢ κεφαλαλγιῶν ἐπιτεταμένων.* Bei den späteren Griechen finden sich mehr systematische Darstellungen, und zwar ziemlich gleichlautende. Oribas Synops. VII, 46—47 (B. V, 450): *Ὅταν ἡ κόρη τῷ μὲν χρώματι μηδὲν ἀλλοιοτέρα γένηται, πλατυτέρα δὲ πολλῷ τοῦ κατὰ φύσιν, καί ποτε μὲν ὁλοσχερῶς ἐμποδίζῃ τὸ ὁρᾶν, ποτὲ δὲ ἐπὶ πολὺ, καὶ τὰ ὁρώμενα πάντα αὐτοῖς δοκεῖ μικρότερα εἶναι, μυδρίασις μὲν τὸ πάθος, αἰτία δὲ αὐτοῦ περιττωματική τις ὑγρότης ἐστίν. Θεραπεύειν οὖν δεῖ αὐτὴν φλεβοτομοῦντας . . . φθίσις ἐστὶ τῆς κόρης στενουμένης καὶ ἀμαυροτέρας καὶ ῥυσοτέρας γινομένης. Τὰ δὲ ὁρώμενα ἐπὶ τούτοις μείζονα φαίνεται.*[1] Aet. VII *νδ'* p. 134: *Μυδρίασις καὶ πλατυκορία καλεῖται ὅταν ἡ κόρη τῷ μὲν χρώματι μηδὲν ἀλλοιοτέρα γένηται, πλατυτέρα δὲ πολλῷ τοῦ κατὰ φύσιν, ὥστε ἐνίοτε συνεγγίζειν τῷ τῆς ἴρεως κύκλῳ· καί ποτὲ ὁλοσχερῶς ἐμποδίζειν τὸ ὁρᾶν· ποτὲ δὲ ὁρῶσιν, ἀμυδρῶς δὲ, καὶ τὰ ὁρώμενα αὐτοῖς δοκεῖ πάντα μικρότερα εἶναι . . . ἔστι δὲ τὸ πάθος ἄγαν δυσίατον.*[2] *Φθίσις δὲ λέγεται τῆς κόρης ὅταν στενοτέρα καὶ ἀμβλυτέρα γένηται· τοῦτο δὲ γίνεται τοῖς πλείστοις ἐξ ἀσθενειῶν ἐπικινδύνων ἢ ἐπιτεταμένων κεφαλαλγιῶν, μείζονα δὲ τοῦ κατὰ φύσιν φαίνεται τούτοις τά ὁρώμενα διὰ τὴν τῆς κόρης στενότητα.* Paull. Aeg. III (p. 76): *ὅταν ἡ κόρη τῷ μὲν χρώματι μηδὲν ἀλλοιότερον φαίνηται, πλατυτέρα δὲ πολλῷ τοῦ κατὰ φύσιν. καί ποτε μὲν ὁλοσχερῶς ἐμποδίζει τοῦ ὁρᾶν, ποτὲ δὲ ἐπὶ πολὺ· καὶ τὰ ὁρώμενα αὐτοῖς πάντα δοκεῖ μικρότερα εἶναι· μυδρίασις μὲν τὸ πάθος ἐστίν. αἰτία δὲ αὐτοῦ περιττωματική τις ὑγρότης ἐστίν. Θεραπεύειν οὖν δεῖ φλεβοτ. . . Ἡ φθίσις πάθος ἐστὶ τῆς κόρης στενουμένης καὶ ἀμαυροτέρας καὶ ῥυσσοτέρας γινομένης· τὰ δὲ ὁρώμενα ἐπὶ τούτων μείζονα φαίνεται.*[3] Joann. Act. Meth. med. (De diagn. II, Vol. II, p. 447): *Ὅταν δ' ἡ μὲν κόρη τῷ χρώματι μηδὲν ἀλλοτρία φαίνηται, πλατυτέρα δὲ πολλῷ τοῦ κατὰ φύσιν, ποτὲ μὲν ὁλοσχερῶς ὁρᾶν ἐμποδίζεται, ποτὲ δὲ ἐπὶ πολὺ, καὶ τὰ ὁρώμενα δὲ πάντα αὐτῷ δοκεῖ μείω,*[4] *μικρότερα ὄντα· καὶ τὸ μὲν πάθος μυδρίασις λέγεται· αἰτία δὲ αὐτοῦ ὑγρότης περιττωματικὴ συῤῥεύσασα· φθίσις δὲ πάθος ἐστὶ τῆς κόρης, στενουμένης μὲν καὶ ἀμαυροτέρας καὶ ῥυπωτέρας γινομένης· τὰ δὲ ὁρώμενα ταύτῃ μείζω φαίνεται.* — Wir sind nun mit den Alten zu Ende. Die Pupillenerweiterung heisst bei ihnen *μυδρίασις*, *πλατυκορία*, auch *πλατυκυρίασις* (Galen. Med. XIV, 767); die Pupillenverengerung *φθίσις*, *στενοκορία*, *στενοκορίασις*, *μείωσις κόρης*: *πλατύς* heisst breit, *στενός* eng, *μείωσις* die Verengerung, *κόρη* die Pupille. — Nach dem Wiedererwachen der Wissenschaften schlossen die Schriftsteller sich eng an die Alten an. Paré und Maître-Jean kennen nur 1. Mydriasis und 2. Phthisis, ersterer hat für 1. auch

[1] Also wie im Galen'schen Medicus, nur mit Erwähnung des Grösser- und Kleinersehens. Mauchart de Mydr. (Haller, Diss. chir. I, 566) hat richtig erkannt, dass die Veränderung der Pupille den Sehwinkel nicht ändert, und dass deshalb das Kleinersehen von einer begleitenden Ursache herrühren muss.

[2] Ein wichtiger Zusatz, während sonst alles ähnlich, wie im Galen'schen Medicus.

[3] Also fast wörtlich wie bei Oribasius.

[4] Im Text steht *μείζω*, ich corrigire *μείω* und glaube, dass *μικρότερα ὄντα* ursprünglich eine Randnote war, die später in den Text gekommen.

Plaricoria (sic!). Der biedere Bartisch, der mehr griechische und arabische Namen anführt, als ihm gut thut, nennt (217) die Herausstrotzung der Augäpfel *μυδρίασις, πλατυκόρια, pupillae dilatatio, alinthisar;* den Schwund der Pupille *φθίσις, ῥυτίδωσις, ῥύπωσις*. Riverius setzt Mydriasis und Narrowness of the Pupilla einander entgegen. Mauclerc kennt Mydriasis und Phthisis, *Meiosis cores.* Wie aber steht es mit unserem Myosis für Pupillenverengerung? Wenn man z. B. im Himly (II, 125) und im M'c Kenzie (II, 597) und sogar im Moyne (1856) und Littré (Dictionnaire, XII. Aufl. 1865) liest, mit welcher Sicherheit es von *μύειν*, verschliessen, abgeleitet und bei Wallroth *κόρη μικρά* s. *μύωσις* geschrieben wird;[1] so fühlt man sich veranlasst, es für ein griechisches Wort und für ganz richtig zu halten. Aber von *μύειν* kommt *μύσις* das Schliessen der Lippen, der Lider (vgl. Ophthalmia); *μύσις βλεφάρων* Lidschluss, Galen XIV, 768. Dagegen heisst *μυόω* ich mache musculös; folgerichtig nennt C. H. Schulz die Muskelkrankheiten Myoses. Wer das Wort Myosis für Pupillenverengerung eingeführt, weiss ich nicht, da ich die Diss. von Chr. Vater *de visus laesionibus, in specie de myosi et de mydriasi,* Viteb. 1706 nicht erlangen konnte. Seit Plenk (p. 221) haben es alle Ophthalmologen. Einer von dem andern. Und doch ist es ein lächerlicher Fehler. Man könnte glauben, dass der Itacismus ihn verschuldet: *Μείωσις κόρης*; sprich Miosis, ebenso wie Myosis. Aber es ist wohl schlimmer; es ist eine wirkliche Verwechselung von *ει* mit y, gerade wie in Metosis für Meiosis. Dieser Fehler sollte endlich einmal aufhören. Wer nicht, wie Galen, die einfachen Bezeichnungen der Muttersprache (Erweiterung, bezw. Verengerung des Sehlochs) gebrauchen will, schreibe wenigstens für Myosis von nun ab Miosis. Kraus [und nach ihm Schirmer, Eulenburg's Real-encycl. IX, 359 und Nettleship] haben bereits die richtigere Schreibart.

Myio- und **Myo-** als Anfang sogenannter griechischer Wörter werden häufig mit einander verwechselt, und nicht blos von den Praktikern, sondern auch von den Gelehrten unter den Aerzten. Es heisst *μυῖα* die Fliege, Adj. *μυϊκός*, *μυιοειδής* oder *μυιώδης* (von *μυῖα* und *τὸ εἶδος* die Art). Dagegen *μῦς* die Maus, auch das Mäuslein, der Muskel (lat. *musculus*); Adj. *μυϊνός*. Folglich ist Myio-, Fliegen-; Myo-, Mäuse-!

***Myiodesopsia** (oder Myodesopsia) soll Mücken- (bezw. Fliegen-) Sehen bedeuten (von *ὄψις* das Sehen), lat. *muscae volitantes,* frz. *mouches volantes.* Die alten Aerzte hatten *μυιοειδῆ ὁρᾶν*. Die neuen fehlten darin, dass sie um jeden Preis Hauptwörter schaffen wollten. Kraus sagt, dass jede Schulgrammatik lehre, wie nur Myiodeopsia richtig; und K. G. Kühn erklärt von Myodesopsia: *Compositio verbi ab omnibus Graecae linguae regulis adeo abhorret, ut de ea plura dicere pigeat.* Ich wüsste nicht, was man dem deutschen Ausdruck vorzuwerfen hätte. Galen (de caus. sympt. I, 2, Vol. VII, p. 96) beschreibt den Zustand sehr gut, wiewohl er ihn von schwimmenden Trübungen im Kammerwasser ableitet[2]: *εἰ δὲ διεσπασμένα τε καὶ μὴ συνεστῶτα πρὸς ἄλληλα τὰ παχυμερῆ σώματα κατὰ τὸ προειρημένον ὑγρὸν ἐμφέροιτο, φαντασίαν ἐργάσεται τοῖς οὕτως ἔχουσιν, ὡς ἐκτὸς ὁρώμενά τινα περιφερόμενα κωνώπια.* (*κώνωψ, κωνώπιον* Mücke.) Wer also klassisch reden will, sage — Conopophantasia!

***Myiocephalon** (unrichtig Myocephalon), Fliegenkopf, kleiner Irisvorfall; *μυιοκέφαλον*, von *μυῖα* und *κεφαλή* Kopf. Durch die falsche Schreibweise ohne i ist sogar der gelehrte Kühn zu der irrthümlichen Uebersetzung Mäusekopf (*muris caput*) verleitet worden! Pseudogalen. Def. med. XIX, 434: *Μυοκέφαλόν ἐστιν ἀφ' ἑλκώσεως μικροτάτη ἐπιέκτασις τοῦ ῥαγοειδοῦς κατὰ τὸ μέλαν παραπλησία μυίας κεφαλῇ.* Med. XIV, 774: *Μυοκέφαλον δέ ἐστιν, ὅταν ἐξ ἑλκώσεως διαβρωθέντος τοῦ πρώτου χιτῶνος κατὰ τὴν ἶριν προκύψῃ ὁ δεύτερος χιτὼν, ὡς οἷον μυίας κεφαλῇ ἐοικέναι.* Weitere Stellen vgl. unter Staphyloma. Der Ausdruck ist recht entbehrlich.

Myops, Myopia. „Myops hiess der erste Kurzsichtige", sagte mir einst — ein strebsamer Obertertianer. *Μύωψ* heisst Blinzelauge (von *μύειν* schliessen) = kurzsichtig (Aristot. u. A.); übrigens auch Bremse, Stachel! Mit den Mäusen hat das Wort nichts zu thun, obwohl allerdings *μυωπία* erst bei Späteren Kurzsichtigkeit, dagegen bei Aristot. — Mausloch (von *ὀπή* Oeffnung) bedeutet. Galen sagt *μυωπίασις*. Das Zeitwort heisst *μυωπάζω* oder *μυωπιάζω* (dagegen *μυωπίζω* ich sporne!), das Beiwort *μυωπός* oder *μυω-*

---

[1] Bei Desmarres steht Myosis von *μειος* klein. Doch will ich mit seinem Griechisch nicht rechten.
[2] Allerdings ist ihm die Linse, was uns die Netzhaut!

πίας. Modern sind Plesiopia, Nahesichtigkeit (von *πλησίος* nahe, *ὤψ* Gesicht); sowie Hypometropia, von *ὑπό* unter, als Gegensatz von Hypermetropia, von *ὑπέρ* über. Vgl. Emmetropia. Vgl. ferner Catopsis. — Eine gute Beschreibung des Gebahrens der Kurzsichtigen hat schon Aristot. (de animal. gen. V, 1) geliefert. Von alten Aerzten erwähne ich die folgenden: Pseudogalen. Def. med. XIX, 436. *Μυωπίασίς ἐστι διάθεσις ἐκ γενετῆς δἰ ἧς τὰ μὲν πλησία ὁρῶμεν, τὰ δὲ πόῤῥωθεν ἢ ἐπὶ βραχὺ ἢ οὐδ' ὅλως*[1]. Med. XIV, 776: *μύωπας δὲ λέγουσι τοὺς τὰ μὲν σύνεγγυς βλέποντας, τὰ δὲ πόῤῥωθεν μὴ ὁρῶντας.* Oribas. Synops. VIII, 54 (V, 457): *περὶ μυωπιάσεως. Μυωπίαι λέγονται οἱ ἐκ γενετῆς τὰ μὲν ἐγγὺς βλέποντες, τὰ δὲ ἐξ ἀποστάσεως οὐχ ὁρῶντες. Ἀνίατος δέ ἐστιν ἡ τοιαύτη διάθεσις. Ἐναντία δὲ πάσχουσιν οἱ γηρῶντες τοῖς μύωψιν· τὰ γὰρ ἐγγὺς μὴ ὁρῶντες τὰ πόῤῥω βλέπουσιν.* Aet. VII (p. 132): *περὶ μυωπίας. Μύωπες λέγονται οἱ ἐκ γενετῆς τὰ μὲν σμικρὰ καὶ σύνεγγυς βλέποντες· τὰ δὲ μεγάλα καὶ πόῤῥω βλέπειν μὴ δυνάμενοι· τάτε γεγραμμένα ἀναγινώσκοντες συνεγγίζουσι τοῖς ὀφθαλμοῖς καὶ οἱ μὲν ἀνωμάλως*[2] *σκορδόφθαλμοί εἰσιν*[3], *οἱ δὲ ὁμαλοὺς ἔχουσι τοὺς ὀφθαλμούς· ἀνίατος δὲ ἡ τοιαύτη διάθεσις.* Paull. Aeg. III (p. 78): *περὶ μυωπιάσεως. Μυωπίαι δὲ λέγονται ἐκ γενετῆς τὰ μὲν ἐγγὺς βλέποντες, τὰ δὲ ἐξ ἀποστάσεως οὐχ ὁρῶντες· ἀνίατος δέ ἐστιν ἡ τοιαύτη διάθεσις ὑπὸ ἀσθενείας γινομένη τοῦ ὀπικοῦ πνεύματος· ἐναντία δὲ πάσχουσιν οἱ γηρῶντες τοῖς μύωψι· τὰ γὰρ ἐγγὺς μὴ ὁρῶντες τὰ πόῤῥω βλέπουσιν.* Joann. Act. II, 449: *περὶ δὲ μυωπίας ταῦτ' ἔνεστιν εἰπεῖν ὡς ὁρᾶν*[4] *ἐκεῖνοι λέγονται μυωπίαι, οἷς τὰ μὲν ἐγγὺς ῥᾴδιον, τοιούτοις οὖσιν ἐκ γενετῆς, τὰ πόρρω δ' οὔ· ἀνίατος δὲ ἡ τοιαύτη διάθεσις.* Das spätgriechische Wort *μυωπία* für Kurzsichtigkeit, welches noch nicht bei Galen und Oribasius, sondern erst bei Aetius und Joannes auftritt, ist Veranlassung zu all' den neuen Ausdrücken auf — *opia* geworden, wie Emmetropia, Hemianopia u. s. w.

***Myopodiorthoticon**, Kurzsichtigkeitsbesserer (ein Gestell): *διόρθωσις* Verbesserung (Hipp. L. II, 322, 328); Adj. *διορθωτικός*.

***Myositica** will Himly die pupillenverengernden Mittel (*Miotica*) nennen.

***Myotomia**, Muskelschnitt (von *μῦς* Mäuslein, Muskel und *τομή* Schnitt). Der griechische Ausdruck ist ebenso entbehrlich wie die Muskelzerschneidung bei der Schieloperation oder wie die englische *Myotomia intraocularis*, die gegen Drucksteigerung empfohlene Zerschneidung des Ciliarmuskels.

***Myrmecia**, Warze (*τὰ μυρμήκια* oder *αἱ μυρμηκίαι* Warzen, *μυρμηκιά* Ameisenhaufen, *ὁ μύρμηξ* die Ameise). Paull. Aeg. *δ' ιέ* berichtet, dass die gewöhnliche Warze mit breitem Stiel aufsitzt und beim Drücken ein Gefühl wie vom Stechen der Ameisen hervorruft. Vgl. Acrochordon.

Myxadenoma *glandul. lacr.*, Schleim-Drüsengeschwulst (*ἡ μύξα* der Schleim, *ὁ ἀδήν* die Drüse). Aehnlich ist Myxosarcoma. Vgl. Sarcoma.

N

***Naevus**, Muttermaal; so schon bei Cicero, so dass *maternus, maternalis, matricalis* von den Aerzten unnütz hinzugesetzt ist, zumal das Wort von *γεννεῖος* abgeleitet wird. *Est corporis macula naevus.* Cicero. Gewöhnlich von den Hautdecken (der Lidhaut) gebraucht; doch hat Desmarres *naevus iridis* für Pigmentfleck.

Narcosis, Betäubung; *νάρκωσις* im passiven Sinne schon bei Hippocrates (z. B. Epidem. VI, 3, 1 v. *τῆς κοιλίης* Trägheit des Darms, *νάρκωσις γνώμης*, *νάρκη ἐν τοῖς σκέλεσι*): im activen erst seit einem halben Jahrhundert, seit der Einführung des Aethers und Chloroforms. Erotian. (Lex. Hippocr.) *ναρκῶσαι· πραῦναι καὶ οἱονεὶ εἰς ἀναισθησίαν ἀγαγεῖν τῆς ἀλγηδόνος.* Es heisst *νάρκη* die Erstarrung, *ναρκάω* ich erstarre, *ναρκόω* ich betäube; *ναρκωτικός* betäubend, bei Galen. Es heisst bei diesem *Ἡ νάρκη θλίψις αἰσθήσεώς ἐστιν.* — Auch das Wort Anaesthesie (vgl. dass.) wird heutzutage im activen Sinne gebraucht.

Necrosis orbitae, Knochenbrand der Augenhöhle, *νέκρωσις* (*mortificatio* spät-

[1] Ob der Schreiber dieser Zeilen kurzsichtig war? „*δρῶμεν*". — Von Schulmyopie ist hier noch keine Rede.

[2] *ἀνωμαλής, ἀνώμαλος* (*ἀ-, ὁμαλός*), (Subst. *ἀνωμαλία*), lat. *abnormis*.

[3] Glotzaugen, Axenmyopie.

[4] Ich nehme eine Textverderbniss, bezw. Wortverstellung an.

lateinisch). Galen sagt σφάκελος (M. M. X, 433). Vgl. auch Gangraena.

***Nephelion**, Wölkchen; νεφέλιον. Vgl. Nubecula.

Nervus opticus, Sehnerv, νεῦρον ὀπτικόν, so schon bei Gal. De nervor. dissect. c. 2 (II, 833), de us. part. IX, 9 (III, 722) u. a. a. O., auch def. med. XIX, 358. Siehe auch Ruf. (D., p. 171). Vgl. Auge. — Die Nerven werden eingetheilt in centrifugale und centripetale. Diese Beiwörter sind modern. Jedoch hat Kraus κεντρόφυγας, *centrifugus; vis centrifuga* = Fliehkraft. (*Fugere* fliehen, *petere* zielen.)

Neur-, Nerv; von νεῦρον, 1. Saite, 2. Sehne, 3. Band, 4. Nerv. Daher *Neuritis optica* Sehnerventzündung. *Neuritis retrobulbaris* Sehnerventzündung hinter dem Augapfel. (Die Lateiner haben *retro* nur mit solchen Verben, Adj., Subst. verbunden, die irgend eine Bewegung ausdrücken. Das Adverb. *retro* heisst eigentlich rückwärts, nicht hinter. Die Adj. von *bulbus*, Knolle, sind *bulbosus* und *bulbaceus*.) *Neuroretinitis* Entzündung der Sehnerven und der Netzhaut.

***Neurasthenia**, Nervenschwäche (von νεῦρον und ἀσθένεια Schwäche [ἀ- und σθένος Kraft]). Der Ausdruck ist nicht ganz so modern, wie nach Ansicht vieler die Krankheit. Früher sagte man auch *Neuradynamia* (von νεῦρον, ἀ- und δύναμις Kraft).

***Neurectomia** vgl. Neurotomia.

Neuroma, Nervengeschwulst, am Sehnerven zweifelhaft. Der Name ist modern (Wood), aber — nicht gut. Vgl. *Neurosis*.

Neuroparalytica ceratitis, Hornhautentzündung durch Lähmung von (sogen. trophischen) Nerven. Von νεῦρον und παραλυτικός gelähmt. *Neuroparalysis* und *neuroparalyticus* kommt bei den Griechen nicht vor; wohl aber νευροσπαστικός; jedoch heisst νευροσπαστική nicht Nervenkrampf, sondern — Puppenspielkunst.

***Neurosis optica sympathica** (Graefe-Saemisch), sympathische Sehnervenreizung. Neurosis = Nervenkrankheit ist modern, aber nicht — gut gebildet; offenbar nach Analogie von αἱμάτωσις. Aber νευρόειν heisst anspannen, stärken!

***Neurotomia**, Nervenzerschneidung; νευροτομία kommt bei den Alten nicht vor (νεῦρον und τομή Schnitt, τέμνω ich schneide): dagegen findet sich νευροτόμος sehnenzerschneidend bei Maneth. und νευροτομέω bei Oribas. Die *Neurotomia opticociliaris* (Zerschneidung des Sehnerven und der Ciliarnerven hinter dem Augapfel) ist schon so ziemlich wieder aufgegeben worden; von der *Neurectomia* (νεῦρον, ἐκ aus, τομή Schnitt) wollen wir das gleiche — hoffen.

***Nictatio** war den Lateinern das Blinzeln (von *nictare* oder *nictari*); so bei Plin. II. 37, 156. Vgl. die Note zu Hippus. Weshalb die Aerzte *Nictitatio* sagen, weiss ich nicht. Das Wort bezieht sich nur auf die Bewegung der Lider. Celsus und Caelius gebrauchen das Wort *nictatio* nicht, letzterer aber dafür *palpebratio*. Cael. Aur. morb. acut. I, III, 36: *oculi sanguinolenti, cum tensione venarum suarum, et fixo visu, atque sine ulla palpebratione, aut multum mobili et cum jugi palpebratione.* Aus solchen Stellen versteht man, wie das Augenzittern mit dem Lidblinzeln verwechselt werden konnte, Hippus mit *Nictatio* (vgl. Hippus). *Palpebratio* ist übrigens nach der bekannten Uebersetzungsart des Cael. gebildet aus βλεφαρισμός, βλεφαρίζω ich blinzle, Clem. Alex. Die griechischen Klassiker (auch Hippocr.) sagten dafür σκαρδαμύσσω, wovon σκαρδαμυκτής, σκαρδαμυκτικός, σκαρδαμυκτέω — und ἀσκαρδαμυκτί, ohne Blinzeln. Kraus hat auch die Hauptwörter σκαρδομυγμός und σκαρδάμυξις. Hippocr. (περὶ τῶν ἐντὸς παθῶν, F. 558, 25): Ὅταν οὐ σκαρδαμύσσει προςφερομένου τοῦ δακτύλου (ἀμβλύτητος σημεῖον). Vgl. Galen. c. 5 in Hipp. l. VI Epidem.

Nihilum, nichts. *Nihilum conducit oculis*, „Nichts ist gut für die Augen“ kehrt sich einerseits gegen die Vielgeschäftigkeit und die ungeheuere Vorschriften-Menge welche schon die Alten aufgespeichert; spielt aber andererseits an auf *Nihilum album* (*Cadmia fornacum, Tutia, Bulla, Pomphylox*) d. i. ein unreines Zinkoxyd: also ein Mittel, das auch heutzutage noch, wenigstens als schwefelsaures Salz, zu den beliebtesten der Praxis gehört.

***Niphablepsia** (νίψ Schnee, ἀβλεψία Blindheit), Niphotyphlotes (τυφλότης Blindheit), Niphotyphlosis (τύφλωσις Erblindung) sind drei überflüssige Worte, die Kraus durch Chionotyphlosis (χιών Schnee) verbessern zu müssen glaubte — statt Schneeblindheit vorzuschlagen!

Nodus orbitae, Knochenhautverdickung, Himly I, 366: *Nodus* der Knoten wird schon bei Plinius für Geschwulst gebraucht (*nodi articulorum, nervorum*); bei den Neulateinern, besonders seit Paracelsus, für Syphilis- oder Gicht-Ablagerungen.

Nubecula, Wölkchen, Hornhautfleck. In neueren Schriften (Graefe-Saemisch IV, 1, 300) werden die Hornhauttrübungen nach dem Grade abgestuft in 1. Nubecula, 2. Macula, 3. Leucoma: 1. ist durchscheinend, 2. halbdurchscheinend (grau), 3. undurchsichtig (weiss). Nubecula (von *nubes* die Wolke, das verhüllende) ist wörtlich ein Wölkchen, übertragen ein Fleck, z. B. auf dem Edelstein', auf dem Auge. Plin. nat. h. XXV, 12, 91. (IV, p. 147): *Oculorum aciem centaurio majore putant adjuvari, si addita aqua foveantur, suco vero minoris cum melle culices, nubeculas, obscuritates discuti, cicatrices extenuari, albugines quidem etiam jumentorum sideritide.* XXIV, 139 (IV, p. 87): *cicatrices, caligines*[1], *nubeculas.* XX, 61 (III, 305), XXII, 55, XXVII, 109. Dagegen spricht Celsus nur ganz kurz von den Hornhautnarben (VI, 6, 25): *Factae verae ex ulceribus cicatrices duobus vitiis periclitantur; ne aut cavae aut crassae sint.* („Facette oder Leucom.") Macula heisst der Fleck. Plinius hat zahlreiche Mittel für die *maculae corporis, crurum, in facie, in manibus.* Aber *macula corneae* scheint modern zu sein. Leucoma spricht für die Zerfahrenheit der herrschenden Namengebuug. Der erste und der zweite Grad sind lateinisch, der dritte griechisch ausgedrückt. Und dabei ist *albugo* ein gut lateinisches Wort für den weissen Fleck im Auge, d. h. auf der Hornhaut, sowohl durch Plinius (albugines oculorum 28, 171; 22, 22; 24, 89 u. a. O.) wie durch die Vulgata verbürgt. (*Albus* weiss, *albedo* die weisse Farbe.) Leucoma findet sich nicht bei den lateinischen Schriftstellern; aber bei den Griechen vielfach: *λεύκωμα*, weisse Narbe (auch *λεύκωσις*, von *λευκός* weiss). Wie die alten Griechen die Hornhautnarben eintheilten, ist schwer zu verstehen,[2] namentlich wenn man die allmähliche Entwickelung der Wissenschaft nicht genügend berücksichtigt. Klarheit gewinnen wir erst aus den späteren Schriftstellern, welche uns geordnete Darstellungen der Augenkrankheiten überliefert haben. Aber schon der Vater der Medicin hat eine prachtvolle Stelle, welche von seiner durchdringenden Beobachtungsgabe zeugt. Hipp. K. I, 214 (Praedict. II): *αἱ δὲ ἐκ τῶν ἑλκέων οὐλαί, οἷσιν ἂν μὴ κακόν τι ἄλλο προσῇ, πᾶσαι οἴεθαι ὠφελέεσθαι καὶ ὑπὸ τῶν χρόνων καὶ ὑπὸ τῆς τέχνης· μάλιστα δὲ αἱ νεώταταί τε καὶ ἐν τοῖσι νεωτάτοισι τῶν σωμάτων.* Wir lernen hier, dass Hornhautnarbe *οὐλή* heisst (von *οὔλω*, *valeo; οὖλος = ὅλος*, *solidus*). Wir lernen ebendaselbst, dass Hipp. den Durchbruch des Auges mit Pupillenvorfall für unheilbar erklärt und dass die Narben proportional den Geschwüren (*ἀναγκαῖον κατὰ τὴν ἰσχὺν τῶν ἑλκέων τὰς οὐλὰς γίνεθαι*). Dann aber kommt eine genaue Erörterung von vier verschiedenen Arten von Hornhautflecken, die man als Nebel, Wolke, Weissfleck, Perle deuten kann. (l. c. 215): *ἀχλύες, νεφέλαι, καὶ αἰγίδες ἐκλεαίνονταί τε καὶ ἀφανίζονται ... ἢν δὲ παράλαμψις*[3] *γένηται, ἀπολευκάνῃ τοῦ μέλανος μόριόν τι, εἰ πουλὺν χρόνον παραμένῃ, καὶ τρηχείη τε καὶ παχείη, καὶ μνημόσυνον ὑποκαταλιπεῖν.* Es heisst *ἡ αχλύς* der Nebel; *ἡ νεφέλη* die Wolke (Diminut. *νεφέλιον*); *ἡ αἰγίς* wörtlich das Ziegenfell (von *αἴξ*), mag in derselben Weise gebraucht sein wie die Araber und Bartisch, ja wie noch heute das Volk von Hornhautfellen spricht. Leider wird dieses Wort von Galen in seinen Hippocr. Lexic. XIX, 69 — nicht erklärt, wohl aber *άγλίη· ἡ ἐν τοῖς ὀφθαλμοῖς ὑπόλευκος οὐλή, καθάπερ ἐν τῷ μείζονι προῤῥητικῷ.* Vgl. Aegina. (Varinus und Hesychius erklären es als *ἀποστίλψεις τῶν ὀφθαλμῶν*, *coruscationes oculorum.*) — *Παράλαμψις· ἡ ἐν τῷ μέλανι τῶν ὀφθαλμῶν ἐπιλάμπουσα οὐλὴ διὰ τὸ ἡσυχῇ παχυτέραν εἶναι τῆς αἰγίδος.* Galen. XIX, 127. Das Volk pflegt solche hervorragende weiss glänzende Hornhautflecke als Perlen zu bezeichnen. — Bei Galen ist eine systematische Darstellung nicht zu finden, da sein Werk über Augenkrankheiten verloren gegangen. Wir müssen uns mit einigen mageren Erklärungen in den falschen Schriften begnügen. Def. med. XIX, 434: *Νεφέλιόν ἐστιν ἀχλὺς ἢ ἕλκωσις (?) ἐπιπόλαιος ἐπὶ τοῦ μέλανος ... Λεύκωμά ἐστιν ἀφ' ἑλκώσεως οὐλὴ παχεῖα καὶ βαθεῖα.* Med. XIV, 775: *οὐλὴ δέ ἐστιν, ὅταν ἐπὶ τῷ μέλανι τοῦ ὀφθαλμοῦ ἐξ ἕλκους βαθέος ὄντος παχύτης ὑμένος ἐπιγένηται καὶ ἡ χροιὰ λευκοτέρα φαίνηται· συνίσταται δὲ καὶ ἐπὶ τοῦ λευκοῦ ὑμένος καλουμένου, ἀλλ' οὐ διαδείκνυται·*[4] *λεύκωμα δὲ ταὐτὸν μὲν τῇ καλουμένῃ οὐλῇ ἐστί, διαφέρει δὲ τῷ ἐξ ἑλκώσεως μεγάλην οὐλὴν μείζονα καὶ παχυτέραν ἐπιγίνεσθαι ἐπὶ τῆς ἴρεως, ἣν καλοῦσι λεύκωμα· ἧλος* (Nagel) *δέ ἐστιν ἡ μετὰ λείας καὶ λευκῆς, οἷον οὐλὴ σαρκώδης, ὑπεροχὴ τοῦ μέ-*

---

[1] Uebersetzung von *ἄχλυς*.
[2] Vgl. Mauchart, Dissert. de macul. corn. Tüb. 1743. Haller, disput. chir. I, 339.
[3] Bei Kühn steht *παράληψις*.
[4] Eine feine Beobachtung.

λανος στερεά. Oribasius hat in der Synopsis die Hornhautflecke ausgelassen und in seinem populären Werke (Euporist.) nur ganz kurz Mittel gegen Leucome angegeben. Dagegen hat der vortreffliche Aetius (l. VII, p. 131) ein Capitel *περὶ οὐλῶν ἤτοι λευκωμάτων· οὐλαὶ πᾶσαι αἱ ἐπὶ τοῦ μέλανος τοῦ ὀφθαλμοῦ λευκαὶ φαίνονται· πυκνουμένου μὲν τοῦ κερατοειδοῦς χιτῶνος καὶ μὴ διαυγοῦντος τὴν ὑποκειμένην αὐτῷ κυανὴν χρόαν· μάλιστα δὲ αἱ περιέχουσαι λευκοίνονται· αἱ δὲ ἰσόπεδοι ἧσσον εἰσὶ λευκαί· αἱ δὲ κοιλότεραι ὁμοχροοῦσί πως τῷ μέλανι· ὅσοι δὲ τοῖς στυπτικοῖς φαρμάκοις ἕως ἀπουλώσεως θεραπεύονται, μᾶλλον ἐπισκοτοῦσι τῷ πυκνοῦσθαι ἐπιπολὺ τῇ στύφει τοὺς ὑμένας· τὰς δὲ τετυλωμένας καὶ χρονίους καὶ παχείας οὐλὰς παραιτεῖσθαι θεραπεύειν … εἰ δὲ καὶ ὑπόχυσις ἢ γλαύκωσις εἴη, μάταιον τὰς οὐλὰς ἀποσμήχειν.* Also eine Fülle richtiger Beobachtungen und Regeln, ohne jede Belastung des Gedächtnisses mit krausen Namen! Die beste Erklärung der alten Namengebung finden wir bei Paull. Aeg. (III, p. 75): *περὶ οὐλῶν καὶ λευκωμάτων· Τὰς ἐπιπολῆς μὲν γινομένας ἐν τοῖς ὀφθαλμοῖς οὐλάς, οἱ μὲν αὐτὸ δὴ μόνον οὐλὰς, οἱ δὲ νεφέλιον καλοῦσι, τὰς δὲ διὰ βάθους λευκώματα.* Einfach und natürlich! Bei Theophanes Nonnus I, 238 und Joann. Act. II (447) fast wörtlich ebenso. Warum sollen wir nicht Narben sagen, warum fremde griechische oder lateinische Ausdrücke gebrauchen, da auch die Griechen nur in ihrer Sprache Narben gesagt haben? — Ehe ich die Alten verlasse, muss ich noch ihrer Färbung der Hornhautnarben gedenken, welche im Jahre 1871 — neu entdeckt worden ist. Man hat das Verfahren der Alten missverstanden. Ich glaube, dass sie es ebenso machten, wie die Schuster, wenn sie Naturleder schwärzen. Mein Schuster sagt: ich nehme Tinte, worin etwas Kupfervitriol gelöst ist. (Letzteres bildet die Beize, das schwarze Eisensalz die Farbe.) Wem diese Angabe nicht genügt, der vergleiche Meyer's Conversations-Lexicon III. Aufl., X, 671: Das schwarz zu färbende Wichsleder reibt man mit frisch angefeuchteter Lohe ab und bestreicht es dann mit einer Lösung von Eisenvitriol, welche etwas Kupfer enthält. Die Stelle bei Galen (de compos. med. XII, 739) ist nicht gerade sehr schön, vielleicht auch verdorben, jedenfalls bisher missverstanden: *Βάμματα λευκωμάτων. Κηκίδα λείαν ἔχε ἐν ἀποθέτῳ, ἐν δὲ τῇ χρήσει παράπτου πυρῆνι μήλης, θερμαίνων τὸν πυρῆνα, ἔπειτα χαλκάνθῳ ὕδατι ἀναλυθέντι παράπτου.* Halte dir Galläpfelpulver vorräthig, beim Gebrauch aber reibe es auf den Hornhautfleck ein mit dem Sondenknopf, den du erhitzen musst, und danach reibe Chalkanthon ein, das in Wasser gelöst ist. Was ist *χάλκανθον?* Einige geben es mit „Kupfersalz,“ andere mit *atramentum sutorium.* Bei letzterem Wort darf man weder an Schusterpech noch an Tinte denken; richtiger wäre es Schusterschwarzbeize zu sagen. Vgl. Celsus V, I, p. 242: *Sanguinem supprimunt, atramentum sutorium, quod Graeci χάλκανθον appellant, chalcitis, acacia …* Was *χαλκοῦ ἄνθος* ist, hat uns Dioscor. in seiner Arzneimittellehre (*E*, *πή* I, 750) genau beschrieben: Kupferkörner, auf der Oberfläche des geschmolzenen Kupfers. Hiervon unterscheidet er im Cap. *ριδ'* (CXIV, ib. p. 779) das *χάλκανθον· χάλκανθον τῷ μὲν γένει ἓν καὶ ταὐτὶν ὑπάρχει· ὑγρὸν γάρ ἐστι πεπηγός. Εἰδικὰς δὲ ἔχει διαφορὰς τρεῖς· τὸ μὲν γὰρ κατὰ σταλαγμὸν διηθουμένων ὑγρῶν εἴς τινας ὑπονόμους συνίσταται· ὅθεν καὶ σταλακτὶς καλεῖται ὑπὸ τῶν τὰ κυπρικὰ μέταλλα ἐργαζομένων - … τὸ δὲ ἀφανῶς λιμναζόμενον ἐν σπηλαίοις … πηκτὸν ὀνομάζεται· τὸ δὲ τρίτον καλεῖται μὲν ἑφθὸν, σκευάζεται δὲ ἐν Ἱσπανίᾳ … Ἄριστον δ' αὐτοῦ ἡγητέον τὸ κυάνεον καὶ βαρὺ, πυκνόν τε καὶ διαυγές … τὸ δὲ ἑφθὸν πρὸς μὲν βαφὰς καὶ μελάσματα ἐπιτηδειότερον …* Es ist zweifellos schwefelsaures Kupferoxyd, Kupfervitriol. Wie es in Spanien gewonnen wurde, hat uns Plinius XXXIV, 123 genau überliefert.[1] — Aber in des Galens Vorschrift fehlt ja das Eisen, um den tintenschwarzen Niederschlag zu machen? Denn der geringe grauröthliche Niederschlag des gerbsauren Kupferoxyd vermag den weissen Fleck nicht zu färben! Nun dafür war gesorgt, die Kupfersalze der Alten waren eisenhaltig. Vgl. Gorup Besanez, Anorg. Chemie, IV. Aufl., p. 626: Da alle Schwefelkupfer enthaltenden Erze Schwefeleisen enthalten, so ist der fabriks-

[1] *Fit in Hispaniae puteis stagnisve id genus aquae habentibus. Decoquitur ea, admixta dulci pari mensura, et in piscinas ligneas funditur; immobilibus super has transtris dependent restes lapillis extentae, quibus adhaerens limus vitreis acinis imaginem quandum uvae reddit. Exemptum ita siccatur diebus XXX; color est caeruleus, perquam spectabili nitore, vitrumque esse creditur; diluendo fit atramentum tingendis coriis.*

mässig hergestellte und in den Handel kommende Kupfervitriol stets eisenhaltig. Noch genauere Mittheilungen über diesen Gegenstand verdanke ich Herrn Collegen Professor Pinner: „Da die Griechen noch keine freie Schwefelsäure kannten, haben sie ihr *χάλκανθον* oder *χαλκάνθη* ausschliesslich aus den durch Verwitterung der Schwefelverbindungen des Kupfers bei Gegenwart von Wasser entstehenden Cementwässern (durch Abdampfen) erhalten. (Jedoch heisst *χάλκανθον*, so viel ich habe ermitteln können, recht oft Kupfervitriollösung.) Nun ist aber ganz reines Schwefelkupfer (Cu_2S) fast gar nicht vorkommend, stets enthält es mehr oder weniger Schwefeleisen. Bei der Verwitterung namentlich des Kupferkieses ($Cu_2S.Fe_2S_3$) und des Buntkupfererzes ($_3Cu_2S.Fe_2S_3$) entsteht neben Kupfervitriol Eisenvitriol, der mit jenem zusammenkrystallisirt. Das wichtigste Kupfererz der Alten ist *χαλκίτης* (Plinius 34, 1), das verwittert nach Dioscorides *χαλκῖτις* heisst und ein Kupfereisenvitriol ist. Es wurde in Cypern auf Kupfer verarbeitet. (S. Bischoff, das Kupfer.)" Man braucht nicht (und kann nicht) mit Krauss annehmen, dass *χάλκανθον* schwefelsaures Eisen oder Kupfer oder Zink bedeute. Vgl. C.-Bl. f. A. 1887, Märzheft.

Aetius l. c. p. 131 hat ein besonderes Capitelchen über die Färbung der Narben und bemerkt einleitend, dass die Heilmittel, welche Narben färben, zu vermeiden sind, — geradeso wie wir Rathschläge geben, um Blei- und Silber-Färbung zu vermeiden. *Βάμματα λευκωμάτων. Προείρηται ὡς ἀπέχεσθαι χρὴ τῶν βαπτόντων τὰς οὐλὰς φαρμάκων· πρὸς τῷ μὴ δὲ ἀγνοεῖν τὰ τοῦτο ποιεῖν δυνάμενα μνημονευτέον αὐτῶν· κικίδα φησὶ λείαν ἔχε ἀποκειμένην· καὶ ἐν τῇ χρήσει πυρῆνα μήλης θερμαίνων καὶ ἀπολαμβάνων ἀπὸ τοῦ φαρμάκου παράπτου τοῦ λευκώματος· ἔπειτα χάλκανθον λύσας ὕδατι παράπτου* .... Es ist die Galen'sche Vorschrift, etwas klarer auseinandergesetzt. Hiervon ist zu unterscheiden die Anwendung ähnlich zusammengesetzter Mittel (bei Aegineta, auch schon bei Oribasius), die — in Jahresfrist wirken sollen. Auch bei Alexander Tralles (II, 51), der folgendes Recept giebt: *Πρὸς τὸ βάψαι λευκώματα λίαν καλόν· χαλκάνθου δρχ. δ', ἀκάνθης Αἰγυπτίας δραχ. δ', κηκίδος δρχ. δ'. ὕδατι ἀναλαβὼν χρῶ.* Wörtlich ebenso bei Theophanes Nonnus cap. 68, I, p. 246. — Die Neueren schlossen sich den Alten ziemlich eng an auf dem Gebiete der Hornhautflecken. Die gelehrte Dissertation von Boury-Mauchart (1743) quält sich vergeblich ab, wissenschaftliche Definitionen sowohl von den vier hippocratischen Formen wie auch vom Leucom zu geben, während doch schon Aetius und Aegineta sich nicht mehr um Paralampsis kümmerten; — allerdings hat Mauchart das Verdienst, den Greisenbogen zuerst genauer beschrieben zu haben. (Vgl. Gerontoxon.) Plenk (p. 176) unterscheidet 1. halbdurchsichtige oder nebelartige Flecke (*Macula corneae semipellucida s. nephelium s. achlys s. aegis*(?); 2. weisse Flecke (*M. c. opaca s. leucoma*); 3. perlförmige (weisse, erhabene) Flecke (*M. margaritacea s. Paralampsis*). Man muss übrigens von den grossen hervorragenden Weissflecken die kleinen harten Perlchen, welche in seltenen Fällen nach scrophulösen Hornhautentzündungen zurückbleiben, wohl unterscheiden. Noch Himly (II, 46) bemüht sich, die hippocratischen Namen mit den neueren Erfahrungen in Uebereinstimmung zu bringen. Der wissbegierige Leser möge es bei ihm nachsehen!

Nucleus (von *nux*) heisst der Kern, *nucleolus* ein kleiner Kern. Aber überflüssig ist *Cataracta nuclearis* für Kernstaar und barbarisch *Cat. perinuclearis* (*περί* herum) für Schichtstaar und dergl.

Nyctalopia, Hemeralopia, „Nachtblindheit und Tagblindheit." Am besten wäre es, wie ich[1] vorgeschlagen (Berl. klin. Wochenschr. 1885. Nr. 23; Centralbl. f. pr. Augenh. 1885. S. 416), hier das Griechische auf sich beruhen zu lassen und nur die klaren und unzweideutigen Ausdrücke unserer Muttersprache zu gebrauchen.[2] Aber die griechischen Ausdrücke werden weiter gebraucht und müssen nach den Quellen erklärt werden. Hr. Dr. Greenhill (Ophth. Hosp. Reports. X. 2. 1881), dessen Gelehrsamkeit ich die grösste Hochachtung zolle, der aber die ärztliche Erfahrung zu wenig berücksichtigt hat, giebt an, dass Hippocrates und Galen unter *νυκτάλωψ* nachtblind verstanden hätten, und dass wir das Wort in dieser Bedeutung anwenden müssten. Ich bezweifle diese Ansicht in Beziehung auf Hippocrates und befinde mich in Uebereinstimmung mit Kraus (Med. Lex. 1844), mit Andreae (Augenheilk. d. Hippocrates, Magdeburg 1843)

[1] Vgl. M' Kenzie p. 991. Leber, Kr. d. Netzhaut, S. 794.

[2] Die Annahme einer Tagblindheit bei Icterus beruht wohl nur auf der unheilbaren Verwirrung in der Nomenclatur.

und mit A. Hirsch (Geschichte d. Augenhk. Graefe-Saemisch VII. S. 247). Vgl. Magnus, A. f. O. XXIII. und Wallroth p. 183. W. behauptet, dass die hippocratische Bedeutung des Wortes *νυκτάλωψ* durch Aristot. umgeändert sei (Generat. animal. V. p. 145, 31 Ed. Bekker): *τὰ μὲν γλαυκὰ μὴ εἶναι ὀξυωπὰ τῆς ἡμέρας, τὰ δὲ μέλανα ὄμματα τῆς νυκτός*, die Helläugigen sind nicht scharfsichtig des Tags, die Dunkeläugigen des Nachts. Er hat aber ganz vergessen, die Fortsetzung zu geben, nämlich .... *δηλοῖ δὲ καὶ τὰ ἀῤῥωστήματα τῆς ὄψεως ἑκατέρας· τὸ μὲν γὰρ γλαύκωμα γίνεται μᾶλλον τοῖς γλαυκοῖς, οἱ δὲ νυκτάλωπες καλούμενοι τοῖς μελανοφθάλμοις· ἔστι δὲ τὸ μὲν γλαύκωμα ξηρότης τις μᾶλλον τῶν ὀμμάτων· διὸ καὶ συμβαίνει μᾶλλον γηράσκουσιν ... ὁ δὲ νυκτάλωψ ὑγρότητος πλεονασμός, διὸ τοῖς νεωτέροις γίνεται μᾶλλον.* Hieraus folgt, dass Arist. *νυκτάλωψ* = nachtblind setzt, was Dr. G. nicht genügend betont hat. In der That finde ich auch bei Galen (De compos. med. s. loc. XII, 802) einen gewissen Gegensatz zwischen *γλαυκός* und *νυκτάλωψ: Πρὸς γλαυκοὺς στρύχνου χυλὸς ἐγχυματιζόμενος μέλανας ὀφθαλμοὺς ποιεῖ· καὶ ἀνάπαλιν ἐπὶ τῶν νυκταλωπιώντων ἧπαρ τράγειον ὀπτήσας ... ἐσθίειν δίδου κ. τ. λ.*

I. Der Vater der Medicin gebraucht das Wort *νυκτάλωψ* fünf Mal. 1. Dr. G. sagt, nur eine Stelle könne verwerthet werden, da nur diese das Wort erkläre, nämlich Prorrhet. II, 33, 34 (Ed. Kühn, I, 226): *Οἱ δὲ τῆς νυκτὸς ὁρῶντες οὓς δὴ νυκτάλωπας καλέομεν, οὗτοι ἁλίσκονται ὑπὸ τοῦ νοσήματος νέοι ἢ παῖδες ἢ καὶ νεανίσκοι.* Hier setzt G. einfach *οὐχ ὁρῶντες* nach Coray und Ermerius, der in einem Codex aus dem 14. Jahrh. das *οὐχ* — wegradirt fand![1] Aber Hippocrates ist doch ein Mediciner! Wo giebt es denn so viele ganz kleine Kinder, die nachtblind sind? Aber es giebt lichtscheue, es giebt scrophulöse Kinder![2] „Die Tagblindheit", sagt Hippocrates, „befällt nur Kinder, Knaben oder Jünglinge. Sie verschwindet von selbst bei Einigen nach 40 Tagen, bei Anderen erst nach 7 Monaten, zuweilen hält sie ein Jahr an. Die verschiedene Dauer ist abhängig von der Heftigkeit der Krankheit und dem Alter des Kranken. Metastasen an den unteren Theilen sind hierbei heilsam, treten jedoch nicht leicht in der Jugend ein. Frauen werden von diesem Uebel nicht befallen; auch Mädchen nicht, wenn sie bereits ihre Regeln haben." 2. Und nun vollends der Schlusssatz dieser Stelle: „Diejenigen, welche an langwierigen Thränenflüssen leiden, werden tagblind (lichtscheu); man frage sie, ob sie vorher an Kopfschmerz gelitten." Wer wird unter langwierigem Thränenfluss nachtblind?[3] 3. Epidem. Lib. VI. Sect. VII. § 1 (Kühn III, 615): „In Folge eines epidemischen Catarrhalfiebers (Influenza) wurde ausser Lungenentzündungen, Bräune, Lähmungen auch bei Einigen, insbesondere bei Kindern, Tagblindheit beobachtet, welche indessen nur kurze Zeit dauerte. Entstand die Tagblindheit als spätere Nachkrankheit, so setzte sie sich fest. Die Iris (d. h. die Cornea vor der Iris) war dabei gefleckt, die Pupille eng, das ganze Auge verfärbt." Hier Nachtblindheit zu übersetzen (Grimm, Fösius u. A.), ist nicht gerechtfertigt. 4. Ibid. IV (Kühn III, 541): Tagblindheit bei epidemischem Fieber. 5. In der pseudohippocratischen, übrigens ziemlich werthlosen Schrift de visu (Kühn III, 46) wird den Nyctalopen rohe Rindsleber in Honig verordnet. Hieraus will Dr. G. etwas schliessen! Somit wollen wir nur ruhig bei der von unseren Lexicographen und auch von Littré (Dict. de Méd.) getheilten Meinung verharren, dass *νυκτάλωψ* herkommt von *νύκταλος* (schläfrig) oder besser von *νύξ* (die Nacht) und *ὤψ* (Gesicht), und dass das *λ* nur euphonisch ist. Dies entspricht auch mehr dem griechischen Sprachgeist, wenn wir z. B. das Wort *αἰγίλωψ* vergleichen. Uebrigens kennt Hippocrates nur das Wort *νυκτάλωψ* sowohl für „tagblind" als auch für „Tagblindheit"; bei Späteren kommen für das Substantiv noch die Ausdrücke *νυκταλωπία* und *νυκταλωπίασις* vor. II. Aber Galen? Stammt nicht von ihm die entgegengesetzte Etymologie, die *νυκτάλωψ* von *νύξ* (Nacht), *ἀλαός* (blind) und *ὤψ* (Gesicht) ableitet? 1. Gewiss steht in dem für echt gehaltenen Gloss. Hippocr. (Kühn XIX, 124) *νυκτάλωπες· οἱ τῆς νυκτὸς ἀλαοί.* Und noch beweisender ist das folgende: 2. Galen. Meth. Medendi X, 84: *οὕτως οὖν ἀνωμάλου τῶν ὀνο-*

[1] Wenn man nun als Negation *μή* für besser hielte? Gloss. Jatr. Mss. *νυκτάλωπας τοὺς τῇ νυκτὶ μὴ βλέποντας*: Theophanes Nonnus I, 246, Note; woselbst auch citirt wird Sext. Emp. adv. Math. I, p. 17: *Φιλομετάβολόν τι ἐστὶν ὁ αἰών, οὐκ εἰς φυτὰ μόνον καὶ ζῶα, ἀλλὰ καὶ εἰς ῥήματα.*

[2] Wer dies nicht annehmen will, — mit dem will ich auch nicht rechten.

[3] Littré hat hier eine etwas andere Lesart als K.

μάτων τῆς θέσεως τοῖς ἀρχαίοις γεγενημένης, καὶ πολὺ μᾶλλον, ὅταν ἐπινυκτίδα καὶ ἀκροχορδόνα καὶ νυκτάλωπα προςαγορεύουσι, τὸ μὲν ὅτι νύκτωρ ἐγένετο, τὸ δὲ ὅτι κατ' ἄκρας ὀχεῖται τῆς ἐπιφανείας τοῦ δέρματος, τὸ δὲ ὅτι τῆς νυκτὸς ἀποφαίνει μὴ βλέποντας. Merkwürdigerweise wird übrigens im Kühn'schen Index zu Galen (v. Assmann, XX, 432) die obige Definition nicht citirt, sondern nur die beiden folgenden, aus unechten Schriften Galen's. 3. Introduct. s. Medicus (Kühn, XIV, 776): *νυκτάλωπας δὲ λέγουσιν, ὅταν ἡμέρας μὲν βλέπουσιν ἀμαυρότερον, δυομένου δὲ ἡλίου λαμπρότερον· νυκτὸς δὲ ἔτι μᾶλλον· ἢ ὑπεναντίως, ἡμέρας μὲν ὀλίγα, ἑσπέρας δὲ ἢ νυκτὸς οὐδ' ὅλως.* Wenn auch nicht von Galen verfasst, jedenfalls ist es doch eine altgriechische Schrift, und schon hier ein unheilbarer Widerspruch zwischen zwei diametral entgegengesetzten Bedeutungen! So bestechend auch Dr. G.'s unitarische Hypothese; — diese Stelle spricht dagegen! 4. Definit. med. (Kühn XIX, 437): *νυκτάλωψ ἐστὶ πάθος καὶ διάθεσις ὀφθαλμῶν δίχα φανερᾶς αἰτίας· συμβαίνει δὲ τοῖς οὕτω διακειμένοις ἡμέρας μὲν μὴ ὁρᾶν, νυκτὸς δὲ βλέπειν.* Bei wachsender klinischer Erfahrung scheint man neben der symptomatischen Lichtscheu durch Hornhautentzündung und dergleichen Kranken, die Hippocrates als Nachtäugler bezeichnet, auch schon den selteneren Fall der sogen. essentiellen Tagblindheit beobachtet zu haben. Aber soviel scheint mir klar, dass Hippocrates *νυκτάλωψ* für „tagblind“ setzt, Galen und die Galeniker für „tagblind“ und für „nachtblind“, und dass wir allen Grund haben, das Wort ganz zu vermeiden. Ebenso das entgegengesetzte *ἡμεράλωψ*, das für modern ausgegeben wird, weil es in unseren griechischen Wörterbüchern von Stephanus bis Rost nicht vorkommt, das aber in jener pseudogalenischen Introduct. (Kühn XIV, 768) ohne weitere Erklärung aufgeführt wird: *νυκτάλωψ, ἡμεράλωψ.* (Himly schreibt Haemeralopie.) Wenn wir die erste Bedeutung von *νυκτάλωψ* = tagblind als hippocratische, die zweite = nachtblind als die galenische bezeichnen (vgl. das Citat aus Oribas., welches sogleich folgt); so ist klar, dass bei allen spätgriechischen Aerzten lediglich die galenische vorkommt.

Dies ist auch einleuchtend wenn wir den Einfluss der galenischen Schriften berücksichtigen; (Oribasius excerpirt den Galen, Aegineta den Oribasius, Joannes den Aegineta;) und ferner erwägen, dass man die Lichtscheu bei Augenentzündungen ganz anders, nämlich rein symptomatologisch aufzufassen gelernt hatte; andererseits einen Namen brauchte für die sogenannte essentielle Nachtblindheit, die unter dem klaren Himmel Griechenlands, wo Knaben und Jünglinge sich stundenlang, ganz oder fast unbekleidet,[1] im Freien tummelten, gewiss häufiger war als bei uns. Oribasius Synops. VIII, 48 (V, 451—452): *Περὶ νυκτάλωπος. Ἐκ τῶν Γαληνοῦ. Νυκτάλωπα δὲ λέγουσιν, ὅταν συμβῇ τὴν μὲν ἡμέραν βλέπειν, δυομένου δὲ ἡλίου ἀμαυρότερον ὁρᾶν, νυκτὸς δὲ γενομένης οὐδὲ ὅλως ὁρᾶν. Θεραπεύειν οὖν χρὴ τούτους κενοῦντας ἀπὸ ἀγκῶνος ...* Und im Euporist. IV, 18 (V, 709—710) übersetzt Daremberg: *Πρὸς τοὺς νυκταλωπιῶντας Contre la Nyctalopie* (*Héméralopie*)! Empfohlen wird gebratene Bocksleber zu essen und die Brühe in die Augen zu streichen. Oribas sagt daselbst *νυκταλωπίασις δέ ἐστιν, ὅταν τὴν ἡμέραν ἀμέμπτως βλέπουσι, τῆς δὲ νυκτὸς προςαγούσης χεῖρω.* Aetius (p. 132): *Περὶ νυκτάλωπος. Νυκτάλωπα δὲ λέγουσιν, ὅταν συμβῇ τὴν μὲν ἡμέραν βλέπειν, δύσαντος δὲ ἡλίου ἀμαυρώτερον ὁρᾶν, εἶτα νυκτὸς γενομένης μηδόλως βλέπειν ... τισὶ δὲ συμβαίνει νυκτὸς μὲν βέλτιον ὁρᾶν, ἡμέρας δὲ χεῖρον ... σπάνιον δὲ τοῦτο· τὸ δὲ πρῶτον πλείστοις συμβαίνει. Θεραπεύειν δὲ τοὺς ἐν νυκτὶ μὴ ὁρῶντας τοὺς μὲν εὐέκτας φλεβοτομοῦντας ἀπ' ἀγκῶνος ...* (Am Schlusse dieses gehaltvollen Capitels steht, dass Herophilus u. A. den Tagblinden Bocksleber anräth, Aetius aber empfiehlt dies ausdrücklich den Nachtblinden. Hieraus folgt, dass die oben erwähnte Stelle aus der pseudohippocratischen Schrift über die Sehkraft denn doch nicht beweiskräftig sein kann.) Alexander Tralles, der in seiner Praxis — mit Rücksicht auf sein Specialwerk über die Augenkrankheiten, welches verloren zu sein schien, vielleicht aber in dem von Puschmann neuerdings veröffentlichten uns wiedergegeben ist, — bezüglich der Augenkrankheiten sich ganz kurz gefasst, hat doch nicht unterlassen, über Nyctalopie zu sprechen. (II, 47): *περὶ νυκτάλωπος. Πρὸς δὲ*

[1] z. B. bei den Olympischen Spielen, Ende Juni! Ich kann das würdigen, da ich Anfang April in Olympia war.

τοὺς κατοψὲ μὴ βλέποντας, οὓς νυκτάλωπας ὀνομάζουσι, νίτρον τρίψας μεθ' ὕδατος χρῶ. Ἄλλο· χολὴν τράγου μετὰ μέλιτος ἔγχριε· αἴρει ἐν ὀλίγαις ἡμέραις.[1] Ἄλλο πρὸς τὸ αὐτό· Ἧπαρ τράγειον ὀπτήσας τὸν ἐκ τῆς ὀπτήσεως ἰχῶρα συνάγαγε καὶ οὕτως ἔγχριε αὐτοὺς, αὐτὸ δὲ τὸ ἧπαρ ἐσθίειν δίδου καὶ τὸν ἀτμὸν τοῖς ὀφθαλμοῖς ὀπτουμένου ἀνεωγόσι δέχεσθαι. (Ergänze *κέλευε*, was bei Paullus wirklich steht.) Paull. Aeg. (77): *Περὶ νυκτάλωπος. Νυκτάλωπα δὲ λέγουσιν, ὅταν συμβῇ τὴν μὲν ἡμέραν βλέπειν, δυομένου τε τοῦ ἡλίου ἀμαυρότερον ὁρᾶν, νυκτὸς δὲ γενομένης οὐδαμῶς ὁρᾶν* . . . Theophanes Nonnus I, 247 giebt nur die Mittel gegen N. an, ohne die Krankheit zu erklären. Joann. Act. (II, 447) führt ein neues Moment ein, welches denn doch beweist, dass er nicht, wie viele annehmen, ein blosser Abschreiber seiner Vorgänger war. Er spricht von Frühlingsnachtblindheit — was unsere deutschen (?) Schulbücher essentielle Hemeralopie zu nennen lieben.[2] *Νυκτάλωπας δ' ἐαρινούς φασιν, οἱ ὑπὲρ γῆν μὲν ὄντος τοῦ φωτὸς βλέπουσι· δυομένου δὲ ἀμβλυώττουσιν· νυκτὸς δὲ ἤδη καταλαβούσης, οὐδὲν ὁρῶσι.*[3] — Wenden wir uns zu den Lateinern. Aber glauben wir keinem Citat, ohne das Original eingesehen zu haben! Denn wenn Georges *nyctalops* übersetzt bei Tag blödsichtig, bei Nacht sehend und als Autoritäten Plinius, Marc. Emp. und JCt. anführt; wenn Wallmann ausser dem Festus und Priscianus, die ich auf sich beruhen lasse, noch mit Begeisterung Plin. für diese Bedeutung citirt: so muss ich denn doch sagen, dass sie nicht alle diese Autoren genau gelesen haben. Halten wir uns an die lateinischen Aerzte und Naturkundigen. Celsus erwähnt (VI, 6, 38) die Nachtblindheit, aber nicht ihren griechischen Namen; er erwähnt die schon viel besprochene Bocksleber und, aus dem Hippocr., — was Herrn G. ein wichtiger Beweis für seine Ansicht scheint, aber doch auch eine andere, für Celsus weniger vortheilhafte Deutung zulässt, — dass Mädchen mit ordentlichen Regeln nicht befallen werden (VI, 6, 36). *Praeter haec imbecillitas oculorum est, ex qua quidem interdiu satis, noctu nihil cernunt. quod in feminam bene respondentibus mensibus non cadit.* Wie viele (durch Netzhautpigmentirung) nachtblinde Mädchen mit ordentlichen Regeln habe ich schon gesehen! Dagegen pflegt die scrofulöse Lichtscheu der Mädchen mit dem Eintritt der Regeln zu erlöschen. (Vgl. oben p. 65 bei Hippocrates.) Nun kommt Plinius, hist. nat. VIII, 203: *Tradunt* (*capras*) *et noctu non minus cernere quam interdiu; ideo si caprinum jecur vescantur restitui vespertinam aciem his quos nyctalopas vocant.* Nun, in dem Ausdruck *restitui* und in dem Princip der alten Heilkunde *contraria contrariis* liegt, dass hier *nyctalopes* Nachtblinde sind. Ebenso ist zu beurtheilen XXVIII, 170: *et quoniam noctu quoque cernant* (*caprae*), *sanguine hircino lusciosos sanari putant nyctalopas a Graecis dictos, caprae vero jocinere in vino austero decocto.* Hieraus macht Wallmann (p. 184) *quoniam noctu quoque cernant, lusciosos vocant qui a Graecis νυκτάλωπει vocantur!* Ferner Plin. XXIX, 127 und XXXII, 71, wo nur das Wort *nyctalopes* erwähnt wird. Was nun den Marcellus anlangt, so empfiehlt er den Carbunkelstein und das Auflegen von Lammleber *ad nyctalopes abolendas* (Collect. Steph. p. 239). Wieso schliesst Georges, dass dies Tagblindheit bedeutet? Vollends die Pandecten (Ulpian, 200 n. Chr.) erklären *νυκτάλωψ* entschieden für nachtblind und scheinen die dauerhafte Form (Netzhautpigmentirung) im Auge zu haben; vgl. l. 10, § 4 Dig., de aed. ed. 21, 1 (d. h. § 4 der zehnten lex. des ersten Titels des 21. Buches der Pandecten): „*Sed et νυκτάλωπα morbosum esse constat, id est ubi homo neque matutino tempore videt neque vespertino, quod genus morbi Graeci vocant νυκτάλωπα. luscitionem eam esse quidam putant, ubi homo lumine adhibito nihil videt.*“ Man könnte denken, dass hier *luscitio* für Tagblindheit gesetzt sei; aber natürlicher scheint es mir *lumine adhibitio* „bei künstlicher Beleuchtung“ zu übersetzen. (Cicero hat dafür *lumine apposito.*) Luscitio wäre also ein geringerer Grad der Erkrankung als Nyctalops. Uebrigens heisst auch *Nuscitio* (bei Festus) die Blödsichtigkeit bei Nacht. — Nach dem Wiedererwachen der Wissenschaften gewann gleich die hippocratische Bedeutung den Vorrang. Noch nicht bei Gorraeus; aber bei Paraeus (Nyct. Nacht-

[1] Hier ist die durch Ueberblendung entstandene Nachtblindheit gemeint. (Vgl. oben, S. 66).

[2] Allerdings setzt Foes (Oec. Hipp.) *ἑσπερινούς* statt *ἐαρινούς*: dies würde bedeuten, dass zu der Zeit des Act. selbst die Griechen das Wort *νυκτάλωψ* ohne einen erläuternden Zusatz („abendlich“) nicht mehr verstanden!

[3] Es verdient noch angemerkt zu werden, dass ausser Hippocrates kein anderer Grieche von der Nyctalopie anders spricht als von der sogenannten (*καλούμενος, λέγουσι, φασί κ. τ. λ.*). Und wir sollen den seit 2 Jahrtausenden fremdartig gewordenen Ausdruck bewahren!

blindheit), bei Riverius (p. 62: when men see worse by day and better by night; this sometimes is called Nyctalopia, as we see in Hipp. 2 Prorrh.: but the modern Greek have from long custom used the word N. only for night blindness). Maître-Jean nennt „Nyctalopie" aveugle de nuit und bemerkt, dass die von Hipp. (II praed.) erwähnte Krankheit entzündliche Lichtscheu gewesen. Mauclerc findet es „komisch", dass man den Sinn des Hipp. in's Gegentheil verkehrt habe. Plenk nennt Ny. = *caecitas diurna,* Hem. = *caec. crepuscularis.* Beer (II, 430) nennt die Tagblindheit Nictalopie (sic!) und die Nacht- oder Hühnerblindheit Hemeralopie. Und so ist es bis heute geblieben — allerdings, was ich Herrn G. gern zugebe, im Gegensatz zu der klaren Bedeutung bei den meisten klassischen Aerzten altgriechischer Sprache. Und so wird es bleiben, bis man meinem Vorschlag folgt und die verwirrenden[1] Namen, die offenbar schon den Griechen nicht ganz verständlich gewesen und ihren Sinn in's Gegentheil verkehrt haben, aufgiebt zu Gunsten der unzweideutigen Namen unserer Muttersprache.

***Nyctalopica Retinitis** (v. Arlt), bei der die Kranken Abends angeblich besser sehen. Es ist die sogenannte „Intoxicationsamblyopie." Vgl. Toxicologie.

***Nystagmus** vgl. Hippus.

O

***Obliteration** der Thränenpunkte, des Thränencanals, für Verwachsung d. Th., steht in einem neueren Schulbuch. *Obliterare* heisst auslöschen, in Vergessenheit bringen, *Obliteratio* das Vergessen.

***Obstruction,** die Verstopfung z. B. des Thränencanals. Eigentlich die Verbauung, von *obstruere;* die Uebersetzung des griechischen *ἔμφραξις* ist *obstrusio s. obtrusio* von *obtrudere* hineinstossen, verstopfen: Cael. Aurel. acut. morb. 1. praef. § 6 und 12. Auch *Obturare* heisst verstopfen.

Occlusio pupillae, Verschluss des Sehlochs durch eine flächenhafte Haut. Seclusio pupillae, Abschluss des Sehlochs durch ringförmige Verwachsung ihres Randes. *Occludere* verschliessen, z. B. *ostium, aures; secludere* absperren, trennen.

***Ochlodes,** kegelförmige Hornhaut. Vgl. *Ceratoconus.*

***Oedema,** Schwellung; *οἴδημα* von *οἰδᾶν.* Vgl. Chemosis.

-oma, -Geschwulst; schon bei den Alten. Vgl. Atheroma, Melanoma u. A.

***Onyx,** Nagelgeschwür der Hornhaut; *ὄνυξ* Nagel, lat. *unguis,* bezeichnete schon bei den Griechen ein halbmondförmiges Geschwür der Hornhaut, besonders an ihrem (unteren) Rande, beziehentlich Eiter in der Vorderkammer. Der pedantische Name ist entbehrlich. Vgl. das Citat aus Joann. Act. unter Hypopyon. Ferner die Galeniker (XIX, 434): *πύωσις ἢ ὄνυξ ἐστὶ συλλογὴ πύου κατὰ τὸ μέλαν μετὰ φλεγμονῆς πρὸς τῇ ἴριδι* (d. h. am Hornhautrande), *παραπλησία ὄνυχι.* Und Paull. Aeg. p. 75: *περὶ ὑποπύων. Ὑπόπυος ὁ κερατοειδὴς ἐνίοτε γίνεται, ποτὲ μὲν διὰ βάθους, ποτὲ δὲ ἐπιπολῆς, ὄνυχι προςεοικότος τοῦ πύου κατὰ τὸ σχῆμαι· διὸ καὶ τὸ πάθος ὄνυχα προςαγορεύουσι.* Genauer aber Aetius lib. VII. (p. 128), von dem wir erfahren, dass der Name von der Aehnlichkeit mit dem Abschnitt eines Fingernagels herrührt.[1] *Περὶ πυώσεως ἤτοι ὀνύχων. Αἱ γινόμεναι ἐν τοῖς ἕλκεσι πυώσεις διαφόρου προςηγορίας τετυχήκασιν· ὀνύχια μὲν γὰρ λέγεται, ὅταν ἀπὸ βαθυτέρου ἕλκους τὸ πύον ἀποῤῥυὲν καὶ μεταξὺ τῶν χιτώνων παρεμπεσὸν καὶ σχηματισθὲν τῷ κύκλῳ τῆς ἴρεως ὁμοίαν ὄνυχος ἀποτομῇ φαντασίαν ἀποτελέσει· πλείονος δὲ συστάντος πύου καὶ τὸ ἥμισυ τοῦ μέλανος ἀπολαβόντος ἢ καὶ δι' ὅλου τοῦ κερατοειδοῦς διαυγουμένου ὑπόπυον εἶναι λέγομεν...* Besonders lästig ist es, dass Celsus das Pterygium mit *unguis* (Kralle?) übersetzt hat; natürlich sind die neuen Uebersetzer des Galen u. A. diesem „Lateiner" gefolgt! De med. 7, 7, 4. *De ungue oculorum. Unguis vero, quod πτερύγιον Graeci vocant, est membranula nervosa, quae oriens ab angulo nonnunquam ad pupillam quoque pervenit eique officit.* Zu den gefährlichen Zeichen gehört nach Cael. Aurel. (acut. morb. II, 32, 169): *ex oculi circulo, quae nigro colore apparet, nata albida macula, quae in unguis similitudinem vel nascentis vel crescentis lunae cornibus respondens paullatim sumit augmentum. Hanc Graeci ὄνυχα vocaverunt.* Den Neueren (Plenk u. A., den Schulbüchern) ist Onyx (*unguis*) Hornhautabscess (bez. mit Hypopyon); mir ist der Name veraltet.

[1] Beispiel: Med. Record 1887 p. 148: An hemeralopic man (Uhthoff uses the term nyctalop, but wrongly, for dayblind)!

[2] *Ulcères en coup d'ongle* (Velpeau) ist nicht die richtige Uebersetzung von *onyx!*

***Ophiasis** kommt im Graefe-Saemisch (VII, 216) vor als Lepra-Form (?). Ὀφίασις (von ὄφις Schlange) soll Ausfallen der Kopfhaare in schlangenförmigen Streifen bedeuten. Cels. VI, 4: *Id vero quod à serpentis similitudine* ὀφίασις *appellatur, incipit ab occipitio: duorum digitorum latitudinem non excedit: ad aures duobus capitibus serpit; quibusdam etiam ad frontem, donec se dua capita in priorem partem committant.* Galen. de remed. parabil. I. (XIV, p. 325): *ἔστι δε ἀλωπεκία καὶ ὀφίασις ἑκατέραι μὲν διαθέσεις τὴν αὐτὴν αἰτίαν ἔχουσαι ... ἐπὶ τῆς ὀφιάσεως παραπλήσιον ὄφει τὸ σχῆμα ἐπὶ τῆς κεφαλῆς φαίνεται.* Oribas, Eupor. IV, 5 (V, 694): *Ἀλωπεκία καὶ ὀφίασις κοινὴν τὴν αἰτίαν τῆς γενέσεως ἔχουσαι κοινῆς καὶ τῆς ἰάσεως δέονται. Κέκληται δὲ ὀφίασις μὲν διὰ τὸ ὄφει τὸ σχῆμα παραπλησίον ἔχειν*, was Daremberg falsch übersetzt *parceque la peau présente l'apparence de celle du serpent.* Act. de diagn. β' ε', *ὀφίασις .... κατὰ τὰς σπείρας ἐπεκτεινομένη τοῦ ὄφεως κατὰ τοῦ τῆς κεφαλῆς δέρματος.* Bei Littré heisst es: *Les cheveux tombent par places, (le malade) est tacheté comme la peau d'un serpent.* Also der dritte, auch unrichtige Erklärungsversuch! Bei Eulenburg und Ziemssen finde ich nur ungenaue Uebersetzungen der unklaren Stelle des Celsus. Am besten ist es derartige Namen fallen zu lassen. Lepra kann es keineswegs bedeuten. Vielleicht steht es (l. c.) für — Elephantiasis.

Ophthalm-, Ophthalmus, Auge; *ὀφθαλμός*, das Auge, was übrigens bei Hippocr.[1] u. Galen auch schon Augenverband (Monoculus) bedeutet. Hiervon Anophthalmus Fehlen des Auges oder der Augen, auch Anophthalmia genannt, von *ἀ-* und *ὀφθαλμός*. Modern. Hydrophthalmus Wasserauge, d. h. Augenwassersucht, von *ὕδωρ* Wasser. Macrophthalmus, Grossauge, von *μακρός*. Megalophthalmus Grossauge, von *μέγας* gross. Microphthalmus, Kleinauge, von *μικρός*; wofür auch die schlechten Namen Micrommates (von *ὄμμα* Auge) und Micropsia, das auch Kleinersehen bedeutet. Vgl. Micropsia. Das Adj. *μικρόφθαλμος* kleinäugig kommt vor, bei Hippocr. *σμικρόφθαλμος* (jonisch); bei Arist. *μικρόμματος*; bei demselben *μεγαλόφθαλμος* grossäugig, bei Anderen *μεγαλωπός*. Bei den angeborenen Bildungsfehlern scheint man die griechischen Namen für ganz unerlässlich zu halten. Synophthalmus, das Verschmelzen der beiden Augen, von *σύν* zusammen. Dafür auch Cyclopia (s. dieses), Monophthalmia (von *μόνος* allein), Monopsia (von *μόνος*, *ὄψις* Auge), Rhinophthalmia (von *ῥίς* Nase).

Ophthalmia, Augenentzündung, Bindehautcatarrh; *ὀφθαλμία* (Verb. *ὀφθαλμιᾶν*). Das Wort heisst ja eigentlich (und heute wieder) Augenentzündung; wurde aber, wie schon Gorraeus, Riverius u. A. richtig angemerkt haben, von den Alten hauptsächlich für Bindehautentzündung gebraucht und leider seit Celsus mit *lippitudo* übersetzt. Nur muss man nicht annehmen, dass in den 15 Jahrhunderten der griechischen Literatur von Hippocrates bis Joannes der Begriff gar keine Veränderungen erfahren habe! — Hippocrates schreibt viel von den Ophthalmien, aber nach seiner Art definirt er sie nicht genauer, weder in Beziehung auf ihren Sitz noch in Beziehung auf die Ursachen: diese Unterscheidungen blieben späteren Zeiten vorbehalten. Wohl aber unterscheidet er *ὀφθαλμίαι ὑγραί* und *ξηραί* (wässerige und trockene). M. pop. I, 2 (L. II, 616, K. III, 388): *Ἤρξαντο μὲν οὖν τὸ πρῶτον ὀφθαλμίαι ῥοώδεες, ὀδυνώδεες, ὑγραὶ ἀπέπτως, σμικρὰ λημία πολλοῖσι δυσκόλως ἐκρηγνύμενα.* Ibid. III, 3 (L. III, p. 84, K. p. 486): *ὀφθαλμίαι ὑγραί, μακροχρόνιαι, μετὰ πόνων· ἐπιφύσιες βλεφάρων ἔξωθεν, ἔσωθεν· πολλῶν φθείροντα τὰς ὄψιας ἃ σῦκα ἐπονομάζουσιν.* Andreae deutet dies als Blenorrhoe, ich als Granulation. De aere, loc. et aq. (L. II, 20, K. I, 528): *ὀφθαλμίας τε γίγνεσθαι μὲν διαχρόνους, γίγνεσθαι δὲ σκληρὰς καὶ ἰσχυράς· καὶ εὐθέως ῥήγνυσθαι τὰ ὄμματα.* Die Theorie der hippocratischen Schriften ist crasse Humoralpathologie. De morb. II (L. 7, 8; K. II, 212): *τήκεται ἐν τῇ κεφαλῇ τὸ φλέγμα· τηκόμενον δὲ χωρέει τὸ μὲν ἐς τὰς ῥῖνας, τὸ δὲ ἐς τὸ στόμα, τὸ δὲ .. ἐς τὸ αἰδοῖον .... ἀμβλυώττουσι δὲ ὅταν ἐς τὰ ἐν τοῖσι ὀφθαλμοῖσι φλέβια ἐσέλθῃ φλέγμα.* Deshalb schien Durchfall heilsam bei Ophthalmie. Aphor. VI, 17 (L. 4, 566; K. III, 752): *Ὀφθαλμιῶντι ὑπὸ διαῤῥοίας ληφθῆναι ἀγαθόν.* Dasselbe K. I, 148, 268. Höchst wunderbar ist es, wie bereits der grosse Coer, der in der Prognose am grössten war, den noch heute gültigen und wichtigen Satz aufgestellt, dass diejenigen Augenentzündungen besonders schlimm sind, bei denen Schwellung, Schmerz und Absonderung zusammen vorkommen. Hipp. praedict. II.

[1] L. III, 292.

18 (L. 9, 44; K. I, 212): *Οἴδημα δὲ ἦν μέγα ᾖ, ἀνώδυνόν τε καὶ ξηρὸν ἀκίνδυνον· εἰ δὲ εἴη ξὺν ὀδύνῃ, κακὸν μὲν ξηρὸν ἐὸν καὶ ἐπικίνδυνον ἑλκῶσαί τε τὸν ὀφθαλμὸν καὶ ξυμφῦσαι· δεινὸν δὲ καὶ σὺν δακρύῳ τε ἐὸν καὶ ὀδύνῃ.* Solche Stellen werden nicht von den Grammatikern, wohl aber von den erfahrenen Practikern gewürdigt. Die ersteren haben sie missverstanden, (von Celsus[1] ab, der das danach folgende *ἐλπὶς δὲ καὶ ῥαγῆναι* mit *votumque est ut tantum exulceretur* statt mit *verisimile ruptum fore* wiedergiebt!). Die letzteren können sich noch nach zwei Jahrtausenden daran erbauen. — Die Galeniker bringen uns die ersten Definitionen über die Ophthalmie. Med. XIV, 768: *Ὀφθαλμία δέ ἐστιν, ὅταν τὸ λευκὸν ἐνερευθὲς ᾖ καὶ τὰ βλέφαρα ἐπηρμένα μετὰ τοῦ τήν τε μύσιν τῶν βλεφάρων ἐπαλγῆ εἶναι καὶ τὴν τῶν χειρῶν ἐπαφὴν ἐπώδυνον.* Von Galenus selber ist das folgende, (de compositione medicament. sec. loc. III; Vol. XII, 711): *Ἔστι δ᾽ (ὀφθαλμία) φλεγμονὴ τοῦ περιοστίου τε καὶ περικρανίου καλουμένου χιτῶνος ἢ ὑμένος .. καλοῦσι δὲ .. ἐπιπεφυκότα διότι τοῖς ἄλλοις ὅσοι τὸν ὀφθαλμὸν αὐτὸν συνιστῶσι χιτῶσιν ἐπιπέφυκεν ἔξωθεν, σύνδεσμος ὢν καὶ αὐτὸς ὅλῳ τῷ ὀφθαλμῷ πρὸς τὰ περικείμενα τῶν ὀστῶν, καὶ διὰ τοῦτο συνεπαίρεται τὰ πέριξ τῶν ὀφθαλμῶν ἄχρι τῶν μήλων ἐνίοτε κατὰ τὰς σφοδροτέρας ὀφθαλμίας.* Also kurz und bündig: *Ophthalmia est inflammatio adnatae.* Galen. Meth. med. II (XI, 77): *οὕτω δὲ καὶ ὀφθαλμία μὲν ἡ τοῦ πεφυκότος ὑμένος τῷ κερατοειδεῖ φλεγμονή·* (*κερατοειδής* = sclerocorneale Kapsel). Galeni comment. in Hippocr. de rat. vict., XV, 472: *καὶ τῶν ὀφθαλμῶν πολλάκις φλεγμοναὶ ξηραὶ συνίστανται μηδὲν ἐκκρίνουσαι.* Er kannte auch die ansteckenden, (de differ. febr. VII, 279): *ἀπολαῦσαι γὰρ κίνδυνος ὥσπερ ψώρας τινὸς ἢ ὀφθαλμίας.* — Oribas. (Synops. VIII, 39; Vol. V, 441 flg.) hat seine Definition der Ophthalmie aus dem Galen; bemerkenswerth ist, dass er im folgenden Paragraphen noch besonders von Augenphlegmonen handelt. *Περὶ ὀφθαλμίας. Ἐκ τῶν Γαληνοῦ. Φλεγμονὴ τοῦ περιοστέου ... καλουμένου χιτῶνός ἐστιν ἡ ὀφθαλμία .... Περὶ τῶν ἐν ὀφθαλμῷ φλεγμονῶν.* In seinem populären Werk (Euporist. IV, 14; Vol. V, 707) heisst es: *Φλεγμονῆς δὲ καὶ ὀδύνης κατεχούσης τοὺς ὀφθαλμούς, ἰατροῦ μὲν ἔργον ἴασις τούτων· μὴ παρόντος δὲ, τέως ποιεῖν τὰ ἐνδεχόμενα μέχρι τῆς τοῦ ἰατροῦ παρουσίας ...* Wem fallen nicht identische Aeusserungen volksbeglückender Schriftsteller unserer (mit Aerzten so viel reicher gesegneten) Tage ein! — Aetius (p. 124) unterscheidet schon genauer traumatische Reizung (*τάραξις*),[2] oberflächliche Phlegmone und chemotische (wenn man will, Catarrh und Blenorrhöe): *αἱ ἰδίως λεγόμεναι ὀφθαλμίαι πάθη τοῦ ἐπιπεφυκότος εἰσίν. ... Τὰς μὲν οὖν τῶν ὀφθαλμῶν ταράξεις ὑπό τε καπνοῦ γινομένας καὶ ἐγκαύσεως ἢ κονιορτοῦ ἢ τινος παραπλησίου ἑτέρου... Θεραπεία ἐπιπολαίου φλεγμονῆς ἐν ὀφθαλμοῖς, Γαληνοῦ. ... περὶ τῆς ἐπὶ πλήθει* (starke Hyperhaemie) *φλεγμονῆς καὶ χυμώσεως ἐν ὀφθαλμοῖς.* Noch schärfer trennt Paull. Aeg. III (p. 71). *Περὶ τάραξεως καὶ ἰδίως ὀφθαλμίας. Ἡ μὲν τάραξις ὑγρότης ἐστὶ τοῦ ὀφθαλμοῦ καὶ θερμότης σὺν ἐρεύθει περὶ τὸ κατὰ φύσιν, οὐκ ἐκ τοῦ σώματος ἀλλ᾽ ὑπό τινος ἔξωθεν αἰτίας γινομένη, οἷον ἡλίου, καπνοῦ, κονιορτοῦ, ἐλαίου· διὸ καὶ λύεται τάχιστα χωριζομένης τῆς αἰτίας· καὶ ἡ ὀφθαλμία διατάραξις τίς ἐστιν· οὐ μόνον ἔξωθεν ἀλλὰ καὶ χωρὶς φανερᾶς αἰτίας γινομένη καὶ ἐπιμένουσα ἕως τρίτης ἢ τετάρτης ἢ καὶ πέμπτης ἡμέρας. ... Ἐναπολειφθείσης δὲ φλεγμονῆς ἐν τοῖς ὀφθαλμοῖς κ. τ. λ.* — Sehr gutes hat uns auch der von Ophthalmologen gar nicht gekannte Theophanes Nonnus überliefert, Cap. XLV, I p. 195 flg.: *Ἡ μὲν τάραξις ὑγρότης ἐστὶ τοῦ ὀφθαλμοῦ καὶ θερμότης σὺν ἐρεύθῳ, ἐκ τῶν ἔξωθεν γινόμενα οἷον ἡλίου, κονιόρτου καὶ τῶν τοιούτων. Ἡ δὲ ὀφθαλμία τάραξίς ἐστιν οὐ μόνον ἔξωθεν, ἀλλὰ καὶ χωρὶς φανερᾶς αἰτίας, ἐρυθρὸν τὸ λευκὸν γινόμενον, καὶ ἀλγοῦσι τὰ βλέφαρα ἐν τῷ μύειν. ...* Cap. XLVI: *Ἡ δὲ φλεγμονὴ γίνεται ἐπὶ αἵματι ῥεύσαντι εἰς τὸν ἐπιπεφυκότα.* Noch besser ist der[3] — so wenig geschätzte Joannes Act. (II, 444): *Τῶν ὀφθαλμῶν οὖν πάθη τάραξις καὶ ὀφθαλμία καὶ φλεγμονὴ καὶ ῥεύματος ἐπιφορά ... καὶ τάραξις μέν ἐστιν, ὅταν ἐκ θλίψεως ἢ τρίψεως ἢ ὁμιλίας καπνοῦ καὶ τινος λυποῦντος τοιούτου ἀνατεθολωμένα φαίνεται· ὀφθαλμία δὲ πλέον τούτου πέφυκε· ἤτοι*

[1] VI, 6, p. 348.
[2] Die allerdings von seinen Vorgängern (von den Galenikern, XIV, 768; von Oribas., V, 706) bereits erwähnt wird.
[3] Nach der lateinischen Uebersetzung!

δὲ ὡς ἐπιδήμιον ἀρρώστημα αὔτη κρίνεται ... λεπτὸν δὲ πάνυ καὶ δριμὺ ῥεῦμα τοῦ πάθους αἴτιον ... φλεγμονὴ δὲ γίνεται μὲν καὶ διὰ πληγήν τινα ἔξωθεν, οὐχ ἧττον δὲ καὶ διὰ ῥεῦμα δριμύ ... τοῦ ῥεύματας τὰ εἴδη τόσα ... ἢ γὰρ μόνου αἵματος ἢ μόνης χολῆς ἢ φλέγματος .... πάντα δὲ ταῦτα ἢ συμπασχούσης τῆς κεφαλῆς ἀκολουθεῖ ἢ μόνοις αὐτοῖς τὰ πάθη ταῦτα καταδεδεγμένοις φαίνεται. Hier kann man immerhin schon die traumatische (τάραξις lat. *conturbatio,* Scrib. Larg., Stefan. p. 197) Bindehauthyperhaemie, den Bindehautcatarrh, die eitrige Bindehautentzündung wiedererkennen, während allerdings das humoralpathalogische Rheuma Schwierigkeiten macht und zum Theil auf Iritis (Keratoiritis) bezogen werden muss. Immerhin lehrt auch dieses Beispiel, dass man selbst einfache Begriffe wie Ophthalmie nicht vollständig verstehen kann, wenn man einen alten Schriftsteller herausgreift, oder alle über einen Kamm scheert; sondern, nur wenn man die mit wachsender Kenntniss fortschreitende Entwickelung der Begriffe sich klar macht. Und der Fortschritt in der Medicin war, ungleich dem in der Dichtkunst und Geschichtschreibung, ein stetiger bis in die späten Zeiten des Mittelalters. — Die Neuen verstehen unter Ophthalmie sowohl eine Entzündung der Bindehaut wie auch des Auges überhaupt; so beginnt schon Plenk (p. 132) zu unterscheiden zwischen 1. *O. externa* (Entzündung der Bindehaut, der Hornhaut); 2. *O. interna* („am Regenbogen" also Iritis). Warum Beer Ophthalmitis sagt statt Ophthalmie, ist mir unerfindlich. Bei den Alten war ὀφθαλμῖτις ein Beiname der Athene (Pausan. 3, 18, 2).[1] Von anderen, wie Rüte (p. 498, 1845), wird Ophthalmitis gleich *Panophthalmitis s. Phlegmone oculi* gesetzt. In der specifischen Schule (Jüngken, Augenkr. 1836 p. 192—309) gewinnt der Name Ophthalmie die allgemeinere Bedeutung der Augenentzündung und wird mit einem Beiwort versehen, welches die vermeintliche Ursache ausdrücken soll: *Ophthalmia catarrhalis, scrophulosa, rheumatica, arthritica, syphilitica, scorbutica, rachitica, senilis, exanthematica, haemorrhoïdalis, menstrualis, puerperalis.* Bei Rüte, der doch schon einen mehr kritischen Standpunkt einnimmt, ist das Register noch länger, *O. abdominalis, aegyptica, arthritica* bis zu *toxicosa* (sic!), *traumatica, vasculosa.* Hierauf folgte die anatomische Richtung, welche die Namen *Conjunctivitis, Ceratitis, Iritis* bevorzugte und beziehungsweise aetiologische Beiworte, wie *syphilitica* u. s. w., hinzufügte. Neuerdings hat die aetiologische Forschung wieder Aufschwung gewonnen. — Man liebt es, heutzutage mit dem Namen der Ophthalmien die äusserlichen Augenentzündungen zu bezeichnen. Einen besonderen Vortheil hat dies nicht, ausser dem der Kürze. Aber auch Nachtheile und schwerwiegende: wenn man z. B. von Ophthalmia neonatorum spricht und, durch diesen Fremdnamen verführt, nicht genügend berücksichtigt, dass bei Neugeborenen ausser der wichtigsten und hier gewöhnlichsten Augenentzündung, dem Bindehauteiterfluss, auch ganz andere, wie Bindehautcatarrh, Thränenschlaucheiterung, Hornhautschmelzung und dergl. vorkommen.

Ophthalmo- (Ophthalm-) ist der Anfang schier unzähliger, von den graecomanen Aerzten eingeführter Namen von Krankheiten, Operationen, Instrumenten. Sollten einige in meiner Aufzählung fehlen, so wolle man den zweiten Theil des Wortes aufsuchen, z. B. Blenorrhoea statt Ophthalmoblenorrhoea.

***Ophthalmalgia,** Augenschmerz (ἄλγος Schmerz).

***Ophthalmatrophia,** Augenschwund (ἀτροφία Schwund).

***Ophthalmentozoon,** Augenbinnenwurm. (Entozoon von ἐντός innen und ζῶον Thier, ein Wort von zweifelhafter Güte.)

***Ophthalmiatria,** Augenheilkunde (ἡ ἰατρεία das Heilen; ἰατρική Heilkunst). Richtiger wäre also Ophthalmiatrice. Der Augenarzt kann auch nicht gut Ophthalmiater heissen, sondern eher Ophthalmiatros, denn der Arzt heisst ἰατρός und nur bei Dichtern, z. B. Homer, ἰητήρ. Die Alten kannten die Adj. ὀφθαλμικός und ὀφθαλμόσοφος. Die „Ophthalmo-Iatrotechnik" geschaffen zu haben, rühmt sich Himly I, 16. Ὀφθαλμοδουλεία Augendienst (von δουλεία Dienst, δοῦλος Knecht) wird von den Verf. des neuen Test. in moralischem, von Bartisch in medicinischem Sinne gebraucht. Dass die Augenheilkunde als Specialität zuerst bei den Aegyptern betrieben worden, hat uns Herodot berichtet (Euterpe II, c. 84, p. 140 ed. Wesseling): ἡ δὲ ἰατρικὴ κατὰ τάδε σφὶ δέδασται· μιῆς νούσου ἕκαστος

[1] Der Athene als Mondgöttin, sagt Rost. Das ist falsch. Bei Pausan. heisst es: Lykurg floh nach diesem Ort, als ihm Alkander das eine Auge ausgeschlagen; die Lacedaemonier schützten ihn vor dem Verlust des zweiten, darum gründete er hier den Tempel der Athene Ophthalmitis. — Aber Augenentzündung heisst Ophthalmitis nicht bei den Griechen.

ἰητρός ἐστι καὶ οὐ πλεόνων. Παντὰ δ' ἰητρῶν ἐστὶ πλέα· οἱ μὲν γὰρ ὀφθαλμῶν κατεστέασι, οἱ δὲ κεφαλῆς, ὀδόντων κ. τ. λ. Also die Augenheilkunde wird als erste Specialität genannt. Die Griechen waren vielseitiger. Erst zur Römerzeit kamen wieder Specialärzte für Augenheilkunde auf.

***Ophthalmica**, Augenheilmittel; von ὀφθαλμικός.

***Ophthalmoblenorrhoea**, Augentripper. Vgl. Blenorrhoea.

***Ophthalmobrachytes**, Augenachsenverkürzung; βραχύτης Kürze.

***Ophthalmocentesis**, soll Anzapfen des Auges heissen. Vgl. Paracentesis.

***Ophthalmocopia.** Vgl. Asthenopia.

***Ophthalmodesmitis**, Bindehautentzündung (δεσμός Band, δέσμη und δεσμίς Bund). Aber Ammon nannte so die Cyclitis! Vgl. Auge.

***Ophthalmodulia** s. Ophthalmiatria.

***Ophthalmodynamometer** (δύναμις Macht, μέτρον Maass) Augenkraftmesser zur Bestimmung des Verhältnisses zwischen Accommodation und Convergenz (1884).

***Ophthalmolyme**, Augenzerstörung (λύμη Verwüstung, Verb. λυμαίνω, Adj. λυμαντήριος und λυμαντικός. Die meisten Worte dieser Art sind falsch gebildet worden z. B. Ophthalmolymantericus).

***Ophthalmo-macrosis** (-macrotes), Augapfelvergrösserung (μάκρωσις, μακρότης).

***Ophthalmomalacia**, Augapfelerweichung, auch als „essentielle Phthisis bulbi" — verdeutscht (Graefe-Saemisch). Aber die Erweichung heisst μάλαξις; dagegen μαλακία Weichheit, in ärztlichen Schriften auch Feigheit, Messerscheu.

Ophthalmometer, Augenmesswerkzeug (μέτρον Maass) von Herrn von Helmholtz zur Bestimmung der Constanten des lebenden Auges. Vgl. Metron.

***Ophthalmomyitis**, Augenmuskelentzündung (μῦς Maus, Mäuslein — Myositis ist falsch!).

***Ophthalmophthisis**, Augapfelschwund (φθίσις).

Ophthalmoplegia, die Augenmuskellähmung, Augenlähme. (Von πληγή der Schlag, Verb. πλήσσω; vgl. Hemiplegia). Heutzutage auf den Fall angewendet (schon seit Desmarres u. A.), wo mehrere oder alle äusseren Muskel (eines oder beider Augen) gelähmt sind: *O. externa*. Die Lähmung des Schliessmuskels der Pupille und des Accommodationsmuskels nennt man *O. interna*. Die Lähmung eines Augenmuskels nennen sie, je nach dem geringeren oder höheren Grade Paresis bezw. Paralysis. Vgl. diese.

***Ophthalmoprosopsis** soll das Einrichtungsvermögen des Auges bedeuten. Aber warum? ἡ πρόσοψις der Blick, der Anblick.

***Ophthalmoptosis**, Augapfelvorfall s. Ptosis.

***Ophthalmorrhagia**, Augapfelblutung. (Aber ῥαγή heisst nur Riss, αἱμοῤῥαγία Blutung).

***Ophthalmorrhexis**, Augapfelzerreissung (ῥῆξις Riss).

Ophthalmoscopia hiess die Untersuchung des Auges (mittelst des Gesichts) — bei Himly I, 16; bei Desmarres p. 1. (Von ὁ σκοπός der Späher, Verb. σκοπέω, Subst. σκοπή oder σκοπιά.) Cramer hat sein Instrument, um die von Langenbeck entdeckten Veränderungen der Linsenreflexe bei Accommodationsveränderung genauer zu studiren, Ophthalmoscop genannt. von Helmholtz nannte das von ihm erfundene Werkzeug zur Untersuchung des Augengrundes, wodurch die neue Zeit der Augenheilkunde begründet wurde, Augenspiegel (Beschreibung eines Augenspiegels, Berlin 1851. — Physiol. Opt. 1867). Der Name Ophthalmoscop ist dem deutschen Werkzeug in Frankreich — von einem Griechen gegeben (*Anagnostakis, nouvel ophthalmoscope* 1854), und auch in Deutschland überflüssiger Weise angenommen worden. (Follin, das Ophthalmoscop, deutsch, Weimar 1859.) Die Augenspiegelkunst ward Ophthalmoscopie genannt. (Mauthner, Lehrbuch der Ophthalmoscopie, Wien 1867). Man spricht von der ophthalmoscopischen Aera.

***Ophthalmosemiotik**, Augenzeichenlehre, erklärt die Schlüsse, welche die am Sehorgan zu beobachtenden Symptome auf anderweitige Krankheiten gestatten. Τὸ σῆμα, σημεῖον das Zeichen. Σημεῖόν ἐστι, οὗ γνωσθέντος ἕτερόν τι ἐξ αὐτοῦ καταλαμβάνεται (Pseudogal. Def. med. XIX, 394). Auch Hippocr. spricht schon (Προγνώστ. α'. und a. a. O.) von den Zeichen (σημεῖα). Adj. σημειωτικός; davon σημειωτική (τέχνη), *semiotice*, Zeichenlehre. Pseudogalen. Isag. XIV, 690. Διαιρεῖται τὸ σημειωτικὸν εἰς τρία, εἴς τε ἐπίγνωσιν τῶν παρεληλυθότων καὶ εἰς τὴν ἐπίσκεψιν τῶν συνεδρευόντων καὶ εἰς τὴν πρόγνωσιν τῶν μελλόντων. Also nach heutigem Jargon Anamnese, Diagnose, Prognose; und nicht identisch mit dem, was wir heutzutage Semiotik nennen. Vgl. ausser zahlreichen Dissertationen des vorigen Jahrhunderts 1. Löbenstein-Löbl, symptomatische Semiologie des Auges, Jena 1817. 2. Förster. 3. Jacobson und — Hipp. Progn. (L. III, 116).

***Ophthalmostatum**, Augenhalter, Speculum oculi, — wie er vor Anwendung der Zänglein (Pincetten) gebräuchlich war. (Von *στατικός* hemmend, *στατός* stehend [ἵστημι].) Ueber Ophthalmostatometrie siehe unter Metron. Es giebt auch ein Ophthalmo-blepharo-stat! Auch Blepharostat ist im Gebrauch für Lidhalter, — was doch viel besser! Blepharospat (besser mit th) heisst Lidspatel, von *σπάθη*, *σπαθίς*, *σπάθιον* flaches Holz, Spatel: auch Snellen's Pincette mit einer Schildkrötplatte.

***Ophthalmosteresis**, Augapfelberaubung = Anophthalmia (von *στέρησις* Beraubung, Confiscation, Verb. *στερέω*).

***Ophthalmotherapia**, Augenheilkunde (*θεραπεία*, Verb. *θεραπεύω*, Adj. *θεραπευτικός*).

***Ophthalmotomia**, Augapfelschnitt = Sclerochorïotomia post. gegen Drucksteigung (Galezowski, C.-Bl. f. A. Nov. 1886); *τομή* Schnitt.

***Ophthalmotonometria** soll Augapfelspannungslehre sein; *τόνος* Spannung.

***Ophthalmotropometria** soll Augapfeldrehungslehre sein; *τροπή* Wendung.

***Ophthalmoxysis** = Augapfelschabung; gemeint ist Blepharoxysis, Lidschabung. Vgl. dasselbe und Trachoma.

***Ops**, das Gesicht; ἡ ὤψ Gen. ὠπός, heisst das Auge[1] oder das Gesicht vom Stamm *ΟΠΤΩ* (ὀπτάζω, ὀπταίνω); auch heisst bei Späteren ἡ ὠπή der Blick. Hiervon sind ὀξυωπία Scharfsichtigkeit sowie das spätgriechische μυωπία Kurzsichtigkeit, wofür die besseren Schriftsteller μυωπίασις sagten, und viele moderne wie Emmetropia, Hypermetropia, Hemiopia u. A. abgeleitet, die trotz einiger Zweideutigkeit (denn ὀπή heisst das Loch) immer noch weniger schlecht sind als die auf — opsia; denn, wenn auch ὄψις die Sehe oder das Sehen bedeutet, so heisst ὀψία der späte Abend (von ὀψέ spät) und ἀνοψία der Mangel an Zukost (von ἀ- und ὄψον). *Dysopia tenebrarum* soll Hühnerblindheit heissen (Himly II, 450), aber δυσωπία heisst Schaam, δυσωπέω (von ὤψ) beschämen.

***Optasioscopia** ist eine der sonderbarsten Hieroglyphen, welche die Augenärzte sich haben gefallen lassen müssen. Es soll bedeuten „Prüfung der Retinalperception". Nun auch das ist ziemlich unverständlich; gemeint ist die mechanische und elektrische Reizung der Netzhaut. Ὀπτασία heisst das Schauspiel, ὁ σκοπός der Späher; Optasioscop wäre das, was die Berliner einen Zaungast nennen.

Optice, Optik, die Lehre vom Sehen; ἡ ὀπτική (Aristot.), von Adj. ὀπτικός (optisch), Verb. Ὀ*ΠΤΩ*. Die Griechen hatten auch ein Adj. ὀπτός, das allerdings auch bei Späteren sichtbar bedeutete; gewöhnlich aber gebraten (von ὀπτάω). Darum ist der Name Optometer (vgl. dasselbe) nicht glücklich gewählt.

Optographia nannte Kühne die Fixirung des objectiven Netzhautbildes (der ausgebleichten Stelle im Sehroth der Netzhaut); und Optogramm ein derartiges Praeparat. So schön die Sache, so zweifelhaft der Name (von ὀπτός und ἡ γραφή das Zeichnen, τὸ γράμμα die Zeichnung).

***Optometer** vgl. Metron.

***Optotypi** sollen Sehproben sein, von ὀπτός und ὁ τύπος das Gepräge.

Orbita (von *orbis* Kreis) heisst Wagengeleis, Spur, Kreisbahn. Hiervon *orbitosus*, voller Wagenspuren. Die Neulateiner haben sich erlaubt, mit *orbita* die (vorn rundliche) Augenhöhle zu bezeichnen und hiervon *orbitalis* (*margo orbitalis*) zu bilden — und sogar Exorbitismus; vgl. Exophthalmus.

***Orthometer** vgl. Metron.

***Orthopaedia** soll Graderichtung heissen, von ὀρθός gerade und παῖς Kind oder παιδεία Erziehung. Die gelehrten Mediciner haben viel gegen das schlechte Wort geeifert und dasselbe durch διόρθωσις (Hipp.) ersetzen wollen. Alle Schriftsteller über Schieloperation sprechen von orthopaedischer Nachbehandlung.

Orthoscop, ein Wasserwännchen, das dem Auge vorgesetzt wird, um die Hornhautbrechung auszuschalten und die richtige Lage der Iris zu zeigen (Czermak). Von ὀρθός gerade; σκοπός der Späher.

***Osteitis orbitae**, Knochenentzündung (ὀστέον Knochen).

***Osteoma choroïdis** (Galezowski), Aderhautverknöcherung.

***Osteophyten** (des Orbitaldachs) = Knochenauswüchse; der Ausdruck ist durch Lobstein gebildet von ὀστέον und φυτόν Gewächs.

***Oule**, die Narbe; οὐλή (von οὔλω *valeo*, οὖλος *solidus*), besonders auch für Hornhautnarben gebraucht. (Vgl. Nubecula.) Lateinisch *Cicatrix*. Dim. *cicatricula*, Adj. *cicatricosus*, Verb. *cicatricari* vernarben, Cael. Aurel. morb. chron. IV, 8, 118. *Cicatricem inducere* bei Cels. V, 26, 30 (p. 300) und V, 26, 36 (304). Ebenso bei Plin. Hiervon *Cicatrisation* frz., Vernarbung, Verb. *cicatriser*.

[1] Aber lateinisch heisst *ops* (gewöhnlich der Plural. *opes*) die Macht und *Ops* die Göttin Erde.

***Oulotomia**, Narbenzerschneidung (von οὐλή und τομή), ist für uns ebenso überflüssig als das gleichfalls modern-französische Cicatrisotomia. Oulotomia (richtiger Ulotomia) verwerfen wir wegen der Zweideutigkeit, da τὸ οὖλον das Zahnfleisch; Cicatrisotomia wegen der Barbarei, da ein französirtes lateinisches Wort mit einem griechischen zusammen geschweisst ist. Der Hauptfehler der modernen Ausdrücke liegt darin, immer und um jeden Preis Hauptwörter zusammenzusetzen. Wem also Narbenzerschneidung zu gewöhnlich und zu verständlich ist, der mag *Cicatrix rescissa* sagen (*rescindere venam* Colum., *rescindere cicatricem recentem* Petr.)

***Oxyopia**, Scharfsichtigkeit; ὀξυ-ωπία, Arist. — Himly II, 956, *Oxiopia* [sic], die krankhafte Scharfsichtigkeit. „Es soll Amblyopische gegeben haben, die am hellen Tage die Sterne sahen." Dies ist Unsinn.[1] Der noch hinzugefügte Name Galeropia auch, denn γαλερός heisst nicht klar, sondern nur heiter, von γαίω. Man hat auch die ungewöhnlich lange bleibenden und quälenden Nachbilder mit diesem Namen bezeichnet.

P

***Pacheablephara**, Pachyblepharon, Pachytes, sogar Pacheablepharosis (!) bei Beer (II, 49) für Lidverdickung (παχέα βλέφαρα dicke Lider, παχὺ βλέφαρον). Pachyblepharosis in einem neueren Lehrbuch! Vgl. Tylosis. Ein Verbesserer schlug Blepharopachynsis vor (πάχυνσις Verdickung, παχύτης Dicke).

Palpebra, Augenlid (Cels., Plin.), von *palpare*, streicheln. — Cael. Aur. palpebrum.

***Palpebrotomia**, Lidzerschneidung. Wer deutsch redet, wird das barbarische Wort (von *palpebra* und τομή) vermeiden und — vielleicht auch die ebenso zu bezeichnende Operation.

Pankratisches Fernrohr (Donders 1877) giebt durch Verschiebung einer Linse innerhalb gewisser Grenzen (von 0,8 bis 1,2) alle möglichen Vergrösserungen in einer continuirlichen Reihe. (Παγκρατής allherrschend, allüberwindend von πᾶς und κράτος Kraft; παγκράτιον Allkampf, *pancraticus* vollkräftig.)

Pannus heisst Lappen, bei Plinius ein Gewächs an der Knoppereiche (Aegilops). Hist. nat. XVI, 33. Andere Handschriften haben dort *panus*. Dieses (πῆνος, dor. πᾶνος[2]) heisst 1. Spule mit Einschlag, 2. Geschwulst. In letzterer Bedeutung auch bei Celsus, V, 18, 19. *At adversus panum, tum primum orientem quod φύγεθλον Graeci vocant* (rosenartige Entzündung, auch Drüsengeschwulst) *et omne tuberculum, quod φῦμα nominatur....* Ferner Plin. an unzähligen Stellen, z. B. XXIII, 66: *Faex aceti ... panos discutit nondum exulceratos.* Pannosus heisst lumpig, *pannositas* die lumpige Beschaffenheit, *pannulus* ein Lumpen, *panniculus* ein Lumpen, *paniculus* und *panicula* eine Geschwulst. — Die Araber nannten die trübe röthliche Schicht der Hornhaut bei Trachom Sebel, dies wurde mit *panniculus, pannus* übersetzt; so haben wir den unzweckmässigen Namen erhalten. Bartisch nannte die verschiedenen „Felle", welche die Volkssprache am Auge findet, *Panni.* Bei Riverius p. 93 heisst es *Panicle covers the whole Eye and is very red.* (In Pseudogalen d. ocul. p. 123 werden die Augenhäute *panniculi* genannt.) — Heutzutage sind, wenigstens in unseren Gegenden, Hornhäute, die wie ein Scharlachlappen aussehen, recht selten. Der Begriff Pannus bezieht sich heutzutage auf die neugebildeten Gefässe der Hornhaut mehr als auf die Trübung; man spricht von pannösen Blutgefässen, von trachomatösem, von scrophulösem Pannus; von Reparationspannus, wenn neugebildete Blutgefässe in den Grund eines Hornhautgeschwüres eindringen und das Material zur Ausfüllung herbeibringen. Was ist uns aber Pannus? Was pannöse Gefässe? Neugebildete oberflächliche Blutgefässe, das ist ein klarer Begriff; und oberflächliche Hornhauttrübung oder Fell sage ich zehn Mal lieber als Pannus oder Sebel.

Panophthalmitis, Entzündung des ganzen Augapfels, ein moderner Name (von πᾶς ganz, ὀφθαλμός Auge), natürlich mit 1—2 grammatischen Fehlern. Es müsste Pantophthalmia heissen (παντόφθαλμος alläugig, Ar. fr.). Vgl. Ophthalmia. Gewöhnlich meint man die eitrige Entzündung (*Phlegmone oculi, Pantophthalmia suppurativa*). Es giebt auch eine *Pantophthalmia sicca specifica.* (Hbg.)

Papilla optica wird der Sehnerveneintritt genannt, obwohl er keine Warze darstellt. Papillitis (Entzündung des

[1] Dass man aus tiefen Brunnen die Sterne bei Tage sieht, wussten schon die Alten. Galen, de usu part. X, 3. Vol. III, p. 776: κἀκ τῶν βαθέων φρεάτων ἀστέρες ὁρῶνται.

[2] Aber auch *pannus* wird von πᾶνος abgeleitet.

Sehnerveneintritts) ist ein heutzutage gebräuchlicher, wiewohl barbarischer Name. Natürlich werde ich nicht Thelitis vorschlagen (*θήλη*, *papilla*, Brustwarze, Warze).

Papilloretinitis = Neuroretinitis.

***Papula** (cj., plp., sclerot. Himly), Blatter. Celsus V, 28, 18: *Papularum duo genera sunt. Alterum est, in quo per minimas pustulas cutis exasperatur. . . .*

Paracentesis, der Seitenstich; *παρακέντησις* von *παρά* daneben und *κεντεῖν* stechen. Galen gebraucht das Zeitwort *παρακεντεῖν* für Staarstechen, da ja die Lederhaut lateralwärts vom Hornhautrande angestochen wurde; ferner das Hauptwort *παρακέντησις*. *Παρακεντητήριον* Staarnadel, *παρακεντητής* Staarstecher. Es ist eigentlich nicht richtig Paracentesis *corneae* für Anstechen (Punction) zu sagen. Falsch ist Paracenthesis mit h (Mauchart Dissert. *de Paracenthesi oculi* und neuere Schulbücher).

***Paralampsis**, *παράλαμψις* (von Hipp. bis Himly), glänzend weisse Hornhautnarbe. Vgl. Nubecula.

Parallaxis, parallactische Verschiebung; *παραλλάσσειν* verändern, *παράλλαξις* 1. Veränderung (*π. φρενῶν* Geistesverwirrung Hipp.[1]); 2. Verschiebung, bei Math. Bei den Astronomen bedeutet Parallaxe den Winkel, den zwei nach demselben Sterne gehende Gesichtslinien mit einander machen (z. B. vom Centrum und einem Oberflächenpunkt der Erde). — Die Augenärzte nennen parallaktische Verschiebung die Scheinbewegung, die im umgekehrten Augengrundsbilde ein in Wirklichkeit dem Beobachter näherer Punkt gegen einen ferneren ausführt, wenn man das Convexglas rasch hin und her bewegt. (Vgl. meinen Artikel Ophthalmoscopie in Eulenburg's Realencycl. I. Aufl.). Entoptische Parallaxe ist die Scheinbewegung eines schattengebenden Punktes, bei Bewegung der im vorderen Brennpunkt des Auges befindlichen Lichtquelle: a) sie ist null, wenn der Punkt in der Pupille, b) entgegengesetzt, wenn derselbe weiter nach vorn, c) gleichsinnig, wenn derselbe weiter hinten im Auge liegt (Listing 1845). Unter stereoskopischer Parallaxe versteht v. Helmholtz (phys. Optik) die scheinbare Entfernung der beiden Bilder eines Punktes, die näher zum Auge liegen, als der fixirte Punkt; Böttcher aber (A. f. O. XX, 1879) den Winkel, unter welchem von einem Punkte aus der Augenabstand des Beschauers erscheint. Des letzteren Begriffs habe ich mich bedient bei der Erläuterung meines Blickfeldmessers.

Paralysis, Paresis. 1. Paralysis, Lähmung; *παράλυσις*, von *παραλύειν* auflösen, entkräften; Adj. *παράλυτος*, auch *παραλυτικός* im Neuen Testamente. (Lat. bei Celsus *resolutio, resolvere.*) Galen. Def. med. XIX, 415: *Παράλυσίς ἐστι πάθος βλάπτον τὴν προαιρετικὴν κίνησιν περὶ μέρισιν ἢ μέρει τινὶ γινόμενον· ἀποτελεῖται δὲ παθόντων τῶν νεύρων καὶ τῶν μυῶν.* Galen, de morb. causs. VII, 111: Zusammengeschnürte Nerven *ναρκώδη μὲν τὸ πρῶτον, ὕστερον δὲ παντάπασιν ἀναίσθητά τε καὶ ἀκίνητα γίνεται· καὶ καλεῖται μὲν ἡ τοιαύτη κάκωσις αὐτῶν παράλυσις· ἐν ταὐτῷ δὲ γένει οὖσα τῇ νάρκῃ τῷ μεγέθει διαλλάττει.* Galen de loc. aff. III, 14, VIII, 208: *πάντων τῶν νεύρων ἀπολεσάντων αἴσθησίν τε καὶ κίνησιν, ἀποπληξία τὸ πάθος ὀνομάζεται· κατὰ θάτερον δὲ μέρος, ἤτοι τὸ δεξιὸν ἢ τὸ ἀριστερὸν, εἰ συμβαίνει τοῦτο, παράλυσις καλεῖται, τοῦ μέρους ἐκείνου δηλονότι καθ' ὅ συνέστη, ποτὲ μὲν τοῦ δεξιοῦ . . . . . καὶ γὰρ καὶ χεὶρ ὅλη καὶ σκέλος ὅλον παραλύεται . . .* p. 213: *μάλιστα μὲν οὖν ἡ πάραλυσις ἐπὶ τῇ τῆς κινήσεως ἀπωλείᾳ λέγεται.* Galen kennt aber auch schon den Begriff der Paraplegie, jedoch nicht in unserem Sinne, der unteren Querlähme. Ibid. IV, 3, VIII, p. 230: *ὅταν ἀμφότερα τὰ μέρη τοῦ ἐγκεφάλου, τό τε δεξιὸν καὶ τὸ ἀριστερὸν., κατὰ τοῦτο τὸ χωρίον ᾖ πεπονθότα, τοὺς ἀποπληκτικοὺς ἐπιφέρει κινδύνους· ὅτ' ἂν δὲ θάτερον μόνον, εἰς παραπληγίαν τελευτᾷ.* Hemiplegie in unserem Sinne (der einseitigen Körperlähmung) kennt erst Paull. Aeg. (III, 18, p. 67): *Τῆς μὲν κοινῆς ἀρχῆς τῶν νεύρων παθούσης κἀκ τοῦδε πάντων τῶν κατὰ τὸ σῶμα μορίων ἀπολεσάντων τήν τε κίνησιν ἅμα καὶ τὴν αἴσθησιν ἀποπληξία τὸ πάθος καλεῖται . . . εἰ δὲ κατὰ θάτερον μέρος ἡ ἔμφραξις γένηται, ἡμιπληγία καὶ παράλυσις ὀνομάζεται· εἰ δὲ καθ' ἕν τι μόριον ἡ τοιαύτη συσταίη βλάβη, ἐκείνου τοῦ μορίου τὸ πάθος λεχθήσεται.* Während also der Ausdruck Hemiplegia (Hemiplexia) grammatisch richtig gebraucht wird, ist der heutige Sinn von Paraplegia, der sich weder bei Foes noch bei Gorr. noch bei Castelli, sondern erst bei Blancard u. f. findet, in sprachlicher Hinsicht durchaus nicht gerechtfertigt, vielmehr ganz willkürlich und rein conventionell. *Παρά* bedeutet eben nicht dasselbe

[1] *παραλλάξιες ὀστέων* Knochenverschiebungen. Hipp. de fract. (F 552, 571).

wie κάτω und heisst hier nicht wider, wie Littré annimmt, sondern seitlich. 2. Paresis, unvollständige Lähmung; πάρεσις wörtlich Erschlaffung, von παρίημι nachlassen, abspannen; Adj. πάρετος. Uebrigens gebrauchten die Alten Paresis in demselben Sinne wie Paralysis; allenfalls war ihnen Paresis weniger extensiv (uns weniger intensiv!) als Paralysis. Halten wir uns an den Meister der Nervenkrankheiten Aret. Cappad. (De sign. chronic. m., I, cap. VII, p. 84): περὶ παραλύσεως. Ἀποπληξίη, παραπληγίη, πάρεσις, παράλυσις ἅπαντα τῷ γένει ταυτά· ἢ γὰρ κινήσιος ἢ ἁφῆς ἢ ἀμφοῖν ἐστιν ἔκλειψις, κοτὲ καὶ γνώμης κοτὲ καὶ τῆς ἄλλης αἰσθήσιος· ἀλλ' ἀποπληξίη μὲν ὅλου τοῦ σκήνεος, καὶ τῆς αἰσθήσιός τε καὶ γνώμης καὶ κινήσιός ἐστι παράλυσις ... παραπληγίη δὲ πάρεσις μὲν ἁφῆς καὶ κινήσιος, ἀλλὰ μέρεος ἢ χειρὸς ἢ σκέλεος· παράλυσις δὲ ὡς ἐπίπαν κινήσιος μοῦνον, ἐνεργείης τε πάρεσις· ἢν δὲ ἁφὴ ἐκλείπῃ μούνη κοτέ (σπάνιον δὲ τὸ τοιόνδε) ἀναισθησίη μᾶλλον ἢ πάρεσις κικλήσκεται. Aret. (de caus. et sign. acut. m. II, Cap. XII, p. 65): ψύξις καὶ πάρεσις καὶ νάρκη νεύρων. Vgl. Alex. Trall. ιβ' (I, 575 bei Puschmann): Τὸ τῆς παρέσεως πάθος, ὃ καὶ παράλυσιν ὀνομάζειν εἰώθασιν, οὐδὲν ἄλλο ἢ ἀναισθησία καὶ ἀκινησία τῶν πεπονθότων τόπων ἐστί· διαφέρει δὲ τῆς ἀποπληξίας, ὅτι αὐτὴ μὲν τοῦ παντὸς σώματός ἐστιν ἀναισθησία καὶ ἀκινησία μετὰ βλάβης τῶν ἡγεμονικῶν ἐνεργειῶν καὶ τρόπον τινὰ θάνατος, ἡ δὲ πάρεσις τοῦ ἡμίσεως σώματος ἢ ἑνός ἐστι μέρους νέκρωσις ἢ καὶ τινων μορίων νευρωδῶν κ. τ. λ. .. Also auch für das Wort Paresis ist die jetzige Bedeutung einer schwachen Lähmung grammatisch nicht gerechtfertigt. Bei Gorr. und Castelli ist Paresis dasselbe wie Paralysis; bei Blancard ist Paresis eine secundäre; bei Kraus, Littré u. f. eine leichte Paralyse. — Die Augenlähmungen waren den Alten wohl bekannt; sogar das Vorkommen der Empfindungs- neben Bewegungs-Störung. Vgl. Diplopie. Ferner Pseudogalen. Med. XIV, 771: παραλελύσθαι δὲ λέγεται ὁ ὀφθαλμὸς ὅταν αὐτὸν ἐπιλείπωσιν αἱ φυσικαὶ κινήσεις καὶ μὴ δύναται ἀναβλέπειν ἢ κάτω βλέπειν, ἀναίσθητος δὲ ᾖ· πολλάκις δὲ καὶ περὶ μέρη τινὰ τοῦ ὀφθαλμοῦ τοῦτο συμβαίνει. Der vortreffliche Aetius (VII, νύ p. 133) hat ein eigenes Capitel περὶ παραλύσεως ὀφθαλμῶν. Οὐ μόνον τὸ ὀπτικὸν νεῦρον . . . ἀλλὰ καὶ ὅλος ὁ ὀφθαλμὸς ἐνίοτε παραλύεται, ποτὲ μὲν μετὰ τοῦ λοιποῦ σώματος, τῶν δεξιῶν ἢ τῶν ἀριστερῶν μερῶν παραλυθέντων. ἔστι δὲ ὅτε κατιδίαν γίνεται περὶ τὸν ὀφθαλμὸν μόνον παράλυσις· ποτὲ δὲ καὶ ὅλος ὁ ὀφθαλμός[1], καὶ εἰ μὲν τὸ βλέφαρον παραλυθείη μέμυκε διηνεκῶς ὁ ὀφθαλμὸς καὶ ἀναισθητεῖ τὸ βλέφαρον· εἰ δὲ ὅλος ὁ ὀφθαλμὸς παραλυθείη τὰς εἰς τὰ πλάγια καὶ ἄνω καὶ κάτω κινήσεις οὐ δύναται ἐπιτελεῖν. (Bei dem Vater der Medicin finden sich hiervon nur geringe Andeutungen. Hippocr. Coac. Praenot. K. I, 268: Ἐπὶ ὀμμάτων διαστροφῇ κοπιώδει πυρετώδει ῥῖγος ὀλέθριον.) Celsus hat wieder Verwirrung gestiftet, indem er das Augenzittern mit *Resolutio oculorum* bezeichnet. (Vgl. Hippus.) Vgl. auch III, 27 p. 178: *At resolutio nervorum frequens ubique morbus est. Sed interdum tota corpora, interdum partes infestat. Veteres autores illud* ἀποπληξίαν, *hoc* παράλυσιν *nominaverunt; nunc utrumque paralysin appellari video.* Cael. Aur. m. chr. II, 1: *Fit paralysis nunc sensus nunc motus nunc utriusque . . . nunc partis est, nunc partium nunc totius corporis cum apprehensione mentis quam apoplexiam vocantes ac. pass. libris tradidimus. . . . palpebrum superius paralysi vitiatum laxius fit atque motu caret et oculi pupulam contegit vel e contrario extentum sustollitur et oculorum pupulam nudat. — Sequitur etiam involuntarius lachrymarum fluor.*

Parametritis chronica, als Ursache der mangelnden Ausdauer (Asthenopia, Kopiopia). Der Ausdruck ist neu und bedeutet Entzündung des Beckenzellengewebes, welches den Halstheil der Gebärmutter umgiebt (παρά neben, μήτρα Gebärmutter).

***Paraplegia, Paraplexia** s. Paralysis.

***Paremptosis**, Ablagerung, παρέμπτωσις (von παρά neben, ἐμπίπτειν hineinfallen): bei den Galenikern Erblindung durch Compression des Sehnerven. (Isag. XIV, 777.)

Parenchyma; *Ceratitis parenchymatosa.* Parenchyma, τὸ παρέγχυμα, heisst das Füllsel, das daneben hineingegossene, von παρεγχέω. Der Name stammt nach dem Zeugniss des Galen von Erasistratos und bedeutet das specifische Drüsengewebe gegenüber dem Muskelfleisch. Galen de temperam. (I, 599): πρώτη μὲν ἡ κυρίως ὀνομαζομένη σάρξ, ἣν οὐκ ἂν εὕροις καθ' αὐτὴν οὐδαμόθι τοῦ σώματος, ἀλλ' ἔστιν ἀεὶ μόριον μυός· ἐφεξῆς δὲ ἑκάστου τῶν σπλάγχνων ἡ ἴδιος οὐσία· καλοῦσι δὲ

[1] Hier fehlt etwas!

αὐτὴν οἱ περὶ τὸν Ἐρασίστρατον παρέγχυμα καὶ ὡς περὶ μικροῦ καὶ φαύλου διανοοῦνται πράγματος, οὐκ εἰδότες, ὡς ἡ καθ' ἕκαστον σπλάγχνον ἐνέργεια τῆς σαρκὸς ταύτης ἐστίν. Galen. in Hippocr. de nat. hom. comm., XV, 8: *ὁμοιμερὲς δὲ καὶ ὑμὴν καὶ πιμελὴ καὶ σάρξ, ἥτε τῶν μυῶν ταῖς ἰσὶ περιπλαττομένη καὶ αὐταῖς οὔσαις ὁμοιμερέσιν, ἥτ' ἐν τοῖς σπλάγχνοις ἣν δὴ καὶ παρέγχυμα καλεῖν Ἐρασίστρατος εἴωθεν.* Die wichtigste Stelle ist Galen. Meth. med., X, 731: *ὠνομάσται δὲ μόνη σὰρξ ἡ ἐν μυσί, τῶν δὲ ἄλλων οὐδεμίαν ὀνομάζουσι σάρκα, πλὴν ὀλίγοι δή τινες· ἀλλὰ τὰ μὲν ἐν τοῖς σπλάγχνοις οἷον ἥπατι καὶ νεφροῖς καὶ σπληνὶ καὶ πνεύμονι, παγεγχύματα καλοῦσι· τὰς δ' ἐν ἐντέροις καὶ γαστρὶ καὶ στομάχῳ καὶ μήτρᾳ ἀνωνύμους ἀπολείπουσιν.* Die Begründung des Namens giebt Galen. de simpl. med. temperam, XII, 311: *ἔνιοι δὲ τῶν ἰατρῶν τὴν μὲν ἐν τούτοις* (sc. *τοῖς σπλάγχνοις*) *σάρκα παρέγχυμα καλοῦσι, διότι τῶν φλεβῶν ἐκχεόμενον τὸ αἷμα περιπήγνυται πᾶσι τοῖς ἀγγείοις, ὡς ἐκεῖνοι νομίζουσι.* Schon Galen mochte den Namen P. nicht, uns ist er nichtssagend. Dennoch wird er in der histologischen Aera gebraucht, um das specifische Gewebe von dem benachbarten allgemeinen wie Bindegewebe, Blutgefässen, Nerven u. s. w. abzusondern. Leberparenchym z. B. bedeutet die Leberzellen. Es ist seltsam, dass dieser Ausdruck häufig gebraucht, aber fast nie erklärt[1] wird! — Unter Ceratitis parenchymatosa versteht man Entzündung des eigentlichen Hornhautgewebes, im Gegensatz zu den Entzündungen der beiden Oberflächen. Es ist aber schwer zu sagen, was man in der Hornhaut Parenchyma nennen soll, und ob dieses bei der erwähnten Krankheit entzündet sei. Den Liebhabern solcher Ausdrücke möchte ich Mesoceratitis im Gegensatz zur Ectoceratitis und Endoceratitis vorschlagen. (*Μέσος* in der Mitte, *ἐκτός* draussen, *ἔνδον* drinnen.) Ich selber werde auch so fertig. Wenn gar die Chorioïditis parenchymatosa = suppurativa (zum Unterschiede von der serösen und plastischen) gesetzt wird, so fehlt jede Spur einer Berechtigung zu solcher Namengebung.

***Paropia**, *αἱ παρωπίαι*, die temporalen Augenwinkel.

***Paropion**, Augenschirm, Scheuklappe, *παρώπιον*, im Plur.

***Paropsis** (Paropsia bei Littré) soll Falschsehen heissen. (*Paropsis noctifuga, lucifuga, propinqua, longinqua, illusoria.*) Aber *παροψίς* (*παροψίδιον*, *παρόψιον*) heisst die Nebenschüssel, das Extragericht, von *ὄψον*. Richtig ist aber das folgende.

***Parorasis**, das Falschsehen; *παρόρασις* von *παροράω* vorbeisehen, falschsehen. Bei Galen (VII, 99) für Gesichtstäuschung (Illusion).

Patheticus *nervus = trochlearis*, Augenrollmuskelnerv, weil er angeblich bei leidenschaftlichen Bewegungen der Augen besonders thätig sein soll. Weder bei Gorraeus noch auch bei den Alten selber konnte ich hierüber etwas auffinden. Bei Oribasius z. B. Collect. med. XXV, 28 (III, 424) heissen die beiden schiefen Augenmuskel *δύο δὲ οἱ λοιποὶ περιστρέφοντες ὅλον τὸν ὀφθαλμόν.* Dagegen citirt Castelli den *nervus patheticus* aus Willis' Hirnanatomie. In grammatischer Beziehung ist zu erwähnen, dass 1. *παθητικός* a) empfindungsfähig, gefühlvoll, b) leidend (passiv), 2. *παθητός* a) empfänglich, b) leidvoll (N. Test.), 3. *παθικός* leidend, aber nur bei Lateinern (Catull, Martial). Bei den Lateinern ist *patheticus* = affectvoll, Macrob. sat. 4, 2 § 1. Auch bei Schiller ist pathetisch = voll Pathos, erhaben.

***Peliosis**, soll die Weissfärbung der Cilien eines (operirten) Auges heissen (C. f. A. 1881). Das ist falsch. [*Πελιός* heisst bleifarben, grau, dunkel, verfärbt, *lividus*; *πελιδνότης, πελίδνωμα, πελιότης, πελίωσις* heisst die Blutunterlaufung und dergl. (*livor*). Neuerdings (Swediaur u. A.) ist Peliosis = *morbus maculosus* (*haemorrh.*) Werlhofii.] Offenbar gemeint war Poliosis, das Ergrauen (*canities*), *πολίωσις* von *πολιός* grau.

Pellagra (von *pellis* Haut und *ἄγρα* Jagd, Fangeisen — wie Podagra, Mentagra u. s. w.) mailändische Rose, *Lepra lombardica*, verbreitet sich von den Wangen auf die Lider (Graefe-Saemisch IV, 385 f., VII, 215).

Pemphigus, fem., Blase; *ἡ πέμφιξ*, Gen. *πέμφῖγος* und *πεμφίς*, Gen. *πεμφῖδος* a) Hauch, b) Blase. *Πεμφιγώδης πυρετός*, Hipp., Epidem lib. VI, ist strittig (Blasenfieber?). Die latinisirte Form scheint bei den Alten nicht vorzukommen. Die übliche Aussprache Pémphigus ist falsch. Pemphigus conjunctivae, Bindehautblasen oder Schälblattern der

[1] Littré definirt P. als besonderes Drüsengewebe und theilt es ein in das drüsige und das — nichtdrüsige!

Bindehaut, eine schlimme, zum Glück seltene Krankheit.

***Pensile** *sarcoma* nennt Plenk (p. 42) ein hängendes Fleischgewächs der Lider, *sessile* ein flachaufsitzendes. Beer desgleichen.

***Perforatio corneae**, Hornhautdurchbohrung. Bei den Alten (Cael. Aurel. morb. chron. II, 1, 59) war *perforatio* = ἀνάτρησις, was jetzt auf — deutsch Trepanation heisst; *perforare* durchlöchern.

Peri —, herum; περί.

***Peribrosis** (und *perivrasis?*), Lidrandcatarrh; περίβρωσις eigentlich das Anfressen, die Excoriation. Bei Himly I, 116 und auch in einem neueren Lehrbuch die Augenwinkeltrennung. Das hat man von solchen Namen.

***Peridectomia** (περί, ἐκ, τομή Schnitt), Abtragung eines Bindehautstreifens rings um die Hornhaut. Dasselbe ist Peritomia (περιτομή Beschneidung, im N. Test., *circumcisio*). Auch schon Def. med., Galen XIV, 446. Περιτομή ἡ περιαίρεσίς ἐστιν ἀφαίρεσις τοῦ σκέποντος βάλανον δέρματος.

Perimetria vgl. Metron.

***Perineuritis**, Nervenhautentzündung (von περί und νεῦρον Nerv), modern und fast entbehrlich. (P. optica im Graefe-Saemisch.)

***Perinucleraris cataracta**, Schichtstaar u. dgl., von περί herum und *nucleus* der Kern.

***Perioptometria**, soll Gesichtsfeldmessung bedeuten. Vgl. Metron.

***Periorbitis**, Entzündung der Augenhöhlen, (Knochen-) Haut, übel gebildet von περί, *orbita* und -ῖτις.

***Periostitis** *orbitae*, Knochenhautentzündung der Augenhöhle. (Richtiger Periosteitis, περιόστεον Knochenhaut.)

***Periphacitis**, Linsenkapselentzündung, von περί herum und φακός, Linse.

Periphakisch, Adj. = um die Linse, z. B. periphakische Schicht b. Embryon.

Periphlebitis und **Periarteriitis** (φλέψ Blutader, ἀρτηρία Schlagader) sind die Unterarten der „Perivasculitis" (s. diese).

Periskopische Gläser sind solche, welche das Umschauen (das excentrische Sehen) erleichtern: Menisken. — Das Beiwort fehlt den Alten; sie haben das Zeitwort περισκοπέω (περισκέπτομαι) ich sehe umher und das Hauptwort περισκόπησις = περίσκεψις. — Die Periscopie des Auges bezieht sich auf die optische Güte der excentrischen Bilder (so dass wenigstens ein Theil der Netzhaut in die Brennfläche hineinfällt).

Peritomia s. Peridectomia.

***Perivasculitis** *retinae*, Blutgefässscheidenentzündung in der Netzhaut, übel gebildet aus περί und *vasculum* Gefässchen.

***Perla**, neulat. (Von Beryll?) S. Margarita.

***Phacitis**, Linsenentzündung; φακός Linse.

***Phacocele**, Linsenbruch, Linsenvorstülpung (κήλη Bruch). C. f. A. 1885.

***Phacohydropsia**, Wasserstaar (ὕδρωψ Wassersucht).

***Phacohymenitis**, Linsenkapselentzündung (ὑμήν Haut).

***Phacohymenoscleroma**, Linsenkapselverdickung dürfte besser sein! (σκλήρωμα Verhärtung.)

***Phacomalacia**, Linsenerweichung (μαλακία Weichheit); schon besser wäre

***Phacomalaxis**, Linsenerweichung (μάλαξις Erweichung).

***Phacometer**, Linsen(brennweiten)messer. Die einen benutzten die opt. Bank, indem sie das zu prüfende Glas zwischen zwei bekannte einfügten; die anderen das Fernrohr. Neuerdings ist eines nach Art der Briefwagen construirt, indem die Form des aufgelegten Brillenglases den Ausschlag bedingt. Der Arzt kann sie alle entbehren, wenn er nur einen richtigen Brillenkasten besitzt und — um die Reform der Brillenlehre sich nicht nutzlos den Kopf zerbricht.

***Phacos**, Linse; φακός Linsenfrucht; φακοειδής, linsenähnlich, wurde schon von den Alten die Linsenkapsel genannt. Vgl. Auge. Hiervon Aphacia, Fehlen der Linse (ἀ-, φακός), z. B. nach der Staaroperation. Ein linsenloses Auge heisst aphakisch.

***Phacoscleroma**, Linsenverhärtung (σκλήρωμα, σκλήρυσμα Verhärtung, σκληρός hart). Ebenso entbehrlich wie das Gegentheil — Phacomalaxis.

***Phacoscop**, Phacoïdoscop (von φακός Linse und σκοπός Späher), wird gelegentlich ein Apparat genannt, um die (bei der Accommodation für die Nähe sich verkleinernden) Reflexbilder der Crystalllinsenvorderfläche genauer zu beobachten.

***Phacoscotasma**, Phacoscotoma, Linsentrübung (σκότος Dunkelheit, σκοτασμός Verdunkelung; σκότωμα gewöhnlich = Schwindel).

***Phaenakistoscopium** (Phaenacistoscope, Plateau), eine Drehscheibe, welche die Verschmelzung der Gesichtseindrücke bei schneller Bewegung zeigt; φαίνω ich zeige, ὤκιστος sehr schnell, σκοπός der Späher, das sind die Elemente dieses unheilbar verdorbenen Wortes, das Kraus vergeblich durch Phaenomenocistoscopium zu verbessern gesucht hat.

***Phaenophthalmotrop.** Rüte verfertigte ein Augenmuskelmodell und nannte es Ophthalmotrop, Augendreher, von *ὀφθαλμός* und *ὁ τρόπος* die Wendung (*τρέπω*). Wundt verfertigte ein neues und nannte es künstliches Augenmuskelsystem (A. f. O. VIII, 289). Donders unterschied das seine von den früheren durch den Namen Phaenophthalmotrop, „von *φαίνω* sichtbar machen, *ὀφθάλμος* Auge und *τρόπη* Wendung". Griechisch ist das Wort nicht, ebensowenig wie sein Vorbild Phaenacistoscopium. Herrmann hat ein ähnliches Werkzeug Blemmatotrop genannt. (*τὸ βλέμμα* der Blick.)

***Phalangosis**, die Reihenstellung (der Wimpern), von *φάλαγξ* die Reihe. Der Ausdruck klingt den Aerzten fremdartig, wenn sie den Xenophon nicht mehr im Kopfe haben und der Einübung hellenischer Recruten nicht beigewohnt: sie denken bei *φάλαγξ* immer an das Fingerglied (so steht es allerdings schon bei Aristot.). — Der gelehrte Gorraeus irrt nicht, wenn er sagt: *dicitur hic affectus ἀπὸ τῆς τῶν τριχῶν φάλαγγος, hoc est a pilorum acie*, denn *acies* heisst allerdings auch — die Schlachtreihe. Die Bedeutung des Wortes wechselte bei den Alten. Die Galeniker gebrauchen es für Distichiasis, Aetius für Trichiasis ohne Doppelreihen, Paull. Aeg. für das, was die heutigen Aerzte Entropium zu nennen sich gestatten. (Vgl. Ectropium). Galen. XIV, 771: *φαλάγγωσις δέ ἐστιν ὅταν διστιχία ἢ τριστιχία τῶν ὑποφυομένων τριχῶν ᾖ ἢ ἐν τῷ ἄνω ἢ ἐν τῷ κάτω βλεφάρῳ.* Die übrigen Stellen kann ich mir ersparen, da der Ausdruck, wenngleich von Beer noch erwähnt, doch durchaus entbehrlich zu sein scheint.

***Phantoma** heisst in der Sprache der Aerzte das Abbild, die Nachbildung, z. B. Ophthalmo-phantom, zur Einübung der Augenoperationen. Griechisch ist *φαντασία*, *φάντασμα* das Abbild, Trugbild u. dergl., *φαντάζειν* vorstellen. Ein Wort *φαντόω* giebt es nicht, wohl aber *φανόω* offenbaren.

***Phantoscopie** soll dasselbe bedeuten wie Retinoscopie. Das Wort ist so schattenhaft wie die Sache. Vgl. Phantoma.

***Phimosis palpebrarum** (falsch Phymosis), Lidenge, angeborene und erworbene; *φίμωσις* (*φιμόω*) von *φιμός* Maulkorb, Kappzaun. Es ist ein Irrthum Himly's (I, 100), dass v. Ammon den Fehler entdeckt und benannt habe. Denn Galen spricht schon von Phimose der Lider, jedoch in etwas anderem Sinne als wir. In Hippocr. de med. offic. comment. (XVIII, b, 812): *εἰ δὲ μεγάλως ὁ ἐνδὸν ὑμὴν ὁ μέχρι τῆς ἴρεως* (Hornhautrand) *ἐκτεταμένος ἐκλείπεται*[1], *τότε συμβαίνει τὸ βλέφαρον εἴσω· κἀπειδὰν ἀμφοτέροις αὐτοῖς τοῦτο συμβεβήκει, φίμωσις ὀνομάζεται τὸ πάθος, οὐ δυναμένου διοῖξαι τοῦ κάμνοντος οὕτω τὸν ὀφθαλμόν.* Ueber die gewöhnliche Phimose vgl. Paull. Aegin. *ς' νε'.* Er nennt übrigens *περιφίμωσις*, was heutzutage und schon Def. med. (Galen XIX, 445) *παραφίμωσις* heisst. Die Neugeborenen haben relative Lidenge, was für Operationen wichtig. Blepharophimosis (*βλέφαρον* Lid, *φίμωσις*), noch im Graefe-Saemisch. Vgl. dasselbe.

***Phlebolith** der Orbita (Arch. f. O. XII, 2, 223), Venenstein, von *ἡ φλέψ* Ader, *ὁ λίθος* der Stein.

***Phlegmasia** *alba dolens oculi puerperarum* (Himly), septische Embolie im Kindbettfieber; *φλεγμασία* Entzündung, *φλεγμαίνειν ἐστὶ διακαίεσθαι καὶ πυροῦσθαι* (Galen in Hipp. de vict. rat. in acut.).

***Phlegmohymenitis** soll Bindehautcatarrh sein (*ὑμήν* Haut).

Phlegmone, Entzündung; *φλεγμονή* von *φλέγω* abbrennen. Phlegmone hatte bei den Alten zwei oder eigentlich drei Bedeutungen: 1. ursprünglich wurde das Wort für jede Entzündung (*φλόγωσις*) gesetzt; 2. dann für eine entzündliche Geschwulst, welche pulsirt und eine brennende Hitze zeigt; 3. endlich speciell für eine ernste Augenentzündung mit Geschwulstbildung. I. u. II. Galen an vielen Stellen, z. B. Meth. med. I (XI, 69): *φλεγμονὰς δὲ οἱ μὲν παλαιοὶ τὰς οἷον φλογώσεις ὠνόμαζον· οἱ δὲ νεώτεροι οὐ πάσας . . . ἀλλ᾽ ἑνὶ μόνῳ τῶν θερμῶν παθημάτων ἐπιφέρουσι τοῦτο τὸ ὄνομα, τῷ*[2] *μετ᾽ οἰδήματος σκληροῦ καὶ ὀδύνης σφυγματώδους.* Def. med. XIX, 441: *Φλεγμονή ἐστιν ὄγκος μετὰ ἐρυθήματος καὶ σκληρίας πόνους ἐπιφέρων σφυγματώδεις κ. τ. λ.* III. Def. med. XIX, 433: *Φλεγμονὴ μὲν οὖν ἐστιν οἴδημα περὶ τοὺς ὀφθαλμοὺς μετ᾽ ἐρευθήματος καὶ πολλῆς θερμασίας καὶ δυσκινησίας καὶ νυγμῶν γινόμενον.* Med. XIV, 768: *Φλεγμονὴ δέ ἐστιν ἐπίτασις τοῦ τε ἐρυθήματος καὶ τῆς ἐπάρσεως τῶν βλεφάρων ὡς ἐπιπόνως ἀναβλέπειν.* Die weitere Entwickelung der der „Augen-Phlegmone" bei den Griechen vgl. unter Ophthalmia. — Neuere Schriftsteller, besonders Franzosen, bezeichnen mit Phlegmone oculi die sogenannte

[1] Schrumpft („Symbleph. post."). Relinquitur des Uebersetzers ist unverständlich.
[2] Im Text *τό*.

Pantophthalmia suppurativa, namentlich die nach Staarschnitt gelegentlich beobachtete. Phlegmone orbitae ist bei Neueren eitrige Entzündung in der Augenhöhle.

Phlyctaena, Bläschen. Von φλύω, ich walle, kommt φλυκτίς Bläschen; φλύκταινα Blase auf der Haut (so im Hipp. K. III, 67, Epidem., bei Erysipel; Brandblasen bei Erfrierung, de prisc. med. L. I, 610; L. II, 154; L. III, 254, auf der Zunge u. a. a. O.); ferner φλυκταινίς und φλυκταινίδιον; φλυκταίνωσις Blasenbildung (Hipp.) und φλυκταινώδης blasenartig. Pseudogal., Def. med. XIX, 434: Φλυκτίς ἐστιν ἀπόστασις κατὰ τὸ μέλαν περιέχουσα ὑγρασίαν μετὰ φλεγμονῆς καὶ ῥεύματος. — Med. XIV, 774: Φλύκταιναν δὲ λέγουσιν, ὅταν ἐξ ἑλκώσεως ἢ καὶ ἄνευ ἑλκώσεως, ἐξ ἐπιπολῆς τοῦ κερατοειδοῦς χιτῶνος, ὑμὴν λεπτότατός τε καὶ μετέωρος ἀρθεὶς παραδέξηται μεταξὺ αὐτοῦ ὑγρασίαν ἢ καὶ ὑπὸ τὴν κηδόνα τοῦ χιτῶνος παχυτέρα ὑποδραμοῦσα ὑγρασία καὶ τὴν φλύκταιναν ἀποτελάσασα. Also wie heute, — wenn wir den Saum zur Hornhaut rechnen. Paull. Aeg. III (p. 75): φλύκταινα ἐπανάστασις οὖσα τοῦ κερατοειδοῦς ὑγροῦ τινος ὑποδείραντος κηδόνας αὐτοῦ. — Heutzutage ist Phlyktaene ein kleiner rundlicher Herd in der Augapfelbindehaut, nahe dem Hornhautrande, weich, zellenreich, aber nicht eigentlich blasenartig, zuerst hervorragend, dann leicht geschwürig, endlich heilend. Die begleitende Hornhautentzündung heisst phlyctaenulär. — Kleine halbdurchscheinende Bläschen am freien Lidrande (Retentionscysten) sind von M'c Kenzie als Phlyctaenulae plp. bezeichnet worden. Beer schreibt Phlyctenula (II, 674). Vgl. Himly I, 216.

Phos- (Phot-) = Licht-; τὸ φῶς das Licht, Gen. φωτός.

***Phosphène**, frz., Druckkreis, ist von Serres d'Uzès 1853 (schon von Savigny 1838) die Lichterscheinung genannt worden, welche man durch Druck auf den Augapfel (-Gleicher) hervorrufen kann und früher diagnostisch verwerthet hat. (Noch im Graefe-Saemisch.) Das Wort soll abgeleitet werden von φῶς Licht und φαίνω ich zeige; wäre also zu schreiben φωτοφανέρωσις. (Suid. φωτοφάνεια.) Accommodationsphosphen hat Czermak (A. f. O. VII, 1, 148) einen feurigen Saum genannt, den er im Dunkeln an der Grenze des Gesichtsfeldes beobachtet, wenn er rasch von der Nähe in die Ferne sich einstellt.

***Photalgia**, Lichtschmerz (von φῶς und ἄλγος Schmerz).

***Photodysphoria**, Lichtbeschwerde (von φῶς und δυσφορία Unbequemlichkeit).

***Photolimos** (Phototolimia) soll Lichthunger heissen (nach Vogel); aber, wie Kraus angemerkt, heisst λιμός eher die Hungersnoth. Noch bei Desmarres.

Photometria (Photometresis) Lichtmessung; Photometron, Lichtmesser (von φῶς und μέτρον Maass).

***Photonosus**, Lichtkrankheit (von νόσος Krankheit), z. B. Schneeblindheit.

***Photophobia**, Lichtscheu (φόβος Furcht), richtig gebildet nach 1. φωτοβολία, φωτογονία, φωτοδοσία und 2. ὑδροφοβία: aber unnütz, da es nicht mehr sagt als das deutsche. Beer schreibt Photophopia.

Photopsia (von φῶς und ὄψις Sehen), Lichtwahrnehmung (aus innerer Ursache, ohne äusseren Reiz); Lichterscheinung, Funkensehen, Regenbogensehen. Noch in den neuesten Lehr- und Handbüchern.

***Photoptometria** soll Lichtsinnmessung bedeuten. Aber warum? Vgl. Optometer und Metron.

***Photorexis**, Lichtgier, von φῶς und ὄρεξις Begierde.

***Photorrhexis**, Lichtbrechung, von φῶς und ῥῆξις Brechung.

Phthiriasis, Läusesucht, sowohl allgemein am Körper als auch besonders an den Wimpern. Die Laus heisst φθείρ, latinisirend *phthir*, latein. *pediculus.*[1] Das Wort *Phthirius* (*inguinalis*) im Gegensatz zu *pediculus capitis* haben die Neuen sich zurecht gemacht. Die Läusesucht heisst φθειρίασις (verb. φθειριᾶν), latinisirend *phthiriasis*: Bartisch hat (194) *Pediculatio!*, andere gar *Pediculosis* für — *morbus pediculosus.* Die Läuse an den Wimpern waren den Alten wohl bekannt; die Beschreibung und Behandlung des Celsus ist besser, als die mancher — Handbücher unserer Tage. Celsus de med. VI, 6, 15: *Genus quoque vitii est, qui inter pilos palpebrarum pediculi nascuntur. id* φθειρίασιν *Graeci nominant. Quod cum ex malo corporis habitu fiat, raro non ultra procedit ... Super ipsos vero pediculos alia quae necare eos et prohibere, ne similes nascantur, possint.* (Er nimmt Schwefelarsen und caustische Seife.) Pseudogalen, Med. XIV, 771: φθειριᾶν δέ φαμεν τὰ βλέφαρα, ὅταν περὶ τὰ τετριχωμένα πλατέες πολλαὶ φθεῖρες σμικραὶ γίνων-

[1] Pēdiculus oder pēdis; dagegen pĕdiculus, das Füsschen.

ται. In der That ist phthir. inguin. (palp.[1]) kleiner und platter als pedic. cap. Joann. Act. II, 445: *Ὅτι δὲ φθειριῶσι τὰ βλέφαρα καὶ τὸ ἐξ αὐτῶν πάθος διασημαίνει φθειρίασις λεγόμενον· καὶ αὗται δὲ τοῖς ἀκριβῶς ὁρῶσι ζῶσαί τε καὶ κινούμεναι φαίνονται.* — Eine genaue Beschreibung der Krankheit und ihrer Heilunghabe ich 1881 in Nr. 1 der Berl. kl. W.veröffentlicht. Ich hatte damals auf 40,000 Patienten drei Fälle beobachtet. Nicht immer ist Mangel an Reinlichkeit bei den Eltern anzuschuldigen. Ein sehr gut gehaltenes fünfjähriges Mädchen, das mir aus Brasilien zur Schieloperation gebracht wurde, war, als im Kanal ein heftiger Sturm ausbrach, in Decken eingehüllt worden, die jene Thierchen enthielten! — Als Beispiel besonderer historischer Gelehrsamkeit citire ich Galezowski 1875 p. 42: *Laurence est le premier qui ait decrit un exemple de ce genre.* Allerdings hatte auch Steffan 1867 „nichts in der ophthalmologischen Literatur" gefunden!

Phthisis, Schwund, Schwindsucht; *φθίσις* vom Verb. *φθίνω* vertilgen, *φθίω* schwinden, Adj. *φθισικός*, *φθινώδης*.[2] Schon Hippocr. unterschied *Φθίσις ἕξεως*, allgemeine Schwindsucht, von der *πνευμονική* Lungenschwindsucht, von *νωτιάς* Tabes dorsalis etc. (F. 114, E; 412, 414, 415; 273; 479, 9; 478). — Die Phthisis am Auge bedeutete den Pupillenschwund, welchen die „Modernen" mit dem schrecklichen Ausdruck Synizesis bezeichnen. Vgl. die Belegstellen unter Mydriasis. Interessant ist, dass die Alten schon den Zusammenhang zwischen Pupillenschwund (schwerer Iritis) und Augenschwund ganz klar erkannt haben, denn in der Regel folgt auf die Erklärung dieser Pupillenphthisis die der Atrophie des Augapfels (*ἀτροφία* Auszehrung, von *ἀ*- und *τροφή* Ernährung). Schon bei den Galenikern. Def. med. XIX, 435: *Φθίσις ἐστὶ μείωσις τῆς κόρης μετὰ ἀμαυρώσεως. Ἀτροφία ἐστὶ μικρότης ὅλου τοῦ ὀφθαλμοῦ καὶ τῆς κόρης μετ' ἀμαυρώσεως.* Auch die Schrumpfung des Augapfels nach sogenannter Pantophthalmie war bekannt. Med. (XIV, 769): *ἀτροφίαν δὲ λέγουσιν ὀφθαλμοῦ, ὅταν ἐξ ἀῤῥωστίας μακρᾶς, ἢ ἔκ τινος ἀδήλου αἰτίας, ὥσπερ ὀλίγον ἐξωθούμενος, εἶτα κοιλαινόμενος κατὰ τὰς ῥίζας ἀλγῶν μικρότερος γίνηται καὶ ἀμυδρῶς ἢ μηδ' ὅλως βλέπῃ.* Die folgenden Citate aus Oribasius, Aetius, Aegineta, Joannes schliessen sich im Texte unmittelbar an das an, was die genannten Autoren über Mydriasis und Phthisis mitgetheilt. (Vgl. Mydriasis.) Oribas. VIII, 47 (V, 451): *Διαφέρει δὲ ἡ φθίσις τῆς ἀτροφίας τούτῳ· ἡ μὲν γὰρ φθίσις στενωτέραν ποιεῖ τὴν κόρην, ἡ δὲ ἀτροφία ὅλον τὸν ὀφθαλμὸν μικρότερον καὶ ταπεινότερον* (flacher). Aet. VII (p. 134): *Περὶ ἀτροφίας ὀφθαλμοῦ καὶ φθίσεως. Ἀτροφεῖν δὲ λέγουσι τὸν ὀφθαλμόν, ὅταν ἐκ σφοδρῶν κεφαλαλγιῶν ἢ ἐν πυρετοῖς ὀξέσι καταβραχὺ ὁ ὀφθαλμὸς ταπεινούμενος καὶ κοιλαινόμενος καὶ τὸ ὅλον μικρότερος γενόμενος καὶ ἐπὶ ποσὸν ἀμαυρότερος ἐμποδίζει τὸ ὁρᾶν· συμβαίνει δὲ τοῦτο πολλάκις καὶ ἐκ περισκυφισμοῦ καὶ ἀνατρήσεων· οἵτινες καὶ δυσίατοί εἰσι· διαφέρει δὲ ἡ ἀτροφία τῆς φθίσεως, ὅτι ἡ μὲν φθίσις τὴν κόρην μόνην μικροτέραν ποιεῖ, ἡ δὲ ἀτροφία ὅλον τὸν ὀφθαλμὸν μικρότερον καὶ ταπεινότερον ἐργάζεται.* Paull. Aeg. III (p. 76): *διαφέρει δὲ ἡ φθίσις τῆς ἀτροφίας τούτῳ· ἡ μὲν φθίσις στενωτέραν ποιεῖ τὴν κόρην, ἡ δὲ ἀτροφία ὅλον τὸν ὀφθαλμὸν μικρότερον καὶ ταπεινότερον.* Joann. Act. II (II, 447): *διαφέρει δὲ ἡ φθίσις τῆς ἀτροφίας τῷ τὴν μὲν φθίσιν στενοτέραν ποιεῖν τὴν κόρην, τὴν δ' ἀτροφίαν ὅλον τὸν ὀφθαλμὸν μικρότερον καὶ ταπεινότερον.* Bei dieser vollständigen und fast wörtlichen Uebereinstimmung der Alten hätten die Neueren doch wenigstens den Ausdruck Atrophie für Augapfelschwund beibehalten sollen. Dies geschieht aber nur gelegentlich und für die leichteren Formen, z. B. die sogenannte Atroph. bulbi concentrica, wo in frühester Kindheit (z. B. nach Eiterfluss der Neugeborenen) ein begrenzter Hornhautdurchbruch eingetreten; der Augapfel kleiner geblieben, aber die Sehkraft nicht völlig eingebüsst hat. Zumeist wird der Augapfelschwund mit Phthisis bezeichnet (auch im Graefe-Saemisch) und von der Phthisis bulbi anterior, der Abflachung der vorderen Augapfelhälfte, wobei noch Lichtschein erhalten und geringe Aussicht auf Besserung vorhanden sein kann, die Phthisis bulbi completa unterschieden, wobei die Schrumpfung des Augapfels vollständig, die Form entartet, der Lichtschein erloschen ist. Unter Phthisis bulbi quadrata versteht man diejenige Form, wo nach Abstossung der Hornhaut der

[1] Morpio ist Neulateinisch. (Nach Castelli bei Aldrov. d. insect. V, 4.)

[2] *φθινώδεες ὀφθαλμίαι* — Hipp. Aph. 16, l. III (F. 1246); L. (IV, 492) hat *φθινάδες, ὀφθαλμίαι.* Galen. und Theophil. streichen das Komma = Entzündungen mit Augapfelschwund.

verkleinerte Augapfel durch die Wirkung der vier geraden Augenmuskel die Gestalt eines geschnürten Waarenballens angenommen. Man spricht auch von Phthisis corneae, Abflachung der narbig entarteten Hornhaut; andererseits von Atrophia iridis, narbiger Schrumpfung der Regenbogenhaut und endlich von Atroph. nerv. optici, Sehnervenschwund. Der letztere Zustand war den Alten nicht unbekannt geblieben. Pseudogalen, Med. XIV, 777: σύμπτωσις δὲ γίνεται μὲν ὑπὸ τοῦ πόρου στενουμένου καὶ συμπίπτοντος δι' ἀτροφίαν καὶ πάρεσιν. Vgl. auch Aetius und Joannes unter Amaurose.

Physostigma, vgl. Calabar.

***Piaulement**, frz. das Piepen; bruit de p. Winselgeräusch, bei pulsirendem Exophthalmus (Graefe-Saemisch).

Pilocarpus *pennatifolius s. pinnat.* (πῖλος Filz, καρπός Frucht), eine in Brasilien heimische strauchartige Rutacee, liefert die Jaborandi-Blätter. Das Alkaloïd der Pflanze. heisst Pilocarpin. Pilocarp. hydrochlor a) subcutan (0,1 : 5,0; davon 1,0) zur Erregung von Schweiss und Speichelfluss und Aufsaugung von Ausschwitzungen; b) (0,05 : 5,0) in's Auge geträufelt, zur Pupillenverengerung.

Pinguecula soll Fettfleck heissen (*pinguis* = fett; *pinguiculus* = gar fett) und den Lidspaltenfleck (Saemisch) der Augapfelbindehaut bedeuten, der kein — Fett enthält, sondern eine kleine Deckzellenschwiele darstellt. Ebenso schlecht ist der Name Pterygium pingue (s. dieses).

***Pityriasis** *s. blepharitis furfuracea* (Graefe-Saemisch IV, 385, Galezowski p. 10); πιτυρίασις Kleiengrind, von πίτυρον Kleie. Auch das letztere Wort wird von Dioscorid. (II, 145) für den Ausschlag gebraucht, wie von Plinius (23, 55) das lateinische *furfur*. Celsus nennt es *Porrigo* (Grind) VI, 2. *Porrigo est ubi inter pilos quaedam quasi squamulae surgunt* .. Paull. Aeg. p. 56 (γ' γ'): Ἡ πιτυρίασις λεπτῶν καὶ πιτυροειδῶν σωμάτων ἐκ τῆς ἐπιφανείας τῆς κεφαλῆς ἢ καὶ τοῦ ἄλλου σώματός ἐστιν ἀπότηξις χωρὶς ἑλκώσεως. Vgl. Galen XII, 459 und XVII, 6, 33, wo er des Hippocr. (Epidem. VI, 13) πιτυρώδεσι in πτερυγώδεσι umändert. Hipp. Prorrh. 2 (F. p. 109 C) πιτυρωθεῖσα ἡ κεφαλή. Vgl. Quint. Seren., Stefan p. 415, D.: *Quum caput immensa pexum porrigine ningit, Copia farris uti frendentibus edita saxis* ..

***Pladarotes**, Pladaroma, Pladarosis soll nach Himly 1. *tumor. cyst. plp.*, 2. *sarcosis benigna cj.* bedeuten (I, 232, 257). Es heisst πλαδαρός feucht, πλαδαρότης Nässe. Πλάδος nannte Hippocr. die Feuchtigkeit und sprach von ἕλκη πλαδαρά oder πλαδῶντα. Nur der Verfasser der Isagoge beschreibt πλαδαρότης als Augenkrankheit, aber recht unbestimmt; Galen XIV, p. 770: πλαδαρότης δέ ἐστι μαλακὰ οἷον σώματα παλαιά γε καὶ ἀχρούστατα κατὰ τὸ ἔντος τῶν βλεφάρων οὔπω τὸ τραχὺ ἔχοντα.

***Plarauge**, Bartisch 182 (Himly I, 150, Plärrauge) = Ectropium. Plärre = breites Maul; anblarren = angaffen.

Plastisch (πλαστικός bildend, von πλάσσω) werden Augenentzündungen genannt (Iritis, Choriöditis), welche feste oder halbfeste Abscheidungen bilden im Gegensatz zu den flüssigen, serösen. *Serum* heisst der flüssige Theil des Blutes oder der Milch [nicht von *serus*, spät; sondern von ὀρός, ὀῤῥός Molke]. Für plastisch sagt man auch fibrinös. (Fibra, Faser; Fibrin, Blutfaserstoff. Freilich heisst *fibrinus* — vom Biber, *fiber*, und *fibratus* fasrig!)

***Plathymorphia**, Flachbau (Uebersichtigkeit). So in einem neueren Lehrbuch! Ein solches Wort mit ϑ giebt es nicht; πλατύς heisst platt, breit. Der Gegensatz ist Bathymorphia, Langbau (Kurzsichkeit), von μορφή Gestalt und βαθύς tief, das allerdings mit ϑ geschrieben wird.

***Platycoria** (Platycoriasis), Pupillenerweiterung; πλατυκορία, πλατυκορίασις, von πλατύς breit und κόρη Pupille. Vgl. Mydriasis.

Plethora *ret., chor., proc. cil.* (Himly) = Gefässerweiterung; πληθώρα Fülle, namentlich der Venen (auch πλῆθος). Plethora abdominalis (Leberhyperaemie) als Ursache von Sehstörung, Staarbildung s. im Graefe-Saemisch VII, 74.

Plica semilunaris, Hypertrophie der —, ist die Ueberschrift eines Aufsatzes, welcher von der Vergrösserung der halbmondförmigen Falte handelt.

***Plica** *s. prolaps. conj. palp. sup.* nannte Himly I, 242 einen Zustand, den wir als Schwellung der Umschlagsfalte bezeichnen möchten.

***Pneumatose der Regio supraciliaris** soll Luftgeschwulst der Augenbrauengegend heissen. πνευμάτωσις die Aufblähung (Arist.). Seit Lobstein = Luftgeschwulst, krankhafte Gasentwickelung.

***Poliomyelitis** steht mitunter in neueren Lehrbüchern und Abhandlungen als Ursache von Augensymptomen. Es heisst πολιός grau, greis und μυελός Mark; das Wort bedeutet Entzündung der grauen Rückenmarkssubstanz. Der Kussmaul'-

sche Name gefiel Charcot nicht, der dafür Tephromyelitis setzte, von *τεφρός* aschgrau: während Vulpian Spodomyelitis „schuf", von *σπόδιος* aschfarben. Polioencephalitis bedeutet das entsprechende Leiden im Gehirn (*ἐγκέφαλος*).

***Poliosis**, das Ergrauen (*canities*) der Wimpern; *πολίωσις*. Vgl. Peliosis.

Poly-, vielfach, von *πολύς* viel.

***Polycoria** soll die mehrfache Pupille bedeuten, von *πολύς* und *κόρη* Pupille.

***Polyopia** soll das Mehrfachsehen bedeuten, von *πολύς* und *ὤψ* Gesicht; andere glauben Polyopsis vorziehen zu müssen, von *ὄψις* das Sehen; andere gar Polyplasiopiasis (*πολυπλάσιος* vielfach). Die Ausdrücke sind übel gebildet; denn *πολυώψ* heisst mit vielen Löchern (*ὀπή*) und *πολυοψία* Ueberfluss an Zukost(*ὄψον*), *πολύ-οπος* saftreich; *πολύ-οπτος* vielgesehen, *πολυ-ωπός* oder *πολυ-ωπής* mit vielen Löchern. (Der entsprechende Ausdruck *πολυοσμία* heisst starker Geruch.) Wir müssen hier deutsch sprechen, um klar zu reden.

Polypus. *Πολύπους* Vielfuss (von *πολύς* und *πούς* Fuss) bedeutet 1. das Meerthier, 2. eine Pflanze, Farrenkraut, auch *πολυπόδιον*, 3. ein Fleischgewächs (in der Nase), schon bei Hippocr. (K. II, 243 de morb., wo bereits merkwürdige Kurversuche, ähnlich Bellocq's Tamponade, angegeben sind). Man meint, hauptsächlich ein gestieltes Gewächs sei Polyp von den Alten genannt worden und braucht den Namen noch heute so. (Polypus conjunctivae.) Aber die Alten dachten bei diesem Namen an das Fleisch der Mollusken! Vgl. Galen, de compos. med. III (XII, 681): *Περὶ τοῦ κατὰ τὰς ῥῖνας πολύποδος. Ὄγκος ἐστὶ παρὰ φύσιν ἐν ταῖς ῥισὶ γεννώμενος, ἐοικὼς κατὰ τὴν τῆς οὐσίας ἰδιότητα τῇ τοῦ πολύποδος σαρκί.* Cels. VI, 9, 2: *πολύπους est caruncula modo alba modo rubra* (*in naribus*) .... Paull. Aeg. (ς′ κε′) hat denselben Vergleich bezüglich des Fleisches und einen zweiten, der von einer abenteuerlichen Vorstellung über den Meerpolypen (dass er die Hände der Fischer umfasse!) ausgeht. Einigermaassen ähnlich ist schon Pseudogalen, Def. med. XIX, 439: *Σάρκωμά ἐστι σαρκὸς ἐν τοῖς μυκτῆρσι παρὰ φύσιν αὔξησις· ἔστι δὲ σάρκωμά τι καὶ ὁ πολύπους· εἴρηται δὲ πολύπους ἀπὸ τῶν πολυπόδων· ὡς γὰρ ἐκεῖνοι πολλὰς ἔχουσι ἀποσχίδας πλαδαροί τέ εἰσι καὶ αὐξανόμενοι, οὕτω καὶ τοῦτο τὸ πάθος· διαφέρει σάρκωμα πολύπου μεγέθει καὶ κατασκευῇ.* Dann ist aber Bindehautpolyp ein Unsinn, da dieses Gebilde nur einen Stiel besitzt! (Man spricht auch von P. des Thränensacks-Canals, und gar der Iris = Condyloma!) Darum will ich auch die anderen Stellen (Galen X, 90, Aet. VI, 90, Aegineta III, 24, Theophanes Nonnus, 94, und Actuar., M. m. II, 8) nicht weiter berücksichtigen und nur hervorheben, dass auch *πούλυπος*, *πουλύπους* (Genit. auf *ου* oder *οδος*) und bei den Aeoliern *πώλυπος* sowie *πῶλυψ* geschrieben wurde. Vgl. Daremberg in Oribasius IV, 670.

***Polystichia** (Polystichiasis), Vielreihigkeit der Wimpern; von *πολύς* viel, *στίχος* Reihe. Vgl. Trichiasis.

***Porosis** soll das Hagelkorn heissen (nach Himly, I, 195 *πώρωσις* = lockere Auftreibung, von *πωρόειν* eine Oeffnung machen)! Es heisst aber *πῶρος* Tufstein, Gichtknoten, *πωρόω* verhärten, *πώρωσις* Callusbildung; dagegen *πόρος* Oeffnung, *πoροποιία* Eröffnung. Neulateiner setzen *porositas* und auch leider *porosis*[1] für Auflockerung und daher — für Chalazion. (Vgl. dasselbe; p. 17, b.) Oder dachte man dabei an *λιθίασις*?

***Posthia**, Gerstenkorn, *ποσθία* (auch *πόσθη*, Vorhaut, *frenulum*). Pseudogalen, Med. XIV, 771: *κριθὴ δὲ ἢ καὶ ποσθία λέγεται.* Galen, de compos. med. s. l. (XII, 803): *πρὸς κριθὰς ἃς καὶ ποσθίας καλοῦσιν.* Vgl. auch XVII a, 326, unter Hordeolum citirt. — Die prüden Römer tadelten an den Griechen die freien, bezw. obscönen Ausdrücke (vgl. Celsus VI, 18, 1); aber wenn man Kraus glauben darf, hätten sie selber auch *mentula* für *hordeolum* gesagt.

Presbyopia, Presbytia, die Alterssichtigkeit (Weitsichtigkeit). Mauclerc nennt die beiden Ausdrücke modern coined words, but very fit. Nun Presbyopia ist nicht gut griechisch, da *πρέσβυς*, der Alte, keinen Genitiv besitzt; und also nach Analogie Presbyt-opiasis oder Presbyto-blepsia zu schreiben wäre. Presbytia kommt von *πρεσβύτης* der Alte; aber griechisch wäre *πρεσβυτικὴ ὄψις* — wenn wir das nicht ebenso gut deutsch sagen könnten. Der Weitsichtige heisst auf italienisch *presbita*, auf französisch *presbyte;* die Weitsichtigkeit französisch *presbyopie*, englisch *presbyopy*. Prespiopia bei Beer II, 428 ist — falsch.[2]

[1] Osteoporosis = Knochenauflockerung ist ein schlechter Name.

[2] Uebrigens gebrauchen die Alten (Aristot., Orib. V, 457; Aegin. p. 78; vgl. oben p. 61a und 66a) in diesem Sinne nur *γηρῶντες*: also — Geroblepsia!

· **Prisma**, Dreikant; *πρίσμα* von *πρίω* ich säge. Bei Hipp. ist *πρίσμα* = Trepanation. Vgl. Trepan. Das Beiwort prismatisch ist modern, wie die ganze Lehre von der Lichtbrechung.

***Prisoptometer** vgl. Optometer.

***Procidentia**, der Vorfall (vgl. Proptosis), schon bei den Alten. Celsus VI, 18, 10: *Si anus vel os vulvae procidit*... Plin. XXXIV, 168: *Usus ex eodem (plumbo usto) et in oculorum medicamentis, contra procidentiam eorum*... XXXVI, 144: (*haematitis*) *procidentis oculos praeclare cohibet.* XXIII, 70: *Sucus eorum (foliorum olearum) ... procidenti pupulae efficax.* So hat Himly (II, 95) Procidentia iridis; und Kraus Procidentia iridis = Iridoproptosis; *proc. oculi* = Ophthalmoproptosis.

***Proptosis**, Vorfall; *πρόπτωσις*, prolapsus. Der Ausdruck hat seine Bedeutung gewechselt. I. Bei den Galenikern ist Proptosis die Vordrängung des Augapfels, was die heutigen — Deutschen Exophthalmus nennen. (Vgl. diesen.) II. Bei den Spätgriechen ist jenes Ecpiesmos (vgl. dass.), dagegen Proptosis = Regenbogenvorfall, was unsre heutigen — Landsleute Prolapsus iridis nennen. Joann. Act. II, 446 (fast wörtlich nach Aegineta p. 75): *πρόπτωσις δ' ἐστὶ προπέτεια τοῦ ῥαγοειδοῦς χιτῶνος ἐκ διαβρώσεως ἢ ῥήξεως τοῦ κερατοειδοῦς γινομένη ... μικρὰ μὲν οὖσα μυιοκέφαλον ὀνομάζεται, ἀπὸ τοῦ ἐοικέναι μυίας κεφαλῇ· ἐπαυξηθεῖσα δὲ πλέον, ὡς ἐοικέναι ῥαγὶ σταφυλῆς, σταφύλωμα λέγεται· ὥσπερ εἰ ἐπὶ πλεῖστον ἐκπίπτει, ὡς τῶν βλεφάρων προπεπτωκυῖα*[1] *φαίνεσθαι, μῆλον ὀνομάζεται· ἔτι δὲ τούτων φθάσει τυλωθῆναι,*[2] *ἧλος προσαγορεύεται.* Der gelehrte Gorraeus hat die zeitliche Fort-(Um-)bildung des Wortes übersehen, wenn er schreibt: *Proptosis tum totius oculi tum partis ejus vitium est.* Beer I, 216 übersetzt *μῆλον* mit Melone (statt Apfel), Himly II, 72 mit Apfelauge, — was doch nicht recht verständlich scheint! Plenk (232) schreibt Regenbogenvorfall, Ptosis iridis, vgl. Ptosis.

***Prosopospasmus**, Gesichts-Krampf (von *πρόσωπον* und *σπασμός*). Der Augenarzt hat oft damit zu thun; er meide den überflüssigen Namen.

***Prosphysis**, Verwachsung (der Lider mit dem Auge); *πρόσφυσις*. Vgl. Blepharon. (Prophysis, Himly I, 101, ist falsch; *πρόφυσις* heisst der Keim.)

***Prothesis**; *πρόθεσις* hiess bei den Alten Vorstellung, Absicht, Satz, Praeposition: Prothesis soll bei unseren Landsleuten das Einsetzen eines künstlichen Auges und dergl. bedeuten. So auch bei dem Academiker Littré. Ich glaube, dass eigentlich *πρόσθεσις*, Ansatz oder Ersatz (das Gegentheil von *ἀφαίρεσις*) gemeint ist. Das angesetzte, falsche Haar hiess schon bei den alten Klassikern *κόμαι πρόσθετοι*. Ueber die natürliche *πρόσθεσις καὶ ἀφαίρεσις* vgl. Gorr.[3]

***Protopathia**, protopathisch. Vgl. sympathisch.

***Pruritus** *oculorum*, das Jucken der Augen, Himly I, 261.

Pseudo- heisst falsch, von *τὸ ψεῦδος* die Lüge. Die Alten hatten wohl hundert Worte die mit *ψευδο-* anfangen, z. B. *ψευδο-μάρτυρ* falscher Zeuge; aber die „falschen Krankheiten“ so zusammenzusetzen, war unserer Zeit vorbehalten. Und es sind wohl auch an 100 geworden. Ich liebe weder die Pseudokrankheiten noch ihre Namen.

Pseudencephaloid (Sichel). Vgl. Pseudogliom.

***Pseudoblepsia**, Gesichtstäuschung (*βλέπω* sehen).

***Pseudocataracta**, falscher Staar.

***Pseudochromhidrosis** vgl. Chromhidrosis.

***Pseudocilia**, falsche Wimpern (abnorm stehend und gebildet).

***Pseudocoloboma** *iridis* vgl. Coloboma.

***Pseudocysticercus** ist eben kein Cysticercus.

***Pseudoglioma** *retinae* ist kein Markschwamm der Netzhaut.

***Pseudorasis** = Gesichtstäuschung (*ὅρασις* das Sehen).

***Pseudoplasma**, Neubildung, Geschwulst; von *πλάσμα* das Gebilde. Das Wort mag man getrost aus den für unsere Studenten bestimmten Büchern ausstreichen; um so mehr, als man seit K. H. Schultz (Schultzenstein) [1836] unter Plasma die Flüssigkeit des Blutes im Gegensatz zu den Körperchen versteht.

Pseudoscop (*σκοπός* der Späher), ein Apparat Wheatstone's, um das Relief binocular gesehener Körper umzuändern. Pseudoscopie, Urtheilstäuschung über das Relief, beim Sehen eigenthümlicher Gegenstände.

***Psilosis** = Madarosis. Vgl. diese und Ptilosis; *ψίλωσις* Kahlheit, *ψιλός* kahl, eigentlich abgerieben, von *ψίω*.

[1] Dieses Zeitwort *προπίπτειν* gebraucht Aegineta (*γ' οθ'*) auch von anderen Theilen: *Ἡ ὑστέρα προπίπτει.*

[2] Im Text steht falsch *τυφλωθῆναι*.

[3] Orib. hat *περίθεσις*. Vgl. Strabismus.

***Psorophthalmia**, Augenliderkrätze; ψώρα die Krätze (von ψάω, ψώω schaben) und ψωρίασις (Verb. ψωριᾶν, Adj. ψωρικός und ψωροειδής; lat. *scabies*, von *scabere*, reiben, Stamm ΣΚΑΠΤΩ, Adj. *scaber, scabidus, scabiosus*) wurde von den Alten, denen die Krätzmilben unbekannt[1] waren, auf allerlei juckende Ausschläge bezogen und von Schärfen abgeleitet. So noch bis in unser Jahrhundert. Himly I, 211 beschreibt als Psorophthalmia, Blepharophthalmia psorica, Blepharitis psorica, impetiginosa die hartnäckige Lidrandentzündung, die also mit der Krätze nichts zu thun hat, sondern nur mit dem Kratzen. Die alten Aerzte hatten offenbar ähnliche Zustände mit jenen Namen bezeichnet. Celsus handelt V, 28, 16 von der *scabies* und VI, 6, 31 *de scabris oculis. Si vero scabri oculi sunt, quod maxime in angulis esse consuevit, protest prodesse Rhinion.* Er belehrt uns auch, dass das Mittel Psoricum aus essigsaurem Kupfer und Zink besteht. Vgl. darüber Galen. De remed. simpl. XII, 244. — Ferner XIX, 437, Def. med.: ψώρα ἐστὶ δριμυτάτου ῥεύματος γινομένη ἀνάβρωσις ταρσῶν ἢ κανθῶν μετὰ κνησμοῦ. De remed. parab. XIV, 348 empfiehlt Galen πρὸς τοὺς ὀφθαλμοὺς διὰ τὸν ἥλιον καὶ κονιορτὸν ψωροφθαλμιῶντας Nachts altes Oel in die Lider zu streichen. Vgl. endlich XII, 717. — Paul. Aeg. γ'κβ' (p. 73): ἡ δὲ ψωροφθαλμία κνησμώδης τοῦ βλεφάρου ψωρίασις δι' ἁλμυρὸν καὶ νιτρῶδες ὑγρὸν γινομένη. Joann. Act. II, 445: ἡ μὲν γὰρ ψωρίασις (kurz zuvor steht ψωροφθαλμία) κνησμώδης τοῦ βλεφάρου αἴσθησις δι' ἁλμυρὸν γινομένη φλέγμα, δακνύουσά τε καὶ κνησμὸν ἐρεθίζουσα. — Wenn ich bei Krätzigen eine Augenentzündung sehe, so ist es gemeinhin eine Arzeneikrankheit, — ταραξις ἐκ τοπικῶν φαρμάκων.

***Psydracion**, Lügenbläschen; ψυδράκιον, Dem. von ψύδραξ, kommt her von ψυδρός lügenhaft (ψεῦδος Lüge) und bedeutete ein weisses Bläschen besonders auf der Nase und an der Zungenspitze, weil man glaubte, dergleichen entstände durch Lügen. (Rost.) Von dieser lexicalischen Weisheit ist bei den Alten nichts zu finden. (Ausser bei dem Dichter Theocrit, bei dessen Scholiast ψεύματα, ψεύδεα = ψυδράκια.) Allerdings bei Celsus, dessen Autorität Gorraeus herbeizieht, finde ich (V, 28, 15) überhaupt nicht Psydracion, sondern φλυζάκιον. Aber bei Galen (de remed. parab. II, V, XIV, 396): ψυδράκιά εἰσι μικραὶ τῆς κεφαλῆς ὑπεροχαὶ φλυκτίσι ὅμοιαι, ὑπερκείμεναι τῆς ἐπιφανείας. Med. XIV, 773: ψυδράκιον δ' ἐστὶ κοινῶς λεγόμενον περὶ πᾶν τὸ σῶμα καὶ περὶ τὸ λευκὸν τοῦ ὀφθαλμοῦ γίνεται, οἷον ἐξάνθημα ἐξ ἄκρου ἐρευθές. Also neben der allgemeinen Bedeutung die einer Bindehautphlyktaene. Act. M. M. VI (Steph. p. 139) nennt diese ψύδρακας. Es verlohnt nicht, die weiteren Autoritäten anzuführen, weil in unserem Jahrhundert doch nur selten Ps. für Phlyktaene gesetzt wird. (Vgl. z. B. Himly I, 213.)

Pterygium, Flügelfell; πτερύγιον Flügelchen (πτέρυξ, πτερόν Flügel). Hipp. erwähnt es nicht, wohl aber Galen. De tumor. (VII, 732): τὰ δὲ πτερύγια βλαστήματά ἐστι τοῦ ἐπιπεφυκότος. De caus. sympt. (VII, 101): ἐν τοῖς πτερυγίοις... πρώτως ἐπισκοτεῖ τῇ κόρῃ (ὁ ἐπιπεφυκώς). Es ist eine „Homoeoplasie": de morb. different. VI, 862: τῶν μὲν γὰρ περιττευόντων τὰ μὲν ἐκ τοῦ γένους ἐστὶ τῶν κατὰ φύσιν ὡς ἐν ὀφθαλμῷ πτερύγιον. Pseudogalen. Def. med. XIX, 439: Πτερύγιόν ἐστιν ἔκφυσις σώματος ἐπιφυομένη τῇ κερατοειδεῖ. Med. XIV, 772: πτερύγιον δὲ λέγουσιν, ὅταν ἐπὶ πλέον ἑλκωθέντος καὶ ὑπερσαρκώσαντος τοῦ λευκοῦ ὑμὴν λεπτὸς καὶ νευρώδης ἐπιδράμῃ τὸν ὀφθαλμὸν, ἀρξάμενος ἀπό τινος τῶν κανθῶν, ἕως τοῦ μέλανος καὶ τῆς κορυφῆς (Scheitel) ἐφάψηται. Galen. de remed. parab. XIV, 410: Τὸ πτερύγιον νευρώδης ἐστὶ τοῦ ἐπιπεφυκότος ὑμένος ὑπεροχὴ· ἐκφυομένη μὲν ἀπὸ τοῦ κανθοῦ, προϊοῦσα δὲ μέχρι τῆς στεφάνης· ὅταν δὲ ὑπεραυξηθῇ, καὶ τὴν κόρην καλύπτει. τὰ μὲν οὖν μεγάλα καὶ χρόνια τῶν πτερυγίων διὰ μόνης χειρουργίας ἐκτέμνεται· τὰ δὲ νεώτερα καὶ σύμμετρα τῷ μεγέθει τὰ σμηκτικὰ δαπανᾷ, ὡς χαλκὸς κεκαυμένος... Hierin dürfte schon fast alles enthalten sein, was wir heutzutage vom Flügelfell wissen, einschliesslich der v. Arlt'schen Theorie, aber ausschliesslich der jetzt angenommenen Micrococcen. Oribasius hat in seiner Synopsis das Pterygium vergessen; in seinem populären Werke deutet er kurz an, wann die Chirurgie eintreten muss. (Eupor. IV, 24. Vol. V, 714.) Aetius (p. 135) ist wieder ganz vortrefflich: Πτερύγιον λέγεται ὅταν ἐπὶ πλεῖον αὐξηθέντος ἢ ὑποσαρκήσαντος τοῦ ἐν τῷ ὀφθαλμῷ λευκοῦ, ἔκ τινος ψωροφθαλμίας ἢ ῥευματισμῶν συνεχῶν· ἄρχεται δὲ τούτου ἡ αὔξησις πλειστάκις

[1] Bekannt war die Ansteckungsfähigkeit der Krätze. Galen VII, 279. (S. oben p. 71a.)

μὲν ἀπὸ τοῦ πρὸς τῇ ῥινὶ κανθοῦ . . . σπανιώτερον δὲ ἀπὸ τοῦ μικροῦ· ἔτι δὲ σπανιώτερον γεννᾶται ἀπὸ τοῦ ἄνωθεν ἢ κάτωθεν βλεφάρου. ἐπεκτείνεται δὲ μέχρι τοῦ μέλανος· ὅταν δὲ μεῖζον γένηται καὶ τῆς κόρης ἅπτεται καὶ παραποδίζει τὸ ὁρᾶν. εὐΐατα δέ ἐστι πτερύγια λευκανθίζοντα . . . τὰ δὲ μέχρι τῆς κόρης καὶ διὰ τοῦτο παραποδίζοντα τὸ ὁρᾶν ἀφαιρούμενα ἐλευθεροῖ τὸν ὀφθαλμὸν τῶν ῥευματισμῶν· ἡ δὲ ἐπιγενομένη κατὰ τὴν κόρην ἐκ τῆς χειρουργίας οὐλὴ οὐδὲν ἧττον κωλύει τὸ βλέπειν. τῶν δὲ πτερυγίων ταῦτα χειρίζειν δεῖ ὅσα αὐξηθέντα ἐπιβάλλει τῷ μέλανι· ὅσα δὲ μικρὰ καὶ ἐπὶ τοῦ λευκοῦ ἐστί, ταῦτα φαρμάκοις δεῖ πειρᾶσθαι καταστέλλειν. Nun kommen Kupfer und Zink (Chalcitis und Cadmia) an die Reihe und die Operation. Paull. Aeg. (p. 76) ist wörtlich wie Galen. Sehr interessant ist seine Operation [1] (VI, 13. Chirurg, p. 126): er sägt das Fell mittelst eines Pferdehaares, das in eine Nadel eingefädelt ist, von der Hornhaut ab; während andere es mit dem Pterygotom abschneiden: *Τῇ δὲ τριχὶ τὸ πρὸς τῇ κόρῃ μέρος αὐτοῦ ὥσπερ διαπρίζοντες ὑποδέρομεν ἄχρι πέρατος. . . . Τινὲς δὲ τῷ λίνῳ ἀνατείναντες πτερυγοτόμῳ τὸ ὅλον ἀποδέρουσι πτερύγιον . . . .* Theoph. Nonnus I, 240: τὸ πτερύγιον ὑπερσάρκωμά ἐστι τοῦ ἐπιπεφυκότος ὑμένος, ἀρχόμενον ἐκ τοῦ μεγάλου κανθοῦ καὶ ἐφαπλούμενον μέχρι τῆς κόρης. Endlich Joann. Act. II, 447, der ausdrücklich hervorhebt, dass die Bildung nur selten bis in's Pupillargebiet vordringt und so das Sehen stört: τὸ πτερύγιον τοῦ ἐπιπεφυκότος ὑμένος ὑπεροχὴ νευρώδης ἐστίν, ἡ ἀπὸ τοῦ κανθοῦ ἰοῦσα μέχρις αὐτῆς στεφάνης χωρεῖ, ἂν γε μὴ ὑπεραυξηθὲν τὸ πτερύγιον τύχῃ καὶ τὴν κόρην αὐτὴν ἐπικαλύπτοι καὶ τοῦ ὁρᾶν κωλύει. Freilich darf ich des Celsus nicht vergessen, der (VII, 7, 4) dadurch Verwirrung gestiftet, dass er das Uebel *unguis* nennt und ferner eine mehr lange als gute Beschreibung der Operation geliefert. *Unguis vero, quod πτερύγιον Graeci vocant, est membranula nervosa, quae oriens ab angulo, nonnunquam ad pupillam quoque pervenit eique officit. Saepius a narium, interdum etiam a temporum parte nascitur. Hunc recentem non difficile est discutere medicamentis, quibus cicatrices in oculis extenuantur. Si inveteravit, jamque ei crassitudo quoque accessit, excidi debet.* Der Name *unguis* (ὄνυξ) war aber leider schon belegt für ein Hornhautgeschwür! Vgl. Onyx. Wenn *Unguis* jedoch das Flügelfell bedeuten soll; so kann es nicht, wie Georges will, ein Nagelfell sein, sondern eher ein Krallenfell (*Unguis* heisst auch Huf, Kralle), da das Gebilde einer Kralle einigermaassen ähnlich sieht. Gorraeus findet es gar dem menschlichen Nagel ähnlich! (*Humano ungui similis.*) Beer hat den Namen *Ungula* (Krallchen) für das dünne Flügelfell gewählt. Er unterscheidet nämlich mit Plenk *Pterygium tenue* und *crassum*. Der Hinweis auf das letztere Beiwort ist schon bei Celsus gegeben. 2. Uebrigens wollen wir nicht einseitig sein und hervorheben, dass die Alten auch für die eingewachsenen Nägel das Wort Pterygium gebrauchten. Paull. Aeg. p. 207 (ς' πέ): *Τὸ κατὰ τοὺς ὄνυχας πτερύγιον ὑπεραύξησίς ἐστι σαρκὸς καλύπτουσα μέρος τοῦ ὄνυχος* (hauptsächlich an den Füssen, mit Eiterbildung u. s. w.). Ebenso bei Plin. (24, 9), der aber das latinisirte Wort auch für Flügelfell gebraucht (32, 72). 3. Pterygion heisst auch bei Rufus (D. 138, 137) der Saum der Ohrmuschel und der Nasenflügel. — Hieraus folgt, dass das Wort Pterygium noch einen Zusatz braucht (*oculi*), um das auszudrücken, was das deutsche Flügelfell besagt. Ob aber die Alten an den Flügel gewisser Insecten,[2] der noch am meisten Aehnlichkeit mit jener Bildung besitzt, gedacht haben, ist mehr als zweifelhaft. Des gelehrten Gorraeus Erklärung ist fraglich: *ut enim alae in volantibus ab humeris extensae aperiuntur, sic in his quae mox exponimus mala ab angulo clausurave aliqua progredientes inutiles membranae et caruneulae oculis et digitis nocent.* Desmarres hat (ausser dem nichtssagenden *Polypus oculi*) noch *pinna* (Feder = πτέρυξ) und *sagitta* (Pfeil).

***Ptilosis** = Wimpermangel; πτίλωσις, πτίλα βλέφαρα wimperlose Lider, Verb. πτιλώσσω, πτίλον Flaumfeder, (Adj. πτιλωτός). Vgl. Madarosis.

Ptosis, das Herabsinken des Oberlids; πτῶσις von πίπτειν fallen. Die Galeniker nennen die Ptosis nicht als besondere Krankheit, sondern nur neben Trichiasis, als Symptom derselben: *Τριχίασίς ἐστι βλεφάρων πτῶσις καὶ τῶν ἐν αὐτοῖς τριχῶν γένεσις παρὰ φύσιν.* (Pseudogalen. Def. med. XIX, 437.) Aetius VII, 68 (p. 135) belehrt uns, dass man die Einstülpung der Lider Phalangosis oder Ptosis nannte: *καλοῦσι δὲ οἱ ἰατροὶ τὴν τῶν βλεφάρων χάλασιν φαλάγγωσιν ἢ πτῶσιν.*

[1] Allerdings aus Aetius, aber für Aerzte hier lesbarer.

[2] Der Name Hymenoptera (Haut-Flügler, Immen) erinnert zufällig an Galen's Erklärung des Flügelfells.

(Die Alten irrten sich bezüglich der angenommenen „Erschlaffung". Vgl. Trichiasis.) Plenk (232) hat sich nicht genirt, den Regenbogenvorfall Ptosis iridis zu nennen. Vgl. Proptosis. Das Herabsinken des Oberlids (*Casus, Lapsus plp. sup.*) wurde von G. A. Richter *proptosis palpebrae*, von Hennings (Gryphisw. 1789) Ptosis und von Anderen Blepharoptosis genannt; der exacte Himly unterscheidet *ptosis mechanica et paralytica*. Die letztgenannte Form (Lähmung des Lidhebers) wird heutzutage, selbst in den kleinsten Lehrbüchern, als Ptosis bezeichnet. Also eine vollständige Begriffsänderung! Grammatisch mögen wir hier mehr Recht haben als die Alten, aber — *usus est tyrannus*, und das deutsche am besten. (Lidfall.) Vgl. Proptosis. Himly I, 90 nennt *Ptosis supercilii*, wenn nach schlecht geheilter Querwunde über der Braue die letztere herabsinkt; *ptosis iridis* den Vorfall der Regenbogenhaut. Während die Alten meist nur das Herabfallen der Lider als Lähmung, das Offenbleiben aber als Krampf auffassten; kennt Caelius Aurel. beide Arten der Lähmung (1. des Lidhebers, 2. des Schliessmuskels). Morb. chron. II, 1, p. 343: *Item palpebrum superius paralysi vitiatum laxius fit atque motu caret et oculi pupulam contegit; vel e contrario extentum sustollitur et oculorum pupulam nudat.* (Die Anmerkung des Herausgebers ist falsch). Caelius empfiehlt bei der Lähmung die passive Bewegung (II, 1, p. 358): *palpebram concludendo ac discludendo.*

Pupilla, das Sehloch (Plin., Lucret., Cicero), eigentlich das Mägdlein (*pupa* Mägdlein, *pupula* Mägdlein, Püppchen, griechisch *κόρη*). Vgl. Auge. Das Beiwort ist *pupillaris*. *Membrana pupillaris perseverans*[1] = die angeborene oder ausdauernde Pupillenhaut. Die Alten kannten dies Beiwort nur in juridischem Sinne = unmündig, von *pupilla* Waise, Mündel. (Pupillenreaction auf Licht fehlt bei Amaurose. Vgl. diese.)

***Pupillometer**, Pupillenmesser, von *pupilla* und *μέτρον*.

***Pupillometria**, Pupillenmessung.

***Pupilloscopia**, Pupillenuntersuchung, von *pupilla* und *σκοπός* der Späher. Vgl. Retinoscopia.

Pustula (nach den besseren Handschriften des Celsus und Plinius *pusula*, von *φυσάω*), heisst nur die Blase, obwohl die Neueren darunter eine Eiterblatter verstehen. *Pustula maligna plp.* = Milzbrandblatter (Himly I, 201). *Pustula corneae* eitriger Herd, tiefergreifend als die Phlyktaenen (A. v. Graefe). *Pustula conj.* bei Plenk (162), dasselbe was heute auf deutsch — Phlyktaene genannt wird. Vgl. Cels. V, 28, 15: *De pustularum generibus . . . Pustulae lividae sunt aut pallidae aut nigrae aut aliter naturali colore mutato: subestque illis humor. Ubi hae ruptae sunt, infra quasi exulcerata caro apparet.* Er erwähnt auch, ohne genaue Beschreibung, nach den Carbunkeln *pustulae quoque (oculorum) ex inflammationibus interdum oriuntur* (VI, 6, 11). Plinius nennt die Pflanzen, welche Blasen (*pusulas*) machen, wie *ranunculus herba* (XXV, 173); und andere Stoffe, welche sie heilen, und zwar an vielen Stellen. Aber er braucht das Wort auch offenbar für Hornhautgeschwüre, XXIX, 124: *laudant et gallinae fel et praecipue adipem contra pusulas in pupillis; has scilicet ejus rei gratia saginant; adjuvat mirifice et ruptas oculorum tunicuias admixtis schisto et haematite lapidibus.*

Pyaemia, Eiterblut (von *πῦον* und *αἷμα*). Vgl. Haema.

***Pyosis**, Eiterung; *πύωσις* (von *πῦον*, *πυόω*) = Onyx; s. dieses und Hypopyon.

R

***Raphania**, als Ursache von Staarbildung, Arch. f. O. VIII, 2, 120. Gemeint ist die Kriebelkrankheit, Vergiftung mit Mutterkorn. Vgl. Ergotismus. Es heisst *ῥαφάνη*, *ῥάφανος*, *ῥαφανίς* der Rettig. Der Name Raphania wurde gewählt, weil man früher die Kriebelkrankheit von einer Verunreinigung des Getreides mit Kriebelrettig (Rhaphanus Rhaphanistrum s. Rhaphanistrum Lampsana) herleitete. Richtiger Rhaphania.

***Raphiancistron**, Nahthaken. Vgl. Coreoncion. Richtiger Rhaphiancistron.

***Rebellio, papula rebellis** nennt Beer II, 667 nach Aelteren ein hartnäckiges Knötchen zwischen der unteren Bindehaut und der halbmondförmigen Falte, bei nicht regulirter Menstruation. Ich kann mir keinen Vers daraus machen. — *Rebellis* heisst widerspänstig, *rebellio* f. die Empörung; m. der Empörer.

***Receptaculum.** Der Thränensack, der

[1] Die vorletzte Silbe ist sehr lang, wird aber von Aerzten kurz behandelt.

normaler Weise nur ein „*meatus lacrimarum* sein soll, wird ein *Receptaculum*.“ Das Handbuch, aus dem diese Stelle entnommen, stammt nicht etwa aus der Zeit vor Lessing! Receptaculum heisst der Behälter, die Sammelgrube, wie in der berühmten Stelle des Livius: *cloaca maxima, r. omnium purgamentorum urbis. Meatus* heisst Gang, Bahn, Stromlauf.

***Reclinatio cataractae,**[1] soll heissen das Umlegen der getrübten Linse (Willburg), von *reclinare* zurückbeugen. Bei den Alten heisst *Reclinatio* das Ausruhen. (Das Niederdrücken wurde *Depressio* genannt.) Celsus kennt nur „*curatio suffusionis*.“ Die Griechen sagten *παρακέντησις ὑποχύματος* (Staarstich) und *καταγωγή* (Herableitung). — In der hippocrat. Zeit war diese Operation noch unbekannt! Celsus (VII, 7, 14) hat eine berühmte Beschreibung der Operation geliefert: *in adverso sedili collocandus est loco lucido, lumine adverso, sic ut contra medicus paullo altius sedeat; a posteriore autem parte caput ejus, qui curabitur, minister contineat, et immobile id praestet. . . . Quin etiam ipse oculus, qui curabitur, immobilior faciendus est, super alterum lana imposita et deligata. Curari vero sinister oculus dextra manu, dexter sinistra debet. Tum acus admovenda est, aut acuta, aut certe non nimium tenuis, eaque demittenda, sed recta, est per summas duas tunicas medio loco inter nigrum oculi et angulum tempori propiorem, e regione mediae suffusionis, sic ne qua vena laedatur. Neque tamen timide demittenda est, quia inani loco excipitur. . . . Ubi eo ventum est, inclinanda acus ad ipsam suffusionem est leniterque ibi verti et paullatim eam deducere infra regionem pupillae debet; ubi deinde eam transiit, vehementius imprimi, ut inferiori parti insidat. Si haesit, curatio expleta est. Si subinde redit, eadem acu magis concidenda et in plures partes dissipanda est: quae singulae et facilius conduntur et minus late officiunt. Post haec educenda acus recta est, imponendumque est lanâ molli exceptum ovi album, et supra, quod inflammationem coerceat, atque ita devinciendum. Post haec opus est quiete, abstinentia, . . . cibo liquido. . . .* Wollte man die Operation machen, so könnte man nach dieser Anweisung noch heute operiren. — Pseudogalen Med. XIV, 784: *Τὰ δὲ ὑποχύματα κατάγομεν, παρακεντοῦντες περὶ τὴν ἶριν, ἐκ τοῦ πρὸς τῷ μικρῷ κανθῷ μέρους μέχρι κενεμβατήσει καὶ παρακεντήσει· εἶτα πλαγιάζοντες ἐπὶ τὴν ἶριν τῷ ἄκρῳ αὐτοῦ τὸ συνεστὸς κατὰ τὴν κόρην ὑγρὸν κατάγομεν ξύοντες καὶ σφίγγοντες ὥστε μὴ ἀναβλέψαι*(?).[2] Dass die Galeniker den Ziegen die Erfindung der Operation zuschrieben, siehe unter Aegilops. Ueber das schräg einfallende Licht bei der Staaroperation vgl. Galen XVIIIb, 680. Normales Pupillenspiel giebt gute Aussicht für die Staaroperation, Fehlen desselben beweist, dass auch nach der Operation Sehkraft fehlen wird. Galen V, 615 de Hippocr. et Plat. placitis lib. VII. (Vgl. Paull. Aeg. unter Glaucoma.) Es heisst bei diesem Letzteren, Chirurg. p. 134: *καθίσαντες τὸν ἄνθρωπον πρὸς αὐγὴν χωρὶς ἡλίου καταδήσομεν ἐπιμελῶς τὸν ἀπαθῆ ὀφθαλμὸν καὶ διαστείλαντες τοῦ ἑτέρου τὰ βλέφαρα διαστήσομεν ἀπὸ τῆς καλουμένης ἴριδος πρὸς τῷ μικρῷ κανθῷ ὅσον πυρῆνος μήλης τὸ μέτρον, καὶ τότε προστυποῦμεν τῷ τοῦ παρακεντητηρίου πυρῆνι τὸν μέλλοντα παρακεντεῖσθαι τόπον. Ἐπὶ μὲν τοῦ εὐωνύμου ὀφθαλμοῦ τῇ δεξιᾷ χειρὶ ἐνεργοῦντες, ἐπὶ δὲ τοῦ δεξιοῦ τῇ εὐωνύμῳ. Καὶ ἀντιστρέψαντες τὴν ἀκμήν, στρογγύλην κατὰ τὸ πέρας ὑπάρχουσαν, τοῦ παρακεντητηρίου, ἐρείδομεν εὐτόνως καὶ διὰ τοῦ προστετυπωμένου μέρους ἄχρι κενεμβατήσεως φθάνομεν. Μέτρον δέ σοι γινέσθω τῆς ἐπὶ τὸ βάθος φορᾶς ὅσον ἀπὸ τῆς κόρης ἐπὶ τὴν ἶριν ὑπάρχει διάστημα. Ἄνωθεν οὖν κατὰ κορυφὴν τοῦ ὑποχύματος τὸ παρακεντητήριον ἄγοντες (ὁρᾶται δὲ ὁ χαλκὸς προφανῶς διὰ τὴν διαφάνειαν τοῦ κερατοειδοῦς) κατάγομεν δι' αὐτοῦ εἰς τοὺς ὑποκειμένους τόπους τὸ ὑπόχυμα· καὶ εἰ μὲν εὐθὺς κατενεχθείη, ἐπιμένομεν ἠρεμοῦντες ὀλίγον· εἰ δὲ ἀναπλεύσῃ, πάλιν αὐτὸ κατάγομεν· μετὰ δὲ τὴν καταγωγὴν τοῦ ὑποχύματος, κομίζομεν τὸ παρακεντητήριον κατὰ περιστροφὴν ἠρεμαίως.* Des Celsus Beschreibung ist berühmt; die des Aegineta ist weit besser, chirurgisch ganz vollkommen, nach eigener Erfahrung geschildert, aber von Aerzten wenig gelesen. — Sehr merkwürdig ist noch das Folgende. Plin. XXV, 144 (*Anagallis*)[3]: *pupillas dilatat et ideo hac inunguntur ante, quibus paracentesis*

[1] Diese „Dislocations-Verfahren“ haben nur noch geschichtlichen Werth.

[2] *ἀναβλέψαι* ist sinnlos. Ich lese *ἀναβάψαι* (= *ἀναπλεῦσαι*, Aegineta; p. 89a).

[3] Allerdings fragt sich, was ist Anagallis? Sillig, der Herausgeber des Plinius, erklärt es nicht. Dioscorides (Mat. med. II, c. CCIX. Vol. I, 328) ist vielleicht die Quelle des Plinius; er enthält alles, bis auf jene Pupillenerweiterung; *καὶ ἀμβλυωπίαις βοηθεῖ*. Sein Herausgeber Sprengel (II, 486) identificirt es (wie alle Botaniker) mit unserer *Anagallis arvensis L.*, welche die Perser noch heute bei Amblyopie von Mensch und Vieh gebrauchen. Ob aber unsere Anagallis die Pupille erweitert? In neueren

fit. (Diese künstliche Pupillenerweiterung fand Himly wieder [1800] und war sehr stolz darauf. I, 18.)

***Reductio bulbi**, soll die Verkleinerung des Augapfels durch eingelegte Fadenschlingen bedeuten (C. f. A. 1884); *reductio* heisst aber nur die Wiedereinsetzung (Cic.), allenfalls (Vitr.) die Zurückziehung. *Reductio calcium in metalla*, Libav., Paracels. ap. Castelli. *Riducere* (ital.) heisst auch verkleinern, *reduction* (frz.) Verminderung. So auch unser „reducirt". — Aber in der Heilkunde hatte *Reductio* (*herniae, luxationis, fracturae, prolapsus*) schon die Bedeutung des Zurückführens oder Einrenkens.

Reflex. *Reflectere* heisst umwenden, *reflexio* die Umwendung. Der Ausdruck Reflex wird heutzutage gebraucht 1. im physicalischen Sinne für Rückstrahlung (z. B. totale Reflexion); 2. im physiologischen Sinne für Umleitung (einer centripetalen Nervenreizung in eine centrifugale). Als Reflexamaurosen werden diejenigen Erblindungen bezeichnet, welche nach Reizung der Zahnnerven u. dergl. beobachtet — sein sollen.

Reflex ophthalmitis nennen englische Fachgenossen die (sogenannte) sympathische Augenentzündung; *reflex iridoplegia* das, was unsere Landsleute als reflectorische Pupillenstarre bezeichnen. (Nettleship III. Ed., p. 378.)

Refractio, Lichtbrechung. *Radium solis refringi*, Plin. II, 150. Refraction soll heute aber auch Fernpunktseinstellung des Auges bedeuten. (Vgl. Donders in seinem klassischen Werke, dessen — deutscher Titel lautet: Anomalien der Refraction und Accommodation, p. 73.)

***Refractometer** ist ein Werkzeug (nach Art des Theaterfernrohrs) zur Ermittelung des Fernpunkts (*μέτρον* Maass).

***Règle à calcul** (frz., Javal, Arch. f. O. XII, 2, 308 und Ann. d'Oc. LIV) = Rechnungslineal, um die Wirkung von zwei Linsen zusammenzusetzen.

***Reparationspannus** vgl. Pannus.

Retina, Netzhaut, *Retinitis*, Netzhautentzündung. Vgl. Auge.

Retinoscopia ist ein barbarischer Name aus dem latinisirenden Worte *retina* und dem griechischen *σκοπός* der Späher. (Vgl. Scop.) a) *Retinoscopie phosphénienne ou exploration subjective de la retine par M. de Serre d'Uzès* in M'c Kenzie II, XL, IIIflg. Moderne haben dafür gar — Optasioskopie gesagt. Vgl. dieses. b) Retinoscopie wird heutzutage ein Verfahren genannt, um mittelst der Schatten, welche die aus einiger Entfernung beleuchtete Pupille bei Drehung des Spiegels zeigt, die Fernpunktseinstellung zu beurtheilen. Sein Erfinder Cuignet nannte es Ceratoscopie (vgl. diese), Neuere dagegen Pupilloscopie oder Sciaskopie (ἡ σκιά der Schatten). Allerdings ist's eine Schattenjägerei, — wenigstens für denjenigen, der augenspiegeln gelernt hat. Vgl. Nettleship's Guide, 1884, p. 55.

***Rhabdomyoma orbitae** (C. f. A. 1883); ἡ ῥάβδος heisst der Stock, bei den alten Griechen und — noch heute. In der Iliade auch Strich oder Streif. Daher Rhabdomys quergestreifter Muskel (*μῦς* Maus, Muskel)! Rhabdomyoma Geschwulst aus quergestreiften Muskeln, Leiomyoma aus glatten (*λεῖος* glatt).

***Rhagas**; *ῥαγάς* (dem. *ῥαγάδιον*) von *ῥήγνυμι* Riss, Schrunde. Gorr. *ῥαγάδες, fissurae, sunt ani ulcuscula oblonga, dicuntur et rimae .... dicuntur et a veteribus quibusdam ῥήξεις.* Plinius *fissa appellat.* — Pseudogalen, def. med. XIX, 446: *Ῥαγάς ἐστι διαίρεσις τετυλωμένα ἔχουσα τὰ χείλη.* (Wie Kraus übersetzen konnte: Rhagas ist ein schwielichtes Aufreissen der Lippen, — das vermag ich nicht zu begreifen. Es heisst doch, R. ist eine Gewebstrennung mit schwieligen Wundrändern.) Galen hat (XIII, 432, 516, 715, 738 u. a. a. O.) zahlreiche Mittel gegen Rhagaden. Cels. VI, 18, 7: *Ac primum in eo* (*ano*) *saepe et quidem pluribus locis cutis scinditur, ῥαγάδια Graeci vocant.* Der Augenarzt hat besonders die Rhagaden an den Mundwinkeln, die in Folge von angeborener Lues entstehen, zu beobachten; es widerspricht wenigstens nicht dem Sprachgebrauch der Alten, die vernarbten linienförmigen Geschwüre so zu nennen.

***Rheuma**, Fluss; *ῥεῦμα* (von *ῥέω*), *ῥευματισμός*, Verb. *ῥευματίζεσθει*, Adj. *ῥευματικός, ῥευματώδης.* a) Ursprünglich nannte man alles Fluss, was eben abfliesst. Hippocr. de arte (L. VI, 24): *καὶ ῥευμάτων, ἃ διαῤῥεῖν εἴωθεν, ἑκαστοῖσι, δι' ὧν ἔξοδοι δέδονται.* Galen: *εἰς Ἱπποκράτ. ἀφορ. γ'* (XVII, b, 588) *πάντα τὰ καταφερόμενα ῥεύματα διὰ τῶν φλεβῶν, ἀπὸ τῆς κεφαλῆς εἰς τὰ κάτω μό-*

Botaniken ist nichts davon zu finden; Himly, der zuerst systematisch die künstliche Pupillenerweiterung einführte, fand bei sorgfältigen Versuchen keine Einwirkung der A. auf die Iris. Aber er hätte erwähnen können, dass die Wirkung des Hyoscyamus (vgl. dieses) den Alten wohlbekannt gewesen; während er sagt: „Mit allem Recht kann Himly der Entdecker der mydriatischen Kraft des Hyoscyamus genannt werden."

ϱια, hingegen bedeutet der gewöhnliche, sogenannte Catarrh das, was vom Kopf in die Lungen fliesst. Vgl. Def. med. XIX, 433: *Ῥεῦμά ἐστι λεπτῶν ὑγρῶν φορὰ ἀκατάσχετος καὶ ἀπροαίρετος.* b) Den Augenfluss hat auch schon Hippocr. so bezeichnet (de prisca med. K. I, 46; L. I, 616): *ὅσα τ᾽ αὖ ἐπὶ τοὺς ὀφθαλμοὺς τρέπεται τῶν ῥευμάτων, ὡς ἰσχυρὰς καὶ παντοίας δριμύτητας ἔχοντα, ἑλκοῖ μὲν τὰ βλέφαρα, κατεσθίει δὲ ἐνίων γνάθους τε καὶ τὰ ὑπὸ τοῖσιν ὀφθαλμοῖς, ἐφ᾽ ὅ τι ἂν ἐπιῤῥυῇ, ῥήγνυ τί τε καὶ διεσθίει τὸν ἀμφὶ τὴν ὄψιν χιτῶνα· ὀδύναι δὲ καὶ καῦμα καὶ φλογμὸς ἔσχατος κατέχει μέχρι τινὸς, μέχρις ἂν τὰ ῥεύματα πεφθῇ καὶ γένηται παχύτερα καὶ λήμη ἀπ᾽ αὐτέων ἴῃ.* Hiermit kann im wesentlichen nur Eiterfluss des Auges gemeint sein. (Vgl. Blenorrhoea und Ophthalmia.) c) Die späteren Griechen scheinen mit Rheumata hpts. Keratoïritis bezeichnet zu haben. Vgl. Ophthalmia (Joann. Act.). d) Nach dem Wiedererwachen der Wissenschaften änderte sich der Sinn des Wortes Rheumatismus: „*notare videtur affectum mixtum ex catarrho et arthritide,*" Castelli. Nach W. Horn (Encycl. Wörterbuch, Berlin 1842, Bd. 29, p. 245) und Senator (v. Ziemssen, II. Aufl. XIII, 1) hat zuerst Baillou (1538—1616) die herumziehenden Schmerzen der äusseren Körpertheile, namentlich der Muskeln und Gelenke, als Rheumatismus von der Gicht (Arthritis) unterschieden. — Die Augenärzte im ersten Drittel unseres Jahrhunderts bezeichneten als Ophthalmia rheumatica diejenigen Fälle, wo ein rosiger Gefässkranz um die Hornhaut sich entwickelt (also Iritis, Keratoïritis) — obwohl sie a priori („wegen der Verwandtschaft des Rheumatismus mit dem fibrösen Systeme") einen Sitz in der Sclera, d. h. einer fibrösen Haut, und Erkältung als Ursache annahmen. Vgl. Himly I, 457. Ferner Rüte p. 520. Der rheumatische Ursprung wurde durch die plötzliche Entstehung, die reissenden Schmerzen, den Thränenfluss, den Uebergang auf das andere Auge — bewiesen. e) Heutzutage umfasst in der allgemeinen Medicin (Senator l. c.) der Name Rheumatismus alle schmerzhaften Affectionen der Gelenke und Muskeln, Sehnen und Fascien, welche durch Erkältung oder eine nicht zu ergründende Ursache, die man in die Atmosphäre verlegt, entstanden sind. — Heutzutage spricht man in der Augenheilkunde auch von rheumatischen Lähmungen der zu dem Auge gehenden Nerven, wenn man Erkältung voraussetzt, weil man die Ursache nicht kennt. Man spricht gegenüber der syphilitischen von einer rheumatischen Iritis. Handelt es sich dabei um Polyarthritis, so besteht eine wirkliche Dyscrasie (vielleicht in Folge des Eindringens geformter Elemente). Eine Unterart bildet die Gonarthritis. Wie auch wirkliche Gicht Iritis verursachen kann. f) Die Laien gebrauchen das Wort Rheumatismus oder Erkältung für Krankheitsursache, — in fast allen Fällen, ausser denen, wo der ursächliche Zusammenhang offenkundig ist. Auch manche Aerzte huldigen diesem Missbrauch.

***Rhexis**, Zerreissung (des Auges, *oeil crevé* Maître-Jean); *ῥῆξις*. Noch bis in unser Jahrhundert (Himly I, 531) angewendet, aber recht entbehrlich. Schon Hipp. gebraucht das Wort, aber von der Pleuritis (aph. 15; Epidem. VI); ferner *αἵματος ῥῆξις*, Progn. (F. p. 132, 6) u. s. w. Bei den Galenikern wird das Wort speciell auf das Auge angewendet. Pseudogalen Med. XIV, 775: *ῥῆξις δέ ἐστιν ἕλκωσις ὑπὸ πληγῆς ἢ ἄλλης τινὸς αἰτίας κατὰ βάθος ἐπιφέρουσα ὡς ἐπὶ τὸ πολὺ τὴν διαίρεσιν τῶν ὑμένων ὅλων, ὥστε ἐκχεῖν καὶ τὰ ὑγρὰ οἷς βλέπομεν.* Die Galeniker kannten auch schon die Zerreissung der Sehnerven in Folge schwerer Verletzung. Ibid. 776: *ἀπόῤῥηξις δὲ γίνεται τοῦ πόρου περὶ ὀφθαλμὸν, ὅταν ὁ διατείνων ἀπὸ τοῦ ἐγκεφάλου καὶ μήνιγγος πόρος ἐπὶ τὸν ὀφθαλμὸν ἀποῤαγῇ, ὡς ἀβλεψίαν τελείαν γενέσθαι προηγησαμένης πληγῆς περὶ τὴν κεφαλὴν ἢ ἀφ᾽ ὕψους πτώματος.*

***Rhinencephalia** vgl. Rhinophthalmia.

***Rhinophthalmia**, Nasauge, von *ῥῖς* Nase und *ὀφθαλμός* Auge, für Cyclopia, Verschmelzung beider Augen, weil hierbei — die Nase unter dem Auge fehlt! Geoffroy St. Hilaire nannte den Fehler Rhinencephalia, Rüsselhirn (*ἐγκέφαλος*, sc. *μυελός*, Gehirn).

***Rhinorraphe**, Nasennaht (Ausschneidung eines elliptischen Hautstückes auf der Nase, und Naht) von v. Ammon gegen Epicanthus angerathen, aber nach meiner Erfahrung nicht sonderlich zu empfehlen.

-rhoea als Endigung ärztlicher Wörter soll — Fluss bedeuten. Eigentlich heisst *ῥοία* die Schwemme; *ῥοή*, *ῥοιάς*, *ῥύσις* der Fluss. Wohl keines der Wörter auf -rhoea, wie Blenorrhoea, Dacryorrhoea, Pyorrhoea ist griechisch — mit Ausnahme von *γονόῤῥοια*. Vgl. dieses und Blenorrhoea.

***Rhoeas, Rhyas**, eine phantastische Krankheit bei Alten und — Neuen, die sammt ihrem Namen verschwinden möge. Ἡ ῥοιάς und ἡ ῥυάς (von ῥέω, ῥυῆναι) heisst der Fluss. Hippocrates erwähnt den Thränenfluss (auch den bei Greisen, K. III, 31, Aphor., ὀφθαλμῶν ὑγρότης); siehe auch unten bei Galen und oben S. 70, b. Aber Celsus ist wohl der erste, welcher Rhyas erklärt, — wiewohl nicht sehr klar. VII, 7, 4 (p. 424, 6): *Si (caruncula) abscissa est, patefacet foramen, per quod postea semper humor descendit*[1]; *ῥυάδα Graeci vocant.* Galen spricht häufig davon, III, 810 (de us. part.): οἱ δέ τινες ἐν ταῖς τῶν ἐγκανθίδων χειρουργίαις ἀποτέμνοντες αὐτοῦ πλέον, ἢ προσῆκεν, ἐκρεῖν ἐπέτρεψαν ταύτῃ τοῖς περιττώμασι, καὶ καλοῦσι μὲν τὸ πάθος ῥοιάδα. Vgl. die Stelle VI, 870 unter Encanthis (p. 28, b), woselbst ῥυάς steht. (ῥοιάς μήκων heisst auch der wilde Mohn, Papaver Rhoeas!) — Dass aber die Alten doch nicht so ganz unwissend auf dem Gebiete der Thränenleiden gewesen, wie meistens angenommen wird,[2] beweist Galen XVII a, 966 (Comment. in Hippocr. de morb. pop. VI, zu dessen Worten ὀμμάτων ῥοωδέων ἀντισπᾶν εἰς φάρυγγα): τινὲς δ' ἐπὶ τῶν καλουμένην ῥοιάδα κατ' ὀφθαλμὸν ἐχόντων τὸν λόγον τοῦτον αὐτῷ γεγονέναι φασίν, ὥσπερ καὶ ὁ Λύκος, ὃς ἀποτείνας μακρὸν λόγον, ἐκ τῶν ὀφθαλμῶν εἰς ὑπερῴαν φησὶ διήκειν πόρον, ἐκκενοῦντα ταύτῃ τὸ κατ' αὐτοὺς περίττωμα· κεῖσθαι δὲ τὸν πόρον τοῦτον παρὰ τὸν μέσον κανθὸν καὶ γίνεσθαι ῥοιάδα κατὰ τρόπους τρεῖς, ἤτοι τοῦ πόρου μύρου (?) μύσαντος πως ἢ φραχθέντος, ἢ τοῦ περιττώματος πολλοῦ συλλεγομένου κατὰ τὸν ὀφθαλμόν, ὡς ὑπερχεῖσθαί τι, μὴ δεχομένου πᾶν αὐτὸ τοῦ πόρου διὰ φυσικὴν στενότητα· καὶ κατὰ τρόπον ἄλλον, ὅταν οὐλὴ κατὰ τὸν κανθὸν γενομένη τυφλώσῃ[3] τὸν πόρον ἢ καὶ μετὰ τὰς ἐκτομὰς τῶν ἀκανθίδων[4] γίνεσθαί φησι καὶ ἄλλως, ἑλκωθέντος τοῦ τόπου. ταύτην μὲν οὖν ἀνίατον εἶναι, τὰς δ' ἄλλας ἰασίμας ἀντισπώντων ἡμῶν εἰς φάρυγγα. Vgl. ferner Galen M. M. X, 1002 und Pseudogalen Med. XIV, 772. Oribasius hat den Ausdruck schon nicht mehr, sondern schreibt einfach περὶ δακρυῤῥοούντων (Synops. VIII, 56; Vol. V, 458) und empfiehlt Styptica. Als hervorragender Schriftsteller beweist sich auch auf diesem Gebiete Aetius, doch will ich nur eine kurze Stelle erwähnen (p. 139): λέγονται δὲ ῥοιάδες καὶ οἱ διὰ τοὺς συνεχεῖς ῥευματισμοὺς τῶν ὀφθαλμῶν δακρυῤῥοοῦντες ἀεί. Ein neues Causalmoment finden wir endlich bei einem der spätesten Schriftsteller angedeutet, bei Theophanes Nonnus, c. 54, I, 220: Ῥυάς ἐστι παράλυσις τοῦ μεγάλου κανθοῦ μηκέτι κατέχειν τὸ δάκρυον δυναμένου ἀλλὰ φέρεσθαι ἀκουσίως. Joann. Act. (wie auch Paullus) betonen den Schwund der Carunkel. Aber immerhin ist es sonderbar, wenn noch Himly I, 267 schreibt: Rhyas, Schwund der Thränencarunkel. „Die Carunkel fehlt; da nun den Thränen der Damm fehlt, der den Thränensee bilden hilft, so fliessen diese rasch auf die Wange." Auch Rüte (241) hat noch die Krankheit, wiewohl zweifelnd, angeführt. Gorraeus schreibt lieber ῥυάς als ῥοιάς. Kraus tadelt Altschuhl — dass er R. mit Schwund der Carunkel übersetze; als ob dieser es erfunden! Uebrigens ist ῥοιάς bei Aret. (m. chron. *B*, δ') auch unwillkürlicher Harnabgang.

***Rhytidosis**, Runzelung; ῥυτίδωσις, von ῥυτίς Runzel, adj. ῥυτιδώδης (bei Himly falsch ῥυτίδοσις). Galen M. M. III, Vol. X, 171 tadelt diejenigen, welche wegen Augenschmerzen zu viel örtliche Mittel anwenden; er sah danach die Patienten ἐν τῷ χρόνῳ δ' ὑποχύσεσιν ἢ μυδριάσεσιν ἢ φθίσεσιν ἢ ῥυτιδώσεσιν ἁλόντας. Das Wort kann hier nur Abflachung, Runzelung, leichte Schrumpfung des Augapfels bedeuten. Weniger klar ist sein Comment. zu Hippocr. Epidem. lib. VI, Vol. III, 587 (ῥυτιδούμενοι ἔνδοθεν, sc. ὀφθαλμοί), nämlich Galen. XVII, a, 869: ὅταν ὁ ἐπιπεφυκὼς ὑμὴν τοῖς κινοῦσι τὸν ὀφθαλμὸν μυσὶν ὁ μέχρι τῆς στεφάνης ἐκτεινόμενος ἔκλυτος καὶ χαλαρὸς γένηται, ῥυτιδοῦσθαι συμβαίνει τοὺς ὀφθαλμούς: was er besonders bei Greisen beobachtet hat. — Bei Neueren (Beer u. A.) ist *Rhytidosis corneae* Hornhautrunzelung; seltsamer Weise schreibt er auch Ruthydosis und gar Ruditosis, — was er aber wohl nicht erfunden, sondern von Plenk (196) oder Mauclerc übernommen.

Rodens ulcus, nagendes Geschwür: a) = Lid-Krebs, b) in der Hornhaut, wo es halbmondförmig am Rande beginnt und über die ganze Hornhautfläche fortschreitet.

---

1 *Et in genas illabitur*, setzt Gorr. aus seinem Eigenen hinzu.
2 Das ist das eigentliche Motiv dieses Artikels.
3 τυλώσῃ?
4 ἐγκανθίδων?

S

***Saburral-Amaurose** soll (auch noch im Graefe-Saemisch) eine solche Erblindung sein, die plötzlich mit acutem Magencatarrh entsteht und nach einem Brechmittel rasch zurückgeht. Erstlich giebt es eine solche Krankheit nicht (der Traube'sche Fall hatte Eiweiss im Harn!); zweitens heisst *saburra* der Sand, Ballast; *saburralis* aus Sand; wohl aber *saburratus* vollgeladen, -gestopft. Die Neulateiner glauben, dass Saburra die Unreinigkeiten im Unterleibe bedeuten könne. Wir wollen Namen und Sache auf sich beruhen lassen.

Sarcoma, Fleischgewüchs; *σάρκωμα* von *σάρξ* Fleisch, *σαρκόω* mästen. — Das Wort wurde von den Alten für die grösseren Nasenpolypen gebraucht. Vgl. die Stelle aus Pseudogalen Def. m. XIX, 439, unter Polypus. Später wurden allerlei fleischige, faserige Geschwülste als Sarcome bezeichnet. Heutzutage gilt die Definition von Virchow (Cellularpath. 3. Aufl., 450, Geschwülste II, 177): Sarcome sind solche Neubildungen, deren Gewebe der allgemeinen Gruppe nach der Bindesubstanzreihe angehört, und die sich von den scharf zu trennenden Species der bindegewebigen Gruppen nur durch die vorwiegende Entwickelung der zelligen Elemente unterscheiden. — Selbst diejenigen Sarcome, welche im weiteren Verlauf durch ihre allgemeine Verbreitung im Körper sich als in hohem Grade bösartig erweisen, haben in der Regel eine vorhergehende unschuldige Periode. Nach Cornil und Ranvier (Manuel d'hist. path. I, 112) sind Sarcome solche Geschwülste, welche aus rein embryonalem Gewebe bestehen oder aus solchem, welches nur die ersten Modificationen aufweist, die beim Uebergang in definitives Gewebe auftreten. — Die bösartigen Geschwülste im Augeninnern (abgesehen von den seltenen metastatischen) gehören der Sarcomreihe an; auf der Oberfläche des Augapfels giebt es sowohl Sarcome als auch Carcinome (Epithelialgeschwülste).

***Sarcosis bulbi**, Fleischgeschwulst des Auges, Exophthalmia fungosa (Beer), ist ein vorgerücktes Stadium verschiedener Neubildungen des Auges. *Σάρκωσις* Fleischgewächs (von *σάρξ*, Verb. *σαρκόω*), kommt schon bei den griechischen Aerzten vor (z. B. *ἡ ἐν μήτρᾳ σάρκωσις*, Pseudogalen Def. med. XIX, 456); ist aber heutzutage völlig zu entbehren.

Scarificatio *conjunctivae* (Desmarres, 136, der dazu ein vorn abgerundetes Messer empfohlen; Graefe-Saemisch), das Ritzen. *Scarificatio* ist ein Wort des späten Thierarztes Veget. (4, 21, 1); die richtigere Form ist *Scarifatio* oder *Scariphatio* (bei Col. von Mensch und Thier, bei Plin. XVII, 251 von Bäumen); Verb. *scarifare*, Plin. (*σκαριφάομαι*, *σκαριφεύω*. — Gewöhnlich heisst das schröpfen *ἐγχαράσσειν*).

Scarlatina, das Scharlach, bewirkt nicht nur Bindehautcatarrh, sondern auch später (durch das Nierenleiden) gelegentlich eine vorübergehende Erblindung. Der Name und Begriff ist modern (Sydenham u. A.). Deutsch Scharlach (der Stamm ist pers.), frz. *écarlat*, engl. *scarlet*. Wenn Kraus das neugriechische *τὸ σκαρλάτο* anführt, so imponirt mir das nicht. Die Neugriechen haben die Fremdwortkrankheit auch noch nicht überwunden; sie nennen die Hundswuth *φόλλα*, obwohl sie das Wort *λύσσα* seit Jahrtausenden besitzen.

***Scheroma** = *Xeroma*, Vertrocknung (Plenk, Beer, Himly u. A.); *σχερός* heisst das feste Land (bei Hesych.), obwohl die alten wie die neuen Griechen gewöhnlich *ἡ ξηρά* oder *τὸ ξηρόν* dafür sagen. Kein einziger der alten Schriftsteller sagt Scheroma. Himly will Scheromma, Xeromma, von *ὄμμα* das Auge.

***Sciascopia** (C. f. A. 1885), Schattenprüfung (von *σκιά* Schatten und *σκοπέω* spähen). Vgl. Retinoscopia.

***Scintillatio oculi**, das Augenfunkeln: a) Bei den Alten, subjectiv. Plin. XX, 9, 80: *Cato (brassicam crispam) prodesse tradit ... oculorum caligini scintillationibusque* (Funkensehen). b) Bei den Neuen, objectiv, durch Cholestearinkrystalle. Vgl. Synchysis.

Scirrhus, Scirrhosis, Verhärtung; *σκίῤῥος*, *σκίῤῥωμα*, *σκίῤῥωσις* Verhärtung, *σκιῤῥός* hart. (Wohl zu bemerken, dass Krebs *καρκίνος* heisst! Vgl. Carcinoma.) Was die Alten sich bei diesem Namen dachten, folgt am besten aus Galen. M. M., X, 962: *Περὶ μὲν οὖν φλεγμονῆς καὶ σκίῤῥου καὶ οἰδήματος ἀρκείτω τὰ εἰρημένα μεμνημένων ἡμῶν ὡς σκίῤῥον ὀνομάζομεν ὄγκον σκληρὸν ἀνώδυνον, οὐ μὴν ἀναίσθητόν γε πάντως.* Ebenso d. simpl. med. temp. ac fac., XI, 736. Aehnlich Def. med. XIX, 442: *Σκίῤῥος ἐστὶν ὄγκος σωμάτων μετὰ σκληρίας καὶ βάρους καὶ δυσκινησίας τε καὶ δυσαισθησίας.* Neuerdings nennt man Scirrhus einen harten Krebs. Die Galeniker nannten eine besondere Augenkrankheit Scirrhosis. Med. XIV, 769: *Σκίῤῥωσις δὲ γίνεται κατ' ἐπίτασιν φλεγμονῆς χρονίου τῆς σαρκὸς αὐξανομένης καὶ ὑποπελιαζούσης.* Hieraus kann ich mir keinen Vers machen. — Himly, dem Scirrhus, Carcinoma, cancer oculi noch nicht genügen, fügt noch Scirrhophthalmus hinzu. — „Ret. pigm. lässt sich vergleichen mit Lebercirrhose" (A. f. O. XVIII, 1, 345). Laennec erfand den Namen Cirrhosis (von κιῤῥός blassgelb) für die Muskatnussleber. Heutzutage scheint man zu glauben, dass Cirrhosis (= Scirrhosis) die bindegewebige Verhärtung der Organe bedeuten könne!

Sclera, harte Haut, Lederhaut (vgl. Auge); von σκληρός hart (σκληρὰ μῆνιγξ). Scleritis, Lederhautentzündung; Sclerotitis ist falsch, Scleroticitis lächerlich: σκληρότης heisst Härte, σκληρωτικός kommt nicht vor und ist auch überflüssig. Sclerochorïoiditis, Leder- und Aderhautentzündung.

***Sclerectasia**, Lederhaut - Ausdehnung (ἔκτασις).

***Sclerectomia**, Lederhautausschneidung (σκληρά, ἐκ, τομή Schnitt): auf dem Continent entbehrlich. Die minder bedenkliche, wiewohl auch überflüssige Ausschneidung aus der geschwollenen Augapfelbindehaut wurde von Heiberg Scleroticectomia genannt.

***Scleria, Sclerlasis**, Verhärtung; σκληρία, σκληρίασις (von σκληρός hart), Verb. σκληρόω. Bei den Galenikern für chronische Lidentzündung. Med. XIV, 770: *σκληρίασις δέ ἐστιν ἔπαρμα μετ' ἐρυθήματος ἐπὶ τὸ βλέφαρον καὶ ὀδύνης, δυσαπότριπτον καὶ χρονιώτερον φλεγμονῆς.* — Dagegen bedeutet Sclerosis heutzutage die Verhärtung (entzündliche Bindegewebsbildung, oder interstielle Induration, wie unsere Landsleute sagen), die auch an dem Sehnerv und den Bewegungsnerven des Auges vorkommt, ebenso im Gehirn und Rückenmark. Gemeinhin spricht man von *Sclérose en plaques* (frz. = Platte) des Rückenmarks, der Sehnerven, oder von Sclerose der Netzhautgefässe, der Aderhautgefässe, der Radiärfasern in der Netzhaut u. s. w. — Ausser den oben genannten kommt noch σκληρότης, σκλήρυσμα, σκληρυσμός, σκλήρωμα; aber wie es scheint, *sclerosis* bei den Alten nicht vor. Jedoch bei Castelli. (*Σκληρυσμοὶ τῶν ἄρθρων* Hipp. lib. 6 Epidem, s. 1, aph. 18; *τὰ κατὰ κοιλίην σκληρύσματα* Hipp. Coac. [p. 167 F. Foes.]; *σκλήρωμα* Hipp. lib. 4 Epidem [F. p. 1135 G.]; *σκλήρωμα ἐν μήτρα* Galen. Def. med. XIX, 429, Paull. III, 68.)

***Scleroma** s. Scleria.

***Sclerophthalmia**, Schwerbeweglichkeit des Auges durch Lidverhärtung; σκληροφθαλμία (von σκληρός), Adj. σκληρόφθαλμος. Pseudogalen. Med. XIV, 769: *σκληροφθαλμία δέ ἐστιν ὅταν τὰ βλέφαρα σκληρότερα ᾖ καὶ αὐτὸς ὁ ὀφθαλμὸς δυσκίνητος καὶ ἐνερευθής.* Das Wortgeklingel von σκληροφθαλμία und ξηροφθαλμία kehrt oft bei den Alten wieder. Eines möge genügen. Paull. Aeg. III (p. 73): *Περὶ σκληροφθαλμίας καὶ ξηροφθαλμίας. Ἡ μὲν σκληροφθαλμία σκληρότης καὶ δυσκινησία ἐστὶ τοῦ ὀφθαλμοῦ μετὰ πόνου καὶ ἐρεύθους χωρὶς ὑγρασίας ... ἡ δὲ ξηροφθαλμία κνησμώδης ἐστὶ τοῦ ὀφθαλμοῦ διάθεσις χωρὶς ῥεύματος.* Gorr.: *Sclerophthalmia, lippitudo dura; Xerophthalmia multo quam illa minus dura.* Vgl. Xerophthalmia.

***Sclerosis** vgl. Scleria.

***Sclerotoscopia** (1884), soll Untersuchung der Lederhautkrümmung bedeuten.

-scop, -scopia, eine beliebte Endigung unserer Neugriechen. Vgl. Ophthalmoscop, Ophthalmoscopia, wonach Laryngoscopia, Rhinoscopia, Endoscopia u. A. gebildet sind. — Es heisst ὁ σκοπός der Späher, σκοπή und σκοπιά das Spähen, σκοπέω, σκοπιάζω, σκοπιάω ich spähe. Die Alten hatten auch schon einige Worte auf *-scopia*, z. B. ὠοσκοπία Eierschau, Wahrsagen aus Eiern (Suidas); ferner ἱεροσκοπία Eingeweideschau (Hipp. L. II, 242), ἱεροσκόπος = *haruspex*.

Scorbut. Augenkrankheiten (C. f. A. 1880, p. 474). Scorbut kommt nicht von σκελοτύρβη Schenkelschwäche, sondern vom altsächsischen Scharbock = Grimmen. (Plin. XXV, 20 *stomacacen medici vocant et sceloturben.*)

Scotoma. Allerdings heisst ὁ oder τὸ σκότος und ἡ σκότωσις, allenfalls auch σκοτωδία die Finsterniss, aber das Verb. σκοτόω bedeutet schwindelig machen, σκοτωματικός und σκοτώδης schwindelig, σκότωμα der Schwindel (auch kei Nichtärzten, wie Polyb, bei den Späteren übrigens auch die Niederlage, von σκοτεινεῖν tödten). Auch σκοτοδίνη, σκοτόδινος, σκοτοδινία, σκοτοδινίασις heisst Schwindel, *vertigo.* a) Bei Hippocr. Epidem. ς' (F. 1149) wird die Verdunkelung der Augen als Vorbote des Todes erwähnt, *καὶ αὐτοῦ σκότος κατεχύθη* (L. III, 220). b) Ueber Scotoma belehrt uns Aretaeus (de sign. m. chron. I, 3, p. 70) in einem besonderen Capitel *περὶ σκοτωματικῶν* (de vertiginosis). *Ἦν* *ζόφος τὰς ὄψιας σχῇ καὶ δῖνος ἀμφὶ τὴν κεφαλὴν ἑλίσσηται καὶ ὦτα βομβέῃ ὅκως ῥεόντων καναχηδὸν ποταμῶν ἢ οἷον ἄνεμος ἱστίοισι ἐγκυβερνέῃ ἢ αὐλῶν ἢ καὶ συρίγγων ἐνοπὴ, ἢ τρισμοῦ ἁμάξης ἰαχὴ, ὀνομάζομεν σκότωμα τὸ πάθος.* Idem de curat. morb. chron. I c. III, p. 302: *Θεραπεία σκοτωματικῶν. καὶ ἐκδιαδέξιος κεφαλαίης γίγνεται σκοτοδινίη.* Vgl. Galen de remed. simpl. XII, 303. Comment. in Hippocr. Aphor. XVII, b, 677: *σκοτόδινος δ' ἐστὶν, ἐπειδὰν ἅμα περιδινεῖσθαι δοκῇ τὰ βλεπόμενα ἤτε διὰ τῆς ὄψεως αἴσθησις ἐξαίφνης ἀπολεῖται, δοκούντων αὐτῶν σκότος περικεχύσθαι.* De loc. affect. III, 12 (Vol. V, 201. Bei Foes. und Kraus steht irrig III, 8): *Τὸ σκοτωματικὸν καλούμενον (πάθος) εὔδηλον κἀξ αὐτῆς τῆς προσηγορίας ὁποῖόν ἐστιν· σκοτοῦνται γὰρ ἐπὶ σμικραῖς προφάσεσιν οἱ πάσχοντες ὡς καὶ καταπίπτειν ἐνίοτε, μάλιστα μὲν ὅταν αὐτοί ποτε ἐν κυκλῷ περιστραφῶσιν.* Galen. Def. med. XIX, 417: *Σκοτωματικοὶ καλοῦνται οἷς παρακολουθοῦσι σκοτώσεις καὶ δοκοῦσι περιφέρεσθαι αὐτοῖς τὴν κεφαλὴν μετὰ τοῦ καὶ μαρμαρυγὰς αὐτοῖς παρέπεσθαι.* Aehnlich Paull. Aeg. *γ' ιβ'* (p. 63). Auch Cael. Aurel. (m. chron. II, 2, p. 287) hat ein besonderes Capitel: *De scotomaticis. Scotomatica passio ab accidenti nomen sumpsit, quod repentinas oculis ingerat tenebras ... tenebratio atque nebula cum capitis vertigine consequitur, ut omnia secum moveri existiment.* Theophanes Nonnus c. 35, p. 142. — Bei Beer II, 425 (auch noch in einigen Büchern unserer Tage) werden die fliegenden Mücken Scotome genannt. So auch noch bei Himly, der aber anmerkt, dass Kraus die richtige Bedeutung von Scotoma bei den Alten angegeben. Das ist nun nicht genau; vgl. Gorraeus (1578). *Σκότωμα, vertigo .... Cum sint hujus affectionis duo praecipua symptomata, tenebrae oculis obversantes et omnium rerum apparens quaedam circumactio, animadvertendum est, ab hoc Graecos, ab illo Latinos ei nomen indidisse.* — Heutzutage bedeutet Scotom eine beharrliche Verdunkelung an einer umschriebenen Stelle des Gesichtsfeldes, z. B. *Scotoma centrale* = Ausfall der Gesichtsfeldmitte; wahrscheinlich erfunden von Sichel (vgl. Littré, Dict. p. 1359) und eingeführt von A. v. Graefe (A. f. O. II, 2, 158) und bald allgemein angenommen (vgl. A. f. O. VI, 1, 157 u. A.). Es ist dies eine ganz willkürliche Benennung! — Galen kennt schon den Zustand, den unsere Landsleute centrales Scotom bei freier Gesichtsfeldperipherie nennen, sehr gut, wiewohl er ihn (wie auch die Neueren, bis Langenbeck) nicht von einem Ausfall der Netzhautmitte und dergl., sondern von einer Trübung inmitten des Sehlochs ableitet. (De caus. sympt. VII, 95.) *κατὰ δὲ τὸ κέντρον τῆς κόρης εἰ γένοιτο σύστασις ὑποχύματος μικροῦ, τῶν ἐν κύκλῳ μενόντων καθαρῶν, ἅπαντα φαίνεται τοῖς οὕτω πάσχουσιν οἷον θυρίδας ἔχοντα· τὸ γὰρ ἐν μέσῳ τὸ μὴ βλεπόμενον ἐγκεκολάφθαι* (ausgeschnitten) *δοκεῖ.* Um dies zu verstehen, muss man daran erinnern, dass die Fenster der Alten Löcher waren. (Also klassisch — Thyridoblepsia oder, wenn man von der Ueberlieferung weniger abweichen will, Scotosis!)

Scrofula. *Scrofa* heisst die Sau (*γρομφάς*), *scrofulae* die geschwollenen Halsdrüsen (wörtlich Ferkelchen) bei Veget. Es ist dies eine Uebersetzung von *χοιράδες* (*χοῖρος* das Ferkel). Die Veranlassungen des Namens erwähnt der gelehrte Gorraeus: *Dicitur autem χοιράς vel ἀπὸ τῶν χοιράδων πετρῶν* [?] — *χοιράς* heisst auch Felsklippe — *vel a porcis, in quorum gutture frequentes ejusmodi tumores reperiuntur. Alii vero a multiplici partu porcorum nomen desumptum putant.* Der gewöhnliche Ausdruck für Halsdrüsen bei den Lateinern war Struma. Cels. V, 28, 7: *Struma quoque est tumor, in quo .. quasi glandulae oriuntur ... nascuntur maxime in cervice.* Adj. *strumosus.* Heutzutage bedeutet *struma* gewöhnlich den Kropf (*guttur tumidum* bei Juvenal, *guttur globosum, tuber gutturosum* bei latinisirenden Aerzten, *βρογχοκήλη*); jedoch sagen namentlich die Engländer, auch in augenärztlichen Schriften, „*strumous*", wo unsere Landsleute „scrofulös" vorziehen. (Nettleship Diseases of the Eye IV. Ed. London 1884, II, 93, 373.)

***Seborrhoea** *marginalis* (*plp.*) findet sich für Liddrüsenentzündung in ganz neuen Schulbüchern, auch im Graefe-Saemisch. Aber wozu? Das lateinische *Sebum* (*sevum*) bedeutet Talg; das griechische *ῥοία* Schwemme (*ῥοή* Fluss). Sowie man es griechisch schreibt, *σεβόῤῥοια*, heisst es Alaun-Fluss, da *σέβη* bei Spätgriechen = Alumen. Kraus, den die barbarische Zusammensetzung und der falsche Begriff des Absturzes in dem früher üblichen Seborrhagia ärgerte, hat Pimelorrhoea vorgeschlagen (*πιμελή* Fett, Sahne). Ich wüsste nicht, dass wir ein Fremdwort brauchten, um die Lidrandschüppchen zu bezeichnen.

***Sepedon** findet man in älteren Schriften unseres Faches für das uns so geläufige

Sepsis, Fäulniss. Das Verbum σήπω heisst faul machen, σήπομαι faul sein, das Adj. σηπτήριος, σηπτικός, σηπτός; faul machend auch σηποποιός, σηπεδονικός, σηπεδονώδης; die Subst. ἡ σηπεδών oder σῆψις. Vgl. Asepsis, Antisepsis.

***Septaemia** vgl. Haema.

Serös, wässerig. Vgl. plastisch.

Serpens ulcus corneae = der Hornhautabscess (*serpere* kriechen, fortwuchern).

***Sessile sarcoma**, flachsitzendes Fleischgewächs, Plenk 42; vgl. Pensile.

***Siderosis cj.**, Rostfärbung der Bindehaut (künstliche Krankheit, Artefact), C. f. A. 1881; σίδηρος Eisen, σιδηρόω mit Eisen beschlagen. Wohl zu bemerken, dass *sideratio* (lat.) = 1. Stand der Gestirne, 2. ihre vermeintliche Einwirkung, z. B. 3. Schlagfluss (Scribon. Larg.).

Solutio retinae soll die Netzhautablösung heissen. Allerdings gebraucht Cic. de orat. I, 25, 114 *solutio linguae* von einer geläufigen Zunge; meistens heisst aber bei den Lateinern *solutio* die Bezahlung oder die Auflösung. Die neulateinischen Aerzte wenden *solutio continui*, *s. placentae* an. Netzhautablösung soll auch *amotio ret.* heissen; aber *amotio* bedeutet bei den Lateinern die Entfernung, z. B. *doloris* Cic. *de fin.* I, 11, 37. Als ob Netzhautablösung nicht ganz klar und richtig wäre? Allerdings wird in manchen Fällen die Netzhaut nicht abgelöst, sondern abgedrängt.

Spasmus, Krampf; σπασμός, von σπάω ich zerre. Pseudogalen def. med. XIX, 413: Σπασμός ἐστι περὶ νεύροις καὶ μυσὶ γινόμενον πάθος μετὰ τοῦ ἄνευ προαιρέσεως ἕλκεσθαι ποτὲ μὲν ὅλον τὸ σῶμα, ποτὲ δὲ μέρος. (Der lateinische Ausdruck *Convulsio* pflegt heutzutage für Krämpfe des ganzen Körpers, der griechische für die einzelner Theile angewendet zu werden! *Convellere* heisst zerren, *convelli* krampfen. *Convulsio* kommt bei Plin. und Scribon. Larg. vor. Der hauptsächliche Lateiner dieses Gebietes, Cael. Aurel., sagt p. 205, acut. m. III, 6: *conductio quam Spasmon Graeci appellant, est involuntaria tensio*). Weit besser aber Galen. de tremor. etc. VII, 639: πασῶν γὰρ τῶν καθ' ὁρμὴν κινήσεων ἐπιτελουμένων διὰ τῶν μυῶν, ὅταν ἐπὶ τὰς ἑαυτῶν κεφαλὰς ἀνελκόμενοι συνεπισπάσωνται τῶν μορίων ἕκαστον εἰς ὃ καταπεφύκασιν, ἐπειδὰν γένηταί τι πάθος εἰς τάσιν αὐτοὺς ἄγον, ἀκολουθεῖ τούτῳ κίνησις, ὁμοία μὲν τῇ κατὰ φύσιν, ἀβούλητος δὲ, καὶ καλεῖται τὸ πάθος σπασμός. Der Begriff ist bis heute geblieben. Man pflegt jetzt zu unterscheiden zwischen *Spasmus clonicus* und *tonicus*. Wem wir diese Einführung verdanken, konnte ich weder aus v. Ziemssen (Erb) noch aus Eulenburg's Encyclopädie (Arndt) erfahren; letzterer giebt gute Verdeutschungen: Starrkrämpfe, Wechselkrämpfe: ὁ κλόνος heisst die heftige Bewegung, Adj. κλονώδης; ὁ τόνος die Spannung, Adj. τονικός und τονώδης; letzteres aber meist = tonartig; ersteres wird von Kraus angezweifelt, jedoch mit Unrecht. Allerdings ist der heutige Sprachgebrauch bei den Alten nicht üblich gewesen; Galen sagt von der tonischen (τονικόν) Muskelcontraction (IV, 403): ἡ τεταμμένοι μένουσιν (μῦς). Hipp. nannte nach dem Zeugniss des Galen (Comment. 1 in lib. 6. Epid., XVIIa, 804; und Comment. 1 in libr. de art., XVIIIa, 380) die Nerven νεῦρα oder τόνους. Vgl. Hipp. l. 2 Epid. (F. p. 1035 D), ferner p. 2771 u. a. a. O. Vgl. auch Rufus (D. p. 163, 15) und besonders Aret. (m. acut. I, 4, p. 6): τόνος γὰρ νεύρων καὶ ἐντάσιος οὔνομα. Galen (de caus. puls. l. 2, c. 6, Vol. IX, p. 75) spricht von σφυγμοὶ κλονώδεις, *pulsus vibrati*, krampfhaft schwingendem Puls, wozu er den dicroten rechnet; und setzt (de puls. diff. I, 27, Vol. VIII, 554) den Unterschied zwischen σφυγμοὶ κλονώδεις καὶ σπασμώδεις genau auseinander. Vom Pulse ist das Wort auf die Muskeln übertragen worden. — Castelli: *Per translationem motus convulsivus Epilepticorum dicitur* κλόνος *aut motus clonicus, praesertion ap.* Rolf. — Die Krämpfe der äusseren Augenmuskeln sind ähnlich denen der anderen Körpertheile. Auch vom „Accommodationskrampf“ heisst es, dass er „meist tonisch, selten klonisch ist“. Himly spricht auch von *spasmus palpebrarum* (Blepharospasmus) und *spasmus iridis* (Miosis). Bei dieser Gelegenheit will ich noch erwähnen, dass „spasmotische Myosis“, wie es in einem der neuesten Bücher heisst, unrichtig ist; die Adj. sind σπαστικός zuckend (Arist.), σπασμώδης, σπασματώδης, nach Kraus auch σπασματικός. Allerdings hat Castell. σπασμοτικός nach Analogie von *paralyticus*, aber sein Gewährsmann ist Fried. Hoffmannus! Ich bemerke übrigens noch, dass wir auch von tonischen Arzeneimitteln sprechen. Galen empfiehlt bei Erschlaffungszuständen (τῶν ἀγγείων ἀτονωτέρων) örtlich einzureiben mit φαρμάκοις τονωτικοῖς (anspannend). Meth. Meth. XIII, c. 22, Vol. X, 941.

***Specula oculi**, Lidsperrer, bei Himly „Augenspiegel“ genannt, die ältesten vielleicht von Paré; die ersten, die der heutigen Form ähneln, von Wardrop. *Speculum* heisst der Spiegel, *specillum* die Sonde. Cels. 7, 30, 3 *oriculario specillo linamenta educenda* (geöhrte Sonde); 8, 3 *id quoque vitii (calvariae) specillo significatur;* 8, 4 *qua plaga (calvariae) est, demitti specillum oportet.* Diese Namen werden oft verwechselt: *Speculum i. q. specillum* (*μήλη*). — *Specula chirurgica cavitatem aliquam distendentia, Dilatatoria, ap. Scultet.* (Castelli.) — Derartige Sperrer für verschiedene Körperöffnungen sind in dem Hause des Chirurgen zu Pompei an den Tag gekommen. Vgl. Hippocr. de haemorrh. (L. VI, 440): *ἢν δὲ ἀνωτέρω ᾖ ἡ κονδύλωσις, τῷ κατοπτῆρι σκέπτεσθαι καὶ μὴ ἐξαπατᾶσθαι ὑπὸ τοῦ κατοπτῆρος· διοιγόμενος γὰρ ὁμαλύνει τὴν κονδύλωσιν, ξυναγόμενος δὲ πάλιν δείκνυσιν ὀρθῶς.* Der Sperrer hiess bei den griechischen Aerzten *διαστολεύς* (*διαστέλλειν* öffnen), *διαστόλιον* und *διαστομωτρίς* (*διαστομόω* öffnen); auch *δίοπτρον*, und *κάτοπτρον* (Spiegel) nach des Foes. Vermuthung zu Erotian.

Spectrum, von *specio* (*σκέπτω*) ich sehe, heisst ursprünglich das Bild, die Vorstellung (*εἴδωλον*). Vgl. Cic. ad fam. 15, 16, 1: *Spectra Catiana*, die Vorstellungen des Philosophen Catius. Heutzutage nennt man (v. Helmholtz, phys. Opt. p. 225) „das durch ein Prisma, mit getrennten Farben entworfene Bild einer Lichtlinie ein prismatisches Spectrum.“ Ich bemerke, Newton hat dafür das gefärbte Sonnenbild u. dergl. (*solis imago lumine refracto depicta*, Optice, London 1719 p. 23); und die Benennung Spectrum ist erst in unserem Jahrhundert (Joung,[1] Herschel u. A.) aufgekommen ist. — Da das französische *spectre* Gespenst bedeutet, so werden auch die Nachbilder *spectres oculaires* genannt. (Das Sonnenspectrum *spectre solaire*). Uebrigens waren auch bei den Neulateinern *Spectra ocularia* für subjective Farbenempfindungen (*colores physiologici*) üblich. Missbräuchlich werden auch gewisse Lichtreflexe, welche man beim Augenspiegeln am gelben Fleck wahrnimmt, als Spectra bezeichnet.

Spectroscop heisst das Instrument zur Beobachtung des Farbenspectrums. (Von *spectrum* lat. und *σκοπός*, der Späher.)

***Sphacelus** vgl. Gangraena.

Sphincter, Schliessmuskel; *σφιγκτήρ*, *constrictor*, auch der Iris.

Sphincterectomia (C.-Bl. 1884), Ausschneidung des Schliessmuskels (kleine Irisausschneidung, *ἐκτομή* Ausschnitt).

Spinalis amaurosis, Spinalamaurose (v. Graefe; Graefe-Saemisch), Rückenmarksblindheit. *Spina (s. dorsi)* Rückgrat, bei Cels. (8, 1), *spinalis medulla* Rückenmark.

***Spintheropia** vgl. Synchysis.

***Spintherismus**, *Scintillatio*, *Corruscatio*, das Funkensprühen der Augen, aus Paracelsus, Plempius, Willis, Kraus und — Münchhausen genügend bekannt. Bei Himly II, 465 das Funkensehen; ὁ *σπινθήρ* der Funke, *σπινθηρίζειν* funkensprühen.

Staar, bei den Aerzten Linsentrübung, beim Volke andauernde Sehstörung. (Vgl. Cataracta, Glaucoma.) Der älteste Fachgenosse, welcher über „Staar“ geschrieben, ist der biedere G. Bartisch, Bürger, Oculist, Schnitt- und Wundarzt in Dresden (1583, *ΟΦΘΑΜΟΔΟΥΛΕΙΑ*, p. 42): „Von diesem Gebrechen und Mangel des Gesichtes (Star und Hirnfell) und der Augen wäre wol viel und weitleufftig zu schreiben. Aber es ist meine Meinung nicht, allhier viel Disputirens und viel Wort zu machen. Befehle solches den Hochgelehrten, bei welchen der Star *ὑπόχυμα*, *ὑπόχυσις*, *Suffusio*, *Descensus aquae*, *Aqua*, *Veneticus oculus*,[2] am gemeinsten aber *Cataracta* genannt wird. Mein Fürnehmen und Meinung ist schlecht und recht, kurz und gut. Soviel aber dieses Gebrechens namen betrifft und anbelanget, findet man davon im Buch Tobiae[3] am II. Capitel, und wird allda genannt der Star, wie er denn auch noch von allen denen, die sich der Augen Cur befleissigen, und dies Werckes gebrauchen, also genannt wird. Man nennet diesen Mangel auch innerliche Hirnfelle, dieweil dessen Ursache vom Gehirn herkömbt. Wils auch also darbei bleiben lassen, und weiss ihm auf dies Mal keinen andern Deutschen namen zu geben, bis ich es

[1] Natural philosophy 1807, I, 238: Dr. Wollaston has determined the colored image or spectrum.

[2] Der Name hat mit den venetianischen Glasarbeiten direct nichts zu thun. Castelli p. 739: „*Veneticus, Venetus, ἐνετός denotat colorem glaucum vel dilute coeruleum. Unde oculi Venetici vocantur qui suffusione sunt affecti* ... [Pseudo]Galen. l. de oculis part. 4, c. 12.“ In dem Galen des Valgris. Venet. 1562 finden wir dieses Buch, das nur lateinisch existirt. *De suffusione vel cataracta .. Color est diversus ... viridis, aliis venetus, unde antiqui cataractas veneticos oculos appellaverunt.* Man kann wohl vermuthen, dass im Griechischen *γλαυκός* gestanden. Vgl. Glaucoma (Oribas).

[3] Darüber existirt eine ganze Literatur. Vgl. Tobiae Leucomata Dissert. Mauchart-Brecht, Tübingen 1743. Haller dissert. chir. I, 368. Die Hauptstelle der um 100 n. Chr. verfassten griechischen Uebersetzung des chald. Buches lautet: *Ἡ δὲ χολὴ (ἰχθυός), ἔχριυε ἄνθρωπον, . . καὶ ἀποβαλεῖται τὰ λευκώματα.*

einmal besser lerne und erfahre. Woher es aber der Star genannt wird, und woher ihm dieses Wort Star kömbt, kann ich zur Zeit auch nicht wissen. Denn dieser Namen also bekannt und breuchlich ist, dass Bürger und Bauer, Gelerte und ungelerte darum wissen. Denn wenn sie von einem gar blinden Menschen hören, sagen, sehen oder reden, wissen sie nicht anders zu sagen, als vom Star, und sprechen, Er ist oder sey Starblind. Derwegen lasse ich es bei diesem gemeinen Namen auch wenden und bleiben. Aber dass dieser gebrechen und mangel der Star genannt wird, das ist kein Wunder, denn man findet mehr gebrechen, Mängel und schäden der Menschen, die nach Thieren und auch anderen dingen genannt werden. — — Es sind etzliche Leute, die vermeinen nicht anders, man bekomme diesen Mangel von dem Vogel, den man Star nennt, wenn man derselben viel esse, oder aus einem Wasser trinke, da gemelter Vogel ausgetrunken, oder innen gebadet habe. Solches ist aber ein Aberglaube." . . . Aber der Bürger und Schnittarzt hat sich vergeblich bemüht, die Ableitung der Augenkrankheit von dem Vogel ist von Pedanten immer wieder auf's Tapet gebracht worden. Wallroth p. 169: *cataracta autem avis marina est . . . et vernacula denominatio, Staar, nihilosecius etiam avem appellat.* Er meint, dass unsere Vorfahren aus der Bibel (d. i. Buch) den Namen entnommen (Luther übersetzt λεύκωμα mit Staar, Buch Tobias). Zarncke (kl. M. f. A. 1874, p. 273) erinnert in einer sehr gründlichen Abhandlung an die Tüpfelung des Vogels und der Linsentrübung! Die Augenärzte haben sich viele Mühe gegeben, das Wort Staar aufzuklären. Adam Schmidt (Ammon's Zeitschr. f. Ophth. I, 384) leitet es von Starren ab, weil die Staarblinden einen starren Blick haben sollen, — was doch nicht richtig ist. Becker hat die Meinung des Lexicographen Frisch (Berlin 1741) widerlegt, dass es von Stern (Augenstern) herzuleiten sei. Magnus hat in seiner Geschichte des grauen Staares alle Meinungen gründlich besprochen. Ehe ich zu der meinigen übergehe, will ich die vorzügliche Auseinandersetzung von O. Becker hersetzen: „„Das deutsche Wort „Staar" ist in der Verbindung „staarblind" schon sehr alt. In den aus dem 8. Jahrhundert stammenden Keronischen Glossen heisst es: *Hyerna bestia staraplint* (Reichenauer Ausgabe: *Hyaena stara bestia plint*) *Cujus pupillae lapideae sunt, des seha augono stari sint.* Die Stelle ist abgedruckt in Graft's Diutiska I, 239[1] Weigand[2] sagt: Als Wurzelverbum ist aufzustellen ein goth. stairan, ahd. stéran = unbeweglich stehen, wovon ahd. staren, mhd. starn = die Augen unbeweglich auf etwas richten, starren". Staar bedeutet also soviel wie Augenstarre. Wann das Wort „Staar" zuerst vorkommt, habe ich nicht eruiren können. Da von Hause aus mit dem Worte „Staar" eigentlich nur ein Symptom einer Augenkrankheit, der starre Blick, bezeichnet wurde, so ist es begreiflich, dass man dasselbe für ganz verschiedene Augenkrankheiten angewendet findet. Als man diese unterscheiden lernte, wurden sie durch Beiwörter, wie grauer, schwarzer u. s. w. Staar, von einander geschieden, Ausdrücke, die wir auch heute noch anwenden. Vor Zeiten aber gab es solcher Unterarten des Staares viel mehr. So führt George Bartisch von Königsbrück, Bürger, Oculist, Schnitt- und Wundarzt in der Königl. Stadt Dresden, in seiner 1583 erschienenen „Ophthalmodouleia" noch den grünen, weissen, gelben und blauen Staar auf. Jetzt dagegen gewöhnt man sich immer mehr daran, das Wort „Staar" nur noch in der Verbindung „grauer Staar" zu gebrauchen, so dass die Zeit nicht mehr fern zu sein scheint, wo das Wort „Staar" allein ohne das Beiwort „grau" mit Cataracta, Linsentrübung, gleichbedeutend sein wird. Die Kenntniss der ursprünglichen Bedeutung scheint allmählich bei den Aerzten und beim Publikum ganz abhanden gekommen zu sein. Derselbe Bartisch schreibt l. c. auf Bl. 42: „Woher es aber der Star genannt wird ..... Die jetzt gebräuchliche Schreibweise ist nicht die richtige. Luther schrieb Starr, Bartisch, wie wir gesehen haben, Star. In Andersen[3] finde ich: „Im mhd. bedeutet star als Subst. sturnus, als Adj. rigidus, d. i. nach gewöhnlicher Schreibweise im mhd. staar und starr. Seitdem aber das adh. staraplint statt durch starrblind, wie es hätte lauten sollen (vgl. anstarren, stieren), vielmehr durch staarblind wiedergegeben wurde und ein Subst. Staar (Augenstarre) hinzugetreten ist, gerieth man später auf den Gedanken den Vogelnamen Stahr zu schreiben. Leicht ist es einzusehen, dass, wofern nicht, was unstreitig das einfachste wäre, die mhd. Form für beide Wörter verbleiben kann, mindestens das

[1] Siehe auch Graft's Althochdeutscher Sprachschatz III, S. 263.
[2] Deutsches Wörterbuch II, S. 779.
[3] Ueber deutsche Orthographie S. 18.

eine der Verbaldehnung lieber entriethe, weil dadurch der Zusammenhang mit starr desto deutlicher hervorträte." Hiernach ist auch die Frage Stricker's (Staar oder Starr?) zu beantworten. Das von ihm genannte Werk von Lichtmann (Nürnberg 1720) enthält die oben angeführte Stelle aus Bartisch fast wörtlich. In ganz entgegengesetzter Weise ist in späterer Zeit, wenn auch nur selten, das Wort Staar für Augenstern gebraucht, so bei Baggesen und Matthisson. Doch dürfte das Wort Augenstern für Pupille aus Staar gebildet sein und nicht umgekehrt. Wenn sich bei Rabener (IV, 36) auch einmal findet, „auf dem einen Auge habe ich einen Stern", so giebt es doch gar keinen Anhaltspunkt dafür, dass das Wort Staar von Stern, etwa durch das englische star als Mittelglied, abzuleiten wäre, eine Meinung, der man wohl gelegentlich begegnet. Dagegen spricht schon, dass bei den Engländern, wie bei den Franzosen und Italienern, schon seit langer Zeit für Staar kein anderes Wort gebräuchlich ist, als Cataract.""

Allerdings kommt Star oder Staar von starr; jedoch beziehe ich das Starre nicht auf die Blickachsen, sondern auf die von allen alten Schriftstellern ohne jede Ausnahme als Wesen der Erkrankung hingestellte Erstarrung des Kammerwassers. 1. Celsus, concrescit humor. 2. Galen, *πῆξις τοῦ ὑδατώδους*. 3. Oribas. (nach Rufus), *ὑγρῶν πηγνυμένων*. 4. Aetius (nach Demosth.), *ὑγρῶν πηγνυμένων*. 5. Paull. Aeg., *πηγνυμένων ὑγρῶν*. 6. Theophan. Nonnus, *πηγνυμένου ὑγροῦ*. 7. Joannes Act., *πηγνυμένων ὑγρῶν*. Das Wort concrescere heisst bei allen lateinischen Classikern erstarren, gerinnen und wird von dem Gerinnen der Milch, des Blutes, sowie von dem Erstarren des Wassers zu Eis gebraucht. Das Wort *πήγνυσθαι* heisst bei allen griechischen Classikern erstarren, gerinnen, gefrieren. Das staraplint der keronischen Glossen bedeutet also starrblind, concretione coecus. Hierdurch hoffe ich die Frage, welche seit 300 Jahren viele Augenärzte beschäftigt hat, gelöst zu haben.

Starblindheit (Starrblindheit) soll die Verdunkelung des Gesichtsfeldes bedeuten, die nach längerem Hinstarren auf einen Punkt eintritt (C. f. A. 1885).

Staphyloma, Beerengeschwulst (nicht Traubenauge, wie Kraus übersetzt); denn wenn *σταφύλωμα* auch von *σταφυλή* Weintraube herkommt, so lauten doch die Definitionen der Galeniker (XIX, 435 und XIV, 774): *Σταφύλωμά ἐστιν ἔπαρμα κατὰ τὸν τῆς κόρης τόπον ἐμφερὲς ῥαγὶ σταφυλῆς*, und *σταφύλωμα δὲ λέγεται ὅταν ἡ κόρη τοῦ ὀφθαλμοῦ μετεωρισθῇ μετὰ φλεγμονῆς καὶ πόνου καὶ γίνηται ὅμοιον ῥαγὶ σταφυλῆς λευκὸν τῇ χροιᾷ.* Vgl. auch XIX, 439. *Σταφύλωμά ἐστιν ἔκτασις τοῦ μέλανος χιτῶνος μετὰ πυρώσεως ὁμοία ῥαγὶ σταφυλῆς.* Man sieht, dass (wie bei dem Namen *ῥαγοειδής* für Regenbogenhaut, von *ῥάξ* die Beere)[1] die Form und nicht die Farbe zur Grundlage des Vergleiches dient; man sieht ferner, dass meist Vorfall der Regenbogenhaut (aus der geschwürig zerfallenen Hornhaut) mit beerenartig abgeschnürter Grundfläche gemeint ist. Aetius (p. 130) unterscheidet Staphyloma ohne und mit Zerreissung der Hornhaut. (Ersteren Fall nennen unsere Landsleute Ceratocele.) *καλεῖται δὲ σταφύλωμα, ὅταν ὁ κερατοειδὴς χιτὼν κυρτωθῇ καὶ τὴν ὑπεροχὴν ῥαγὶ σταφυλῆς παραπλησίαν ποιήσηται. γίνεται δὲ ποτὲ μὲν ... χωρὶς ῥήξεως ... καλοῦσι δὲ σταφύλωμα καὶ ὅταν κατὰ ῥῆξιν τοῦ κερατοειδοῦς πρόπτωσις μεγάλη τοῦ ῥαγοειδοῦς γένηται.* (In ersterem Fall sei die Farbe weiss, in letzterem blau oder braun. Wenn der Vorfall vernarbt und eingeschnürt ist, heisst er Nagel, weil er einem Nagelkopf, *ἥλου κεφαλῇ*, gleiche. Die Sehstörung ist unheilbar, die Entstellung kann operirt werden. Aetius ist immer interessant und lehrreicher, als viele meinen.) Die entsprechenden Stellen aus Aegineta und Actuarius sind unter Proptosis nachzusehen. Mittelmässig ist Alex. Trall. (p. 152), welcher nur den Namen, nicht die Sache erklärt: *ἐκλήθη δὲ σταφύλωμα διὰ τὸ ἐοικέναι ῥαγὶ σταφυλῆς.* Die Uebersetzung: „Das Staphylom wurde nach der Aehnlichkeit mit den Rissen der Weinbeere genannt", ist unrichtig, obwohl die Handschrift *ῥαγῇ* statt *ῥαγὶ* hat: der Riss heisst *ῥαγάς* oder *ῥαγή*. — Bei Celsus VII, 7, 11 heisst es: *In ipso oculo nonnunquam summa attolitur tunica, sive ruptis intus membranis aliquibus sive laxatis; et similis figura acino fit. unde id σταφύλωμα Graeci vocant.* Das unbestimmte *aliquibus* charakterisirt den Celsus. *Acinus* heisst die Beere (einer Traube, *bacca* die einzeln stehende Beere), *uva* die Traube; *racemus* Beere oder Traube, *racemosus* traubenreich oder -artig = *βοτρυώδης*, von *βότρυς* Traube,

[1] Doch hat Aët. (p. 104): *ἔοικε γὰρ (ῥαγοειδὴς) ῥαγὶ σταφυλῆς τὸ σχῆμα καὶ τὴν χρόαν.*

dagegen βόϑρος oder βοϑρίον Grube. — Die Neulateiner haben für Staphyloma gar den Ausdruck *uvatio* (z. B. Henricus Mathisius, der Uebersetzer des Actuarius, im Stephan.) oder *uveatio*, wie z. B. Capivaccio. — In neuerer Zeit hat Fr. Jäger die buckelförmige Irisentartung, andere den Irisvorfall nach Staarschnitt als Staphylom bezeichnet. Die Staphylomlehre wurde in der ersten Hälfte unseres Jahrhunderts noch eifrig gepflegt, Rüte führt 15 Arten von Staphylom, Himly gar 22: aber seitdem man die Drucksteigerung im Augeninnern genauer kennen gelernt, hat dieses Gebiet viel von seinem Interesse verloren. — Sollen wir den Namen Staphylom beibehalten? Jedenfalls bedeutet er uns nichts von der Beere, sondern nur Hervorwölbung oder Wulst. I. *Staphyloma corneae*, 1. partiale, 2. totale, a) *rotundum*, b) *conicum*, c) *racemosum*, wo der übernarbte Irisvorfall in einzelne Läppchen getheilt ist, brombeerartig. II. *Staph. sclerae*, 1. *circumscr.*, a) *ciliare*, b) *aequatoriale*, c) *posticum, verum Scarpae.* IIb hängt mit Drucksteigerung, c) mit Axenverlängerung zusammen; 2. totale. III. *Staph. bulbi totale* (Secundärglaucom). Missbräuchlich wird auch die sichel- oder ringförmige Stelle am Rande des Sehnerven kurzsichtiger Augen als *Staphyloma posticum* bezeichnet. Manche nennen sie Conus — weil sie meist nicht kegelförmig!

Statopathia des Auges = Abweichung von der normalen Lage (von στατός stehend und πάϑος das Leiden).

***Stearrhoea nigricans**, schwärzliche Fettabsonderung; Galezowski p. 36. Zum mindesten sollte man Steatorrhoea sagen (στέαρ, Gen. στέατος Talg, ῥοή Fluss).

***Steatoma**, Talggeschwulst; στέατωμα von στέαρ Talg (vgl. Atheroma). Der Ausdruck ist allmählich aus unseren Lehrbüchern geschwunden.

Sten-, eng; στενός, eng.

***Stenochoria**, Verengerung; στενοχωρία Eng-Ort, Klemme. Insbesondere von Thränencanal gebraucht. (Noch bis heute!) Andere nennen die Verengerung desselben Stenosis ductus nasolacrimalis. Ἡ στενοχωρία βλάπτει τὴν ἔκκρισιν. Galen. — Auch Hipp. de artic. 65 hat das Wort, wiewohl in Galen's Comment. dazu (XVIII a, 411) στενυγροχωρία gelesen wird (στενυγρός jonisch für στενός).[1] Die Ueberschrift eines Abschnittes in einem Lehrbuch vom Jahre 1877 lautet: Stenosen und Atresien des Thränenschlauchs. Gemeint sind die Verstopfungen und Verschliessungen.

Stenopaeischer Apparat = Schlitzbrille, Schlitz. Stenopaeischer Spalt ist eine überflüssige Wiederholung; στενός heisst eng, στενωπός (nach den Wörterbüchern von ὤψ, richtiger wohl von ὀπή Oeffnung) mit enger Oeffnung, ἡ στενωπός der Engpass, wofür auch στενωπή und das Verkleinerungswort στενωπεῖον gefunden wird. Die Erfindung der stenopaeischen Brillen rührt her von Donders, A. f. O. I, 2, 268: „von στενός eng und ὀπή Fensterscheibe“. Fensterscheiben zum Durchsehen waren den Alten fast unbekannt. Eine Fensterscheibe aus Marienglas heisst δίοπτρα (Strabon); Ach. Tat. (V. Jahrh. n. Chr.) gebraucht ὀπή für Fenster.

***Stenosis** s. oben Stenochoria.

Stereoskopia, das körperliche Sehen; Stereoskop das Instrument (Wheatstone's und Brewster's), um zwei ebene Zeichnungen zu einer körperlichen Wahrnehmung zu verschmelzen. στερεός heisst fest, στερεὸς ἀριϑμός die Cubikzahl, τὸ στερεόν der Rauminhalt, στερεομετρία das Ausmessen des Rauminhalts (Arist.); σκοπός der Späher. — Telestereoskop (τῆλε fern), ein Instrument von v. Helmholtz, um (künstlich, durch Vergrösserung des Augenabstandes mittelst zweier Paare von Planspiegeln) an sehr entfernten Gegenständen das stereoskopische Relief wahrzunehmen.

***Stillicidium**, das Tröpfeln (von *stilla* der Tropfen und *cadere* fallen). *St. urinae* schon bei Plin. 30, 66. *Stillicidium lacrimarum* das Thränenträufeln, noch in Lehrbüchern unserer Tage. (Nettleship p. 69, auch im Graefe-Saemisch.)

Strabismus, das Schielen; στραβισμός, στραβότης (nach Kraus auch στραβιλισμός und στρεβλισμός?) Adj. στραβός und στραβών scheel, auch στρεβλός (alle von στρέφω ich drehe). Verb. στραβίζω. Scheel heisst auch λοξόφϑαλμος. Spätgriechisch ist Schielen στραβοματία (von στραβός und μάτι, ὀμμάτη = ὄμμα Auge), Adj. στραβομάτης; graecobarbarisch heisst das Schielen στραβάρα, neubarbarisch (Paré u. A.) *Strabositas.* Die Römer haben die Ausdrücke *strabo, strabonus* und *strabus* aufgenommen; eigentlich lateinische Ausdrücke für schielend sind *paetus* und *luscus.* Paetus heisst ein wenig schielend: *non haec res de Venere paeta strabam facit*, Varr. sat. Men. 61, 4. *Luscus* heisst blinzelnd, schielend, einäugig,

[1] Gegensatz εὐρυχωρίη, Hipp. II, 607.

blödsichtig. *Luscitas* ist neulateinisch (*loucher* französisch), kommt noch nicht bei Cast., wohl aber bei Kraus vor, vgl. dasselbe. — 1. Schon der Vater der Medicin spricht mehrfach vom Schielen, und zwar mehr von dem symptomatischen bei schweren Fiebern, als von dem gewöhnlichen. a) Hipp. III, 734, Aphor.: *Ἐν μὴ διαλείποντι πυρετῷ ἢν χεῖλος ἢ ὀφρὺς ἢ ὀφθαλμὸς ἢ ῥὶς διαστραφῇ ... ἐγγὺς ὁ θάνατος.* I, 267, Coac. Praen.: *φλαῦρον δὲ καὶ ... διαστρέφεσθαι (τοὺς ὀφθαλμοὺς) ... κακὸν δὲ καὶ ἰλλαίνων ὀφθαλμός.* Es ist schwer zu sagen, wie sich *ἰλλαίνω* von *διαστρέφεσθαι* unterscheidet. Es heisst auch *ἰλλὸς, ἰλλώδης* schielend, von *ἴλλω, ἰλλαίνω*, Hauptwort *ἴλλωσις* (Stamm *εἴλλω, εἴλω, εἰλέω, εἰλύω* ich drehe). Galen (XIX, 105) setzt beide Worte gleich: *ἰλλαίνειν· διαστρέφειν τοὺς ὀφθαλμούς.* Andreae meint, dass das letztere Wort das gewöhnlichere Schielen, das erstere aber das Verdrehen der Augen bedeutet. Uebrigens unterscheidet Galen selber beide, an anderer Stelle VII, 150, siehe unten 4). b) Hippocr. I, 551, *de aere, aqua, loc.*: *εἰ οὖν γίγνονται ἔκ τε τῶν φαλακρῶν φαλακροὶ καὶ ἐκ γλαυκῶν γλαυκοὶ καὶ ἐκ διεστραμμένων στρεβλοί.* Die Erblichkeit des Schielens gehört also zu den ältesten Lehrsätzen der wissenschaftlichen Heilkunde. 2. Celsus scheint (wie auch die anderen lateinischen Aerzte) das Schielen übergangen zu haben; auch seine Schilderung der Augenmuskellähmung ist ziemlich schwach. 3. Plin. XI, 150: *Uni animalium homini depravantur (oculi), unde cognomina Strabonum et Paetorum. Ab iisdem qui altero lumine orbi nascerentur Coclites vocabantur, qui parvis utrisque Ocellae; Luscini injuriae cognomen habuerunt.* (*Luscinus* einäugig durch Gewaltthat, *cocles* von Geburt). 4. Galen. de caus. sympt. VII, 150: *ἡ δὲ ἴλλωσις οἵ τε καλούμενοι στραβισμοὶ τῶν κατὰ τοὺς ὀφθαλμοὺς (μυῶν σπασμοί).* Es ist übrigens leicht, den Alten Unwissenheit vorzuwerfen. Spasmus (vgl. denselben) war ihnen von der normalen Muskelzusammenziehung nur durch das Fehlen der Willkür unterschieden; folglich passt darauf auch unser Begriff der Contractur. — Galen hatte richtig erkannt, dass bei dem gewöhnlichen Einwärtsschielen Doppeltsehen fehlt (de loc. affect. VIII, 220, vgl. Diplopie). — Pseudogalen. Def. med. XIX, 436: *Στραβισμός ἐστι παράλυσις τῶν περὶ τὸν ὀφθαλμὸν μυῶν οὐχ ὅλων, ἀλλ' ἐνίων, δι' ἣν αἰτίαν ἢ ἄνω ἢ κάτω ἢ εἰς τὰ πλάγια νεύουσιν οἱ ὀφθαλμοί.* Wenngleich hier die Schielrichtungen gut angegeben werden, so ist doch das ursächliche Moment zu einseitig behandelt. 5. Oribasius bringt zuerst einen Heilversuch für das gewöhnliche Schielen, das Urbild der Schielbrille oder Maske, die also — weder Bartisch noch Dieffenbach erfunden hat; er beginnt mit der Behandlung in früher Jugend der Patienten! Synops. VIII, 51 (V, 455): *Περὶ στραβισμοῦ. Αἱ ἐκ γενετῆς στραβότητες τῶν νηπίων θεραπεύονται προσωπείου περιθέσει, ὅπως εἰς τὸ εὐθὺ βλέπωσι, καὶ τοῦ λύχνου δὲ τιθεμένου ἀντικρύ, καὶ μὴ ἐκ πλαγίου παραφαίνοντος. Καὶ ὅταν ἔτι πρὸς τὴν ῥῖνα συννεύσωσι τοὺς ὀφθαλμούς, κροκίδας φοινικίνας παρακολλᾶν καὶ τοῖς πρὸς τοὺς κροταφοὺς κανθοῖς, ὅπως πρὸς ταύτας ἀτενίζοντες διορθῶσι τοὺς ὀφθαλμούς.* 6. Paull. Aeg. III (p. 77) hat dasselbe wie Oribasius; nur noch (nach *βλέπωσι*) den Satz eingeschoben: *σπασμώδης γάρ ἐστι τῶν κινούντων τὸν βολβὸν μυῶν διάθεσις ὁ στραβισμός.* 7. Ueber alle Griechen hinaus geht aber Joann. Act. II, 448: *Ὁ δὲ στραβισμὸς γένοιτ' ἂν καὶ τοῖς προσήκουσι μὲν τῷ χρόνῳ, διά τινα σπασμώδη ἀνθολκὴν τῶν κινούντων μυῶν τοὺς βολβούς· οὐχ ἥκιστα δὲ νηπίοις συμβαίνει· ἔτι γὰρ πάντα ἁπαλοῖς οὖσιν, ἢν ἐκ πλαγίου τις*[1] *αὐτοῖς αἰωρῇ λίχνον ἀνημμένον ἢ ἄλλως αὐγὴ φωτὸς προσβάλλει, ἀνθέλκοντος τοῦ φωτὸς τὴν ὄψιν· καὶ τούτου ἐπὶ πολὺ γινομένου, ἔτι τῶν κινούντων μυῶν ἁπαλῶν τελούντων, τῷ χρόνῳ εἰς πάθος στραβισμοῦ ἡ τῆς ὄψεως διάθεσις μεθίσταται, τοῦ μὲν τῶν κινούντων μυῶν συνιζηκότος, τοῦ δὲ ἀντισπασθέντος κατὰ τὴν διάθεσιν δηλονότι τῶν πεπονθότων μυῶν, ἐπεὶ μὴ πᾶσιν ὡσαύτως ὁ στραβισμὸς γίνεται· ὅσαι δὲ ἐκ γενετῆς στραβώσεις γίνονται, τῆς διαπλαττούσης ταῦτα διαμαρτία φύσεως.* Hier haben wir also das angeborene Schielen durch Bildungsfehler, das früh durch Angewöhnung entstandene Schielen, die häufigste Form, und das seltenere, das bei älteren durch Contractur entsteht. In der That ist es nicht die Lähmung an sich, sondern die Contractur des Antagonisten, welche das zurückbleibende Schielen verursacht. — Ich unterscheide 1. Verschiebung (excentrische Fixation) beider Augen bei normalen Muskeln, z. B. durch doppelseitige Netzhautablösung.

[1] Im Arch. f. O. XXXIII, 1, p. 60 ist „man" ausgefallen.

2. Verdrehung des einen Auges (Schielen): a) einfache, b) durch Lähmung, eines Muskels, oder auch mehrerer. 3. Verdrängung des Auges, wobei nicht einmal der Drehpunkt des Auges an seinem Platze bleibt.

***Strabomètre**, frz., Schielmesser, Ed. Meyer, A. f. O. XI, 3, 215. In einem neuen Lehrbuch auch Hodometer genannt, d. h. Wegmesser (ὁδός Weg, *μέτρον* Maass). Aber warum?

***Strabometria**, Schielwinkelmessung (*μέτρον* Maass). Graefe-Saemisch.

***Strabotomia** soll Schieloperation heissen, bedeutet aber Zerschneidung eines schielenden Menschen! (*στραβός* scheel, *τομή* Schnitt.)

Streptothrix vgl. Leptothria.

***Strictura**, Verengerung, z. B. des Thränenschlauches. (Noch im Graefe-Saemisch). Strictura (von *stringere* zusammenschnüren) heisst bei den Alten die Zusammenpressung, die Beängstigung, das Stabeisen. Die alten Aerzte kennen das Wort nicht in unserem Sinn. Bei Celsus VII, 26 finde ich eine Andeutung von Harnröhrenverengerung (*iter urinae collapsum*). Caelius Aurel. gebraucht im allgemein patholog. Sinne (der Methodiker) Strictura, im Gegensatz zur Solutio, für Zusammenpressung (m. ac. I, 7, 52, chron. IV, 8, 115). Jedoch kommt er unserem Sinne schon etwas näher, m. chr. V, 4, 64: *Sed haec tria accidentia (stranguria, dysuria, ischuria) nunc stricturae sunt appendicia.*

Stroboskopische Scheiben (von *στρόβος* das Wirbeln, *στρόβιλος* Kreisel und *σκοπέω* ich schaue) sind solche, welche bei schneller Drehung uns zusammenhängende Bewegungen vortäuschen, deren einzelne Akte auf dem Rande der Scheibe dargestellt sind. Vgl. v. Helmholtz, phys. Opt. 349 über das Genauere des Versuches.

Struma vgl. Scrofula.

***Sublatio** (Erhebung) *s. Amotio* (Entfernung) *retinae* = Netzhautablösung (Graefe-Saemisch). Der erstgenannte Ausdruck ist wohl populär geworden durch *Sublatio cataractae*, das Emporschieben des Staars.

***Sudamina** (von *sudor* Schweiss), kleine wasserhelle Bläschen am Lidrand (Graefe-Saemisch IV, 403), Schweissbläschen. Die Griechen nannten sie *τὰ ἵδρωα* oder *ἱδρῶα*. Hippocr. Aph. III, 21. (K. III, 724) erwähnt sie als Sommerkrankheit, und sein getreuer Erklärer Galen (XVII, b, 620) fügt hinzu: *τὰ δὲ ἵδρωα τῶν κατὰ τὴν ἐπιφάνειαν ἐξανθημάτων ἐστὶν . . . καὶ γίγνεται : . . . διὰ τοὺς πολλοὺς ἱδρῶτας.* Vgl. Act. de diagn. im letzten Capitel des ersten Buches. Bei den alten Lateinern scheint der Ausdruck *sudamina* nicht vorzukommen; er findet sich aber bei den neulateinischen Uebersetzern der Stefan'schen Sammlung und bei Castelli.

***Subsidentia pupillae** vgl. Synizesis.

***Sugillatio** *in palpebr.*, Himly I, 224, Blutunterlaufung. Vgl. Hypopion unter Hypopyon.

***Sycosis** heisst Feigwarze; *σύκωσις* (von *σῦκον* die Feige), lat. *ficus* (barbarisch *ficatio*) oder *marisca* (d. i. eine Art grosser schlechter Feigen). 1. Die Alten verstanden unter Sycosis ganz allgemein feigenähnliche Geschwülste. Es mag genügen die Stelle des Celsus VI, 3 anzuführen: *Est etiam ulcus, quod a fici similitudine σύκωσις a Graecis nominatur, quia caro in eo excrescit; et id quidem generale est. Sub eo vero duae species sunt. Altera, ulcus durum et rotundum est: altera humidum et inaequale. Ex duro exiguum quiddam et glutinosum exit; ex humido plus et mali odoris. Fit utrumque in iis partibus, quae pilis conteguntur: sed id quod callosum et rotundum est, maxime in barba; id vero quod humidum, praecipue in capillo.* Vgl. Oribas. ad Eunap. IV, 53 (Vol. V, p. 735). Aeginet. III, 3, p. 56. Act. M. M. II, 5, p. 442. — 2. Insbesondere benannten sie aber Sycosis die körnige Wucherung des Trachoms, die ja allerdings einer geöffneten Feige recht ähnlich sieht, wie Aetius ausdrücklich hervorhebt. Dieser Gebrauch findet sich u. A. beim Galen. De simpl. med. facult. XII, 242: *τῶν βλεφάρων τὰς μεγάλας τραχύτητας ἃς συκώσεις ὀνομάζουσιν.* Vgl. auch Pseudogalen Med. XIV, 770 und die anderen Stellen, die unter Trachom erwähnt werden, namentlich Aetius. — Uebrigens ist die Bezeichnung *σῦκα* sehr alt, wie aus Hippocr. Epidem. III (K. III, p. 486) hervorgeht: *ἐπιφύσιες βλεφάρων ἔξωθεν, ἔσωθεν· πολλῶν φθείροντες τὰς ὄψιας ἃ σῦκα ἐπονομάζουσιν.* 3. Neuere Augenärzte haben ganz andere Dinge Sycosis genannt, z. B. M'c Kenzie harte Geschwülste des Lidrandes, besonders in der Nähe der Thränenröhrchen. Aber wozu und mit welchem Recht? Bei Himly I, 249 ist *Sycosis, palpebra ficosa = Blepharadenitis ulcerosa.* Ebenso bei Nettleship III. Ed. 1884, p. 60. — 4. Im Allgemeinen versteht man heutzutage unter Sycosis die sogenannte Bartfinne, Mentagra, eine Haarbalgentzündung [a) *s. vulg.* b) *s. parasitica*]. Uebrigens kann man bei Kranken, die an der Bartfinne leiden, gelegentlich eine entsprechende Veränderung an den Wimperhaaren beobachten. (Wie schon Hebra beobachtet hat.)

Symblepharon, soll Lidverwachsung heissen. Vgl. Blepharon.

Sympathisch mitleidend; *συμπαθής*, von *σύν* mit und *πάθος* das Leid (*ἀπαθής* nicht mitleidend); *συμπάθησις* Hipp., ferner *συμπάθεια* und *συμπαθία* das Mitleiden, bei Spätgriechen das Verzeihen. Unsere Classiker (Goethe u. A.) gebrauchen das Beiwort sympathetisch (*παθητικός* empfindlich) und das intransit. Zeitwort sympathisiren (*συμπαθιάω*). Die Alten kannten den *N. sympathicus* schon, gaben ihm aber nicht diesen, sondern zunächst überhaupt keinen Namen. Galen, IV, 190; X, 16; ferner de Platon. Timaeo (Fragment., Ed. Daremberg, Leipzig und Paris 1848): *ἄμφω* (Aort. et Ven. cav.) *κατὰ τὸ μέσον τῆς ῥάχεως, ἑκατέρωθεν δ' αὐτῶν ἓν νεῦρόν ἐστι...* — Hippocr. (L. VIII, 94) sagt von der Gebärmutter, dass sie auch Beziehungen zu den übrigen Körpertheilen besitzt: *πολλὰ τὰ κοινωνέοντα;* aber (L. IX, 106) *περὶ τροφῆς* hat er *Ξύῤῥοια μία, ξύμπνοια μία, ξυμπαθέα πάντα.* Er spricht auch *περὶ γυν.* (p. 605, 15, F.) von *ἀδελφέα παθήματα* und (p. 635 F., *περὶ τέχνης*) von *ἀδελφίξεες.* — Galen. de locis aff., I, 3 (Kühn VIII, 31) schaltet mit derartigen Begriffen in dem Sinne, der ihnen bis heute geblieben: *κυρίως οὖν ὀνομάζειν βουλόμενοι, τῇ μὲν πρωτοπαθείᾳ δευτεροπάθειαν ἢ ὑστεροπάθειαν ἀντικεῖσθαι φήσομεν, ἰδιοπάθειαν δὲ συμπαθείᾳ.* (*πρωτο-πάθεια* das erste Leiden, *δευτεροπάθεια* die Folgekrankheit, *ἰδιο-πάθεια* das selbstständige Leiden.) Galen. Comm. in Hipp. aph. 16, lib. 6: *τοῖς πάσχουσι μορίοις οὐχ ἁπλῶς ἕτερα συμπάσχειν πέφυκεν, ἀλλ' ὅταν ἐν ἰσχυρῷ γίγνονται πάθει.* — Die neueren Augenärzte (Himly I, 404) unterschieden *Ophthalmiae idiopathicae* von *sympathicae:* die ersteren sind vom Auge selbst ausgegangen; durch Verletzung, Einimpfung und dergl. entstanden: die letzteren sind abhängig entweder von der Körperconstitution oder von dem Zustand benachbarter Organe — oder von einer Entzündung des anderen Auges, namentlich bei der *Ophth. traumatica.* — Heutzutage pflegt man nur die letztere Gruppe als sympathische Augenentzündung zu bezeichnen. Klassisch ist der Fall, wo ein gesunder Mensch Verletzung (bezw. Zerstörung) des einen Auges erleidet; und nach einigen (4—6) Wochen das zweite, nicht mit verletzte, aus innerer Ursache mitleidet. Die Krankheit ist sehr selten; zum Glück, da sie sehr gefährlich ist. Erst in diesem Jahrhundert ist sie (durch von Ammon, M'c Kenzie u. A.) beschrieben, wiewohl es nicht im vorigen Jahrh. an Andeutungen gefehlt hat (z. B. bei Plenk). Viele Forscher haben für die Sympathie ein weites Herz und nennen alles sympathisch, was z. B. einem einäugigen Menschen an dem guten Auge zustösst! Man nennt in dem klassischen Fall das zuerst verletzte Auge auch das inducirende, das zweiterkrankte aber das inducirte oder sympathisirende.

***Symphysis,** Verwachsung; *σύμφυσις* (von *σύν* zusammen und *φύομαι* ich wachse) wurde schon bei den Alten in doppelter Weise gebraucht: 1. für normale Verbindungen, z. B. der Knochen, woher sich Symphys. oss. pub. bis in unsere Tage erhalten; 2. für abnorme Verbindungen, z. B. der Lider mit dem Augapfel. Vgl. Blepharon (Symblepharon). — Galen de ossib. (II, 738): *εἰσὶ δὲ καὶ (τῆς συμφύσεως) δύο μὲν αἱ πρῶται διαφοραί· τὰ μὲν γὰρ ἀλλήλοις, τὰ δὲ δι' ἄλλων συμφύεται.* Hipp. Aph. VII, 28 (K. III, 759).

***Symptoma** und **Symptosis** (*σύμπτωμα, σύμπτωσις* von *συμπίπτειν* zusammenfallen) haben in der Heilkunde ganz verschiedene Bedeutungen erlangt. 1. *σύμπτωμα* der Zufall, die Krankheitserscheinung, jedenfalls seit (Olympicus[1] und) Galen, welcher *περὶ τῶν συμπτωμάτων διαφορᾶς βιβλίον* und *περὶ αἰτίων συμπτωμάτων* drei Bücher verfasst hat. VII, p. 50: *πᾶν γὰρ ὅτι περ ἂν παρὰ φύσιν συμβαίνῃ τῷ ζώῳ, σύμπτωμά ἐστι.* Er unterscheidet auch schon *τὰ μὲν παθογνωμονικά,*[2] *τὰ δὲ συνεδρεύοντα κ. τ. λ.* (*εἰς Ἱπποκράτ. Ἀφορ. α'*; XVII, b. 390). — So bis heute. 2. *σύμπτωσις* heisst eigentlich das Zusammenfallen, die Gefässleere, *κενεαγγείη* (Aphor. I, 2; K. III, 706) der Collaps: so auch schon bei Hipp. (lib. 4 Epid., F., 1136 H.). — Von den Galenikern wird das Wort auch für Schwund des Sehnerven gebraucht. Med. (XIV, 777): *σύμπτωσις δὲ γίνεται μὲν ὑπὸ τοῦ πόρου στενουμένου καὶ συμπίπτοντος δι' ἀτροφίαν καὶ πάρεσιν· σπάνιον δὲ τοῦτο τὸ πάθος καὶ δυσίατον.* (Compression des Sehnerven wird daselbst *παρέμπτωσις* ge-

[1] Galen hat uns (X, 67) dessen Erklärungen aufbewahrt: *πάθος μὲν γάρ ἐστι διάθεσις παρὰ φύσιν τοῦ σώματος ἐπίμονος· σύμπτωμα δὲ ὃ τῷ πάθει συμβαίνει κ. τ. λ.*

[2] Zur Erkenntniss der Krankheit dienend (von *πάθος* und *γνώμων*, der Kenner).

nannt.) Dieser Ausdruck ist heute nicht mehr üblich. — Dagegen versteht man noch heute in der Optik unter Symptose das Zusammenfallen von Gegenstand und Bild, z. B. in den Mittelpunkt eines Kugelspiegels.

***Synapsis**, Verbindung (σύναψις) für Synechia (Woolhouse).

***Syncanthus** *externus* und *internus* (κανθός Lidwinkel) hat v. Ammon die Verbindungsstücke zwischen den Lidwinkeln und dem Augapfel bei dem sog. Symblepharon (s. dasselbe unter Blepharon) genannt; nicht bloss Himly, sondern auch Stellwag v. Carion (p. 514) hat diesen — schönen Namen für die Studenten aufgehoben.

Synchysis heisst eigentlich das Zusammengiessen (*confusio*); σύγχυσις von συγχέω oder συγχύνω. Das Wort ist von den Griechen bis auf unsere Tage gekommen, hat aber die Bedeutung einigermaassen gewechselt. 1. In ganz allgemeiner Bedeutung hat es Hippocr. Epidem. VI, 3, 1 (K. III, 595): ἡ κοιλίης νάρκωσις, ἡ τῶν ἄλλων ξύγχυσις. 2. Die Galeniker verstanden unter Synchysis ein vollständiges Umschütteln der Augenfeuchtigkeiten, nach traumatischer oder spontaner Zerreissung, so dass nichts an seinem Platze bleibt. Pseudogalen, Def. med. XIX, 435: σύγχυσίς ἐστι ποτὲ μὲν ἐκ πληγῆς, ποτὲ δὲ ἐξ αὐτομάτου ῥῆξις τῶν ἐν βάθει χιτώνων μετὰ προχύσεως τῶν ὑγρῶν καὶ ἀλλοιώσεως τῆς κόρης. Med. XIV, 776: σύγχυσις δέ ἐστιν, ὅταν τὰ ἐν τῷ ὀφθαλμῷ ὑγρὰ μὴ κατὰ χώραν μένῃ, τὴν ἰδίαν τάξιν σώζοντα, ἀλλὰ τεταραγμένα ᾖ. Oribas, Synops. VIII, 53 (Vol. V, 457): τὰς μὲν οὖν ἐκ πληγῆς συγχύσεις .... Ebenso Aegineta p. 78. Aet. VII νή (p. 134): σύγχυσις δὲ τοῦ ὀφθαλμοῦ τὰ πολλὰ πληγαῖς ἕπεται σφοδραῖς καὶ ἐπὶ φλεγμονῇ δὲ τοῦ ῥαγοειδοῦς συμβαίνει, ῥαγέντων τῶν ἐν αὐτῷ ἀγγείων· ἡ δὲ κόρη τῷ χρώματι[1] θολερὰ γένεται καὶ ἢ μείζων ἑαυτῆς γίνεται ἢ μικροτέρα ... So blieb der Begriff der Synchysis noch bei A. Paré, Maître-Jean u. A. 3. In unserem Jahrhundert bezeichnet man mit diesem Namen die Glaskörperverflüssigung (Himly II, 365), die übrigens häufig eine Ablösung (vordere oder hintere) des Glaskörpers darstellt. Die deutschen Namen sind besser, weil bezeichnender. (Man unterscheidet einfache, flockige, funkelnde.) *Synchysis scintillans (funkelnde S.), wenn in dem theilweise verflüssigten Glaskörper glitzernde (Cholestearin-)Crystalle enthalten sind (Synchyse étincelante, Desmarres d. V.). Sichel d. V., welcher diesen Zustand mit zuerst gesehen, erfand dafür den Namen *Spintheropie (von σπινθήρ Funken, ὤψ das Sehen). — Synchisis ist falsch, wenn es auch in den allerneuesten und besten Büchern vorkommt.

***Syndectomia**, wohl für Syndesm-ectomia = Peritomia (vgl. diese), Augapfelbindehautausschneidung. A. v. Graefe, A. f. O. X, 2, 198. Nettleship p. 88.

***Syndesmos**, Band; σύνδεσμος (von συνδέω, woher auch σύνδεσις, συνδεσμικός, συνδεσμοειδής, συνδετικός, σύνδετος.) 1. Die Alten verstanden darunter die Gelenkbänder (*ligamenta*), und wir auch noch, wie jeder Student im ersten Semester weiss, wenn er Osteologie und Syndesmologie belegt. Galen de mot. muscul. IV, 369: σύνδεσμος γάρ ἐστιν, ὅ γοῦν ἰδίως, οὐ κοινῶς ὀνομαζόμενος, σῶμα νευρῶδες, ἐξ ὀστοῦ μὲν ὁρμώμενον πάντως, διαπεφυκὸς δὲ ἢ εἰς ὀστοῦν ἢ εἰς μῦν. Vgl. V, 204; II, 233 u. a. a. O. 2. Deshalb ist es unthunlich, die Bindehaut Syndesmus zu nennen, Syndesmitis die Bindehautentzündung. (Stellwag v. Carion, V. Aufl. 1882, p. 404.) — Der Tisch ist besetzt! Wenn Rufus (vgl. Auge) sagt κύκλος δὲ ἡ στεφάνη καὶ σύνδεσμος τῶν χιτώνων, so ist das doch etwas anderes als Bindehaut. Allerdings heisst es bei Galen XII, 711 von der Bindehaut σύνδεσμος ὢν καὶ αὐτὸς ὅλῳ τῷ ὀφθαλμῷ. Syndesmometria (C. f. A. 1885), Messung der Bindehautsacktiefe; μέτρον das Maass.

Synechia, Verwachsung; συνέχεια von συνέχειν verbinden. 1. Galen nennt so die Anzeige des Geschwürs, M. M. III, 8 (Vol. X, 228): τὸ γὰρ αὐτὸ τοῦτο μόνον ἕλκος .... αὐτῆς μόνης δεῖται τῆς ἰδίας ἰάσεως ἧς ὁ σκοπὸς ἕνωσις ἢ κόλλησις ἢ σύμφυσις ἢ συνέχεια. 2. Neuerdings nennen unsere Landsleute eine Verwachsung der Iris Synechia (meist mit falscher Betonung!), während die Franzosen adhérence de l'iris, die Engländer adhesion of the iris sagen. Warum sollen wir uns nicht dazu ermannen, Verwachsung zu sagen! S. antica, Verwachsung der Blend- und Hornhaut; S. postica, Verwachsung der Blendhaut mit der Linsenkapsel. (Punkt-, zungenförmige, mehrfache, kreisförmige, flächenhafte, Pupillensperre. Vgl. Seclusio, Synizesis.) *Synechotomia soll Trennung der Ver-

[1] Im Text falsch χρήματι.

wachsung bedeuten (ant., post.). Jedenfalls fehlt ein e oder i.

***Synizesis**, Pupillensperre; *συνίζησις* heisst bei den Alten das Einsinken, der Bodensatz, die Verschmelzung zweier Vocale, von *συνιζάνω* zusammenschmelzen. *Synizesis pupillae* setzen unsere Landsleute (noch in diesem Jahrhundert, wiewohl heutzutage seltener, ebenso auch Galezowski) für Pupillensperre, wofür die Engländer meistens closed pupil, die Franzosen Occlusion de la pupille zu sagen pflegen. Himly II, 174 giebt an, es müsse eigentlich *Synizesis marginum pupillae* heissen; er erzählt, dass dabei die Pupillenränder unmittelbar an einander stiessen, bei *Atresia pupillae* (vgl. diese) aber noch ein Bindeglied, Exudat u. dergl. dazwischen sei. Falsch ist die Schreibweise Synicesis oder Synisesis, Beer II, 190, der auch *subsidentia pupillae, phthisis pupillae* hat. Auch Himly II, 176 führt *subsidentia pupillae.* (Von den Alten [Vitruv] kennt man *subsidentia aquarum,* den Niedersatz). Bei dem gelehrten Gorraeus sucht man den Ausdruck Synizesis vergebens. Im Castelli lese ich bei *Considentia.* „*Est etiam angustatio cavitatum vel meatuum, quando latera concidunt;* Gr. *συνίζησις.* Jul. Alex. not. ad Galeni de differ. morb. I, II, 297." (*Considentia* findet man nicht in den gewöhnlichen Wörterbüchern, *considere* heisst allerdings auch sich senken, zusammensinken.) Die Anwendung auf die Pupille verdanken wir Hrn. Woolhouse, der ebenso erfindungsreich wie unglücklich in der Namengebung war. Vgl. Mauchart *de pupillae phthisi et synizesi,* Tübingen 1745. (Haller, disp. chir. I, 455): *Vocatur Woolhousio talis omnimodo occlusio et concretio pupillae συνίζησις a συνίζειν considere dicta, alias etiam συγκάθεσις a καθίζομαι sedere.*

***Synophrys**, Verwachsung der Augenbrauen (der rechten mit der linken). Bei den Alten kommt das Beiwort vor, *σύνοφρυς*, von *σύν* zusammen und *ὀφρύς* Braue. Vgl. Mesophryon.

***Synophthalmus**, das Verschmelzen beider Augen (vgl. Cyclopia); von *σύν* zusammen und *ὀφθαλμός* Auge, kommt bei den Alten nicht vor (auch nicht bei Gorraeus, Castelli, Kraus), ist aber nach Analogie von *σύνοφρυς* richtig gebildet.

***Syrinx**, Fistel (vgl. diese); *σῦριγξ* Röhre, Fistel, *fistula.*

T

Tabes, die Schwindsucht (Verb. *tabēre* = *τάκειν*, dor. für *τήκειν*, auch *tabescere;* Adj. *tabidus*, bei Späteren *tabiosus*, *tabidosus*, auch *tabificus.* Die Alten gebrauchten Tabes, wie wir Schwindsucht. Vgl. Cels. II, 7, p. 58, 62, 64 und III, 22: *de tabe et ejus speciebus* (*ἀτροφία, καχεξία, φθίσις*). Bei Tacit. kommt auch *tabes oculorum* vor. Heutzutage ist Tabes gebräuchlich für Rückenmarkschwindsucht, *tabes dorsualis.* (*Φθίσις νωτιάς* Hipp. de morb., F. 479, 9, K. II, 265.[1]) Tabetisch ist falsch, da der Genitiv *tabis* heisst; Tabiker ist übel; tabidos und tabidisch oder tabios sind nicht in Gebrauch; tabisch ist zulässig, wenn man nicht deutsch reden will. Vgl. *Atroph. n. opt. e tabe dorsuali.*

***Tachistoscop** (von *τάχιστα* am schnellsten, *σκοπέω* ich sehe) ist ein Instrument von Volkmann d. V., um ohne Augenbewegung stereoskopisch zu sehen (Leipz. Gesellsch. d. W. 1859; v. Helmholtz, phys. Opt. 567): ein fallender Schieber öffnet für einen Moment die Oeffnungen, durch welche der Beobachter blickt.

***Tachycardia**, Basedow's Krankheit. Vgl. Cardiogmus.

Taetowirung = Färbung durch Pigment, welches in zahlreiche Stichöffnungen eingebracht wird. (Nach Art der Südseeinsulaner, von denen das Wort herstammt. Frz. *tatouage*). Taetowirung der Hornhaut. Wie soll das — griechisch oder lateinisch ausgedrückt werden? Nun für gewöhnlich sind es die weissen Flecke der Hornhaut, welche schwarz gefärbt werden sollen. Dies kannten auch die Alten. Vgl. Galen. de compos. med. sec. l. XII, 739. *Βάμματα λευκωμάτων.* (Das Verfahren ist unter Nubecula nachzusehen.) *Βάμμα* heisst die Tünche, von *βάπτω* ich färbe, wovon auch *ἡ βάψις.* Wer aber daran Anstoss nimmt, dass unser Verfahren von dem des Galenus abweicht, erinnere sich aus Xenophon's Anabasis (V, 4, 32, vgl. C.-Bl. f. A. 1887 Märzheft) an die blumenartig tätowirten Barbaren (*ἐστιγμένους ἀνθέμια*). Die Male heissen *στίγματα*, nach Aetius, der sie schon an den Händen der Soldaten sah. Man bilde, da (mit Ausnahme von *στίξις* das Punktiren, schol. Ap. Rh.) ein griechisches Hauptwort der Art nicht existirt, *stigmatio* aus dem spätlatei-

[1] Sehr lesenswerth.

nischen *stigmare.* Mir genügt Hornhautfärbung.

***Taraxis**, Bindehautreizung; *τάραξις*, von *ταράσσειν* umrühren, *conturbatio, perturbatio.* Vgl. Pseudogalen med. XIV, 769 und die übrigen, die unter Ophthalmia citirt werden. Noch bei Himly I, 401, II, 6.

Tarsitis, Lidknorpelentzündung, von *ταρσός.* Vgl. Auge.

***Tarsomalacia**, Lidknorpelerweichung (*μάλαξις* die Erweichung). Himly I, 238.

Tarsorrhaphia (Tarsorrhaphe), Lidrandnaht, nicht Knorpelnaht, von *ταρσός* und *ῥαφή* Naht. Man unterscheidet *T. ext.* (lateral.), *T. intern.* (nasal.); und könnte noch *T. media*, *T. univers.* hinzufügen. Die Operation ist wichtig, das Wort scheint uns kaum richtig. Wer Blepharorrhaphie wegen des Missklangs meidet, sage — Lidnaht. „Mediane Tarsorraphie bei paralytischem Lagophthalmus" = Vernähen der Lidmitte bei Lähmung des Lidhebers.

***Tarsotomia** *horizontalis* nannte von Ammon die Operation gegen Einstülpung, welche gewöhnlich als Burow's Operation bezeichnet wird, aber schon von Aet. beschrieben ist.

***Teichopsia** (noch im Graefe-Saemisch) = „Flimmerscotom" (H. Airy 1873). Die Grenze des verdunkelten Gesichtsfeldtheils ist eine glänzende Zickzacklinie, wie man — eine Befestigungsmauer zu zeichnen pflegt (*τεῖχος* Mauer, *ὄψις* Sehe).

***Teleangiektasia** (Telangectasia), Gefässenddehnung, Capillargefässerweiterung. Kraus will Angiotelectasia; von *ἀγγεῖον* Gefäss, *τέλος* Ende, *ἔκτασις* Ausdehnung. Lobstein scheint mit *la télangiose* den Anstoss zu diesem vorher unerhörten Namen gegeben zu haben. — Die Veränderung kommt auch an den Lidern und der Bindehaut vor; auch an der Netzhaut (Graefe-Saemisch).

***Telemeter**, Fernmesser Landolt's (*τῆλε* fern, *μέτρον* Maass), besteht aus 2 Prismen. C.-Bl. f. A. 1880, p. 439.

Teleskop, Fernrohr; *τηλεσκόπος* (von *τῆλε* weit und *σκοπέω* sehen), weit sehend [*ὄμμα*, Ar. nub. 290]; dagegen *τηλέσκοπος* weit sichtbar [Soph. u. A.]. Auch *τηλῶπις* und *τηλωπός* heissen weitsehend.

Telestereoskop vgl. Stereoskop.

***Tenonitis** soll Entzündung der Tenon'schen Kapsel, nicht des Herrn Tenon bedeuten, — ein besonders schlechter Name.

Tenotomia sagt man, Tenontomia soll man nach Kraus sagen; ich würde Sehnenschnitt vorziehen. Die Sehne heisst *ὁ τένων*, Genit. *τένοντος;* und die Formen *τὸ τέννος* oder *τένος* (Gen. *εος*), welche die Grammatiker uns aufbewahrt haben, können nicht zur Entschuldigung dienen. Wer sagt denn Teneotomie? Den an der Sehne verwundeten nennt Galen *τενοντότρωτος* und die Sehne zerschneiden heisst *τενοντοκοπεῖν* in der LXX.; Cael. Aur. morb. chron. I, c. 2, p. 557, hat *τενοντάγρα.*

Tensio, Spannung, z. B. des Augapfels. (Bei Scrib. c. 104 *tensio nervorum*, Cels. II, 7 *nervorum distentio.*)

***Tetanus oculi**, Augenmuskelstarrkrampf, so dass der Augapfel unbeweglich steht. („Bei *Tetanus universalis*, Vergiftung durch Narcotica" Himly I, 512. Nach Verletzung, beim Staarschnitt.) Noch in neuen Lehrbüchern! *τέτανος* Starrkrampf, von *τείνω* ich spanne. Starrkrampf des ganzen Körpers, aber mit Ausgang in Genesung ist nach Augenverletzung beschrieben worden.

***Thaumatrop**, die Wunderwende, ein Instrument um die Dauer des Netzhauteindrucks zu zeigen. (Paris, Pogg. Ann. X, 480, v. Helmholtz phys. Opt. 349). Es ist ein rechteckiges Täfelchen, das um die mittlere Längsaxe sich dreht. Ist auf der einen Seite ein Vogel, auf der anderen ein Käfig gemalt; so erscheint der Vogel im Käfig. Das Wort soll zusammengesetzt sein aus *τὸ θαῦμα* das Wunder und *ἡ τροπή* oder *ὁ τρόπος* die Wendung; müsste aber eher Thaumatotrop heissen, wie *θαυματο-ποιία* die Gaukelei bedeutet.

Thränenfistel, Thränensackfistel; vgl. Fistel.

Thrombosis des Hirnsinus drängt den Augapfel hervor (Exophthalmus). — Thrombosis der Netzhautvene (Phlebothrombosis ret.) bewirkt ausgedehnten Bluterguss in die Netzhaut (haemorrhagischen Infarct). *θρόμβωσις* heisst Blutgerinnung und ist (im Gegensatz zu Embolia) ein altklassischer Begriff; *θρόμβος* (von *τρέφω*) heisst Blutklumpen, Käseklumpen u. s. w., Adj. *θρομβώδης*, *θρομβοειδής*, Verb. *θρομβόω*. Die lateinischen Ausdrücke sind nach Castelli *grumus* (wörtlich Häufchen), *grumescentia.* Jedoch finde ich bei Celsus (VII, 26, 5) nur *sanguis concretus* = *αἷμα πεπηγὸς.* Hippocr., *περὶ ὑγρῶν χρήσιος* (L. VI, 126): *ὄξος ἕλκεσιν . . . θρόμβοισιν.* Galen., de atrabile, cap. II (V, 106): *θρόμβον ὁρῶμεν· οὕτω γὰρ ἔθος ὀνομάζειν τοῖς Ἕλλησι τὸ πεπηγὸς αἷμα.* Galen., in Hipp. de fract. (XVIII, b, 446): nach der Fractur *τὸ ἐκχυθὲν αἷμα . . . μελαίνεται . . . καὶ γίνεται πάθος ὃ καλεῖται θρόμβωσις . . . ., θρόμβος μὲν ἤδη τὸ αἷμα καλεῖται καὶ ἔστι.*

***Tinea ciliorum**, Grind der Wimpern (bei Nettleship *tinea tarsi*) = Blepharadenitis. *Tinea* heisst der nagende Wurm (Motte, Bohrwurm) bei den Alten. Plin. giebt eine ganze Reihe von Mitteln gegen denselben an. Erst bei Neulateinern (Heurn. ap. Castell.) bedeutet es eine Ausschlags-krankheit, besonders der behaarten Theile.

***Tonometer** vgl. Tonus.

***Tonsura** *cj.* (Fournari), vgl. Peritomia; *tonsura* heisst die Schur.

Tonus, Spannung; *ὁ τόνος* (von *τείνω* ich spanne), heisst wörtlich das Spannen; ferner die Saite, der Faden, der Nerv; der Accent und Ton; die Kraft. (Vgl. p. 96, b die wichtige Stelle aus Aret.) Hypertonia soll Spannungsvermehrung, Hypotonia Spannungsverminderung bedeuten, indem man *ὑπὲρ* = drüber, *ὑπὸ* = drunter setzt. Aber *ὑπέρτονος* heisst überspannt oder heftig, von *ὑπερτείνειν* überspannen; *ὑπότονος* heisst die Stützsäule, von *ὑποτείνειν* darunter spannen. Ueberdruck und Unterdruck ist weit besser. Tonometer, Spannungsmesser (von *τόνος* und *μέτρον* Maass), ein Instrument, das man wenigstens in der Praxis entbehren, bezw. durch den Finger ersetzen kann. Tonometria, Spannungsmessung.

***Tophus** nennt Beer II, 139 das Hagelkorn, wohl nach *λιθίασις*. Vgl. Chalazion. Es heisst *tofus* (*tophus*) der Tufstein (*tufo* ital.), griech. *πῶρος*, Adj. *tofacius* und *-eus*, *toficius*, *tofineus*, *tofosus*. Plin. 17, 20: *tofus scaber ac friabilis expetitur* (*ad emendandum solum*); 11, 203: *in iuvencarum secundo ventre pilae rotunditate nigricans tophus nullo pondere, singulare, ut putant, remedium aegre parientibus*. In der Medicin werden Harnsteine, Zahnsteine, Gichtknoten (Linden), auch specif. Knochenauswüchse *tofi* genannt. *Tophus orbitae* entsteht nach Himly (I, 366) durch Ablagerung erdiger Massen auf die Oberfläche der Knochen.

Torpor heisst Regungslosigkeit oder Stumpfsinn (*νάρκη*). *Torpor retinae* Abstumpfung der Netzhaut für geringe Helligkeitsgrade (Graefe-Saemisch).

***Tortuosität** der Netzhautgefässe scheint Einigen sehr schön zu sein. *Tortuosus* heisst gewunden, *tortuositas* Windung.

Touchiren (frz. *toucher*), berühren, besonders mit Aetzmitteln. Der Anfänger möge, wenn er den Aetzstift auf die Bindehaut anwendet, nicht vergessen, dass touchiren eben — berühren heisst!

Trachoma, Körnerkrankheit, granuläre Bindehautentzündung; *τράχωμα* (von *τραχύς* rauh) heisst Rauhigkeit, *aspritudo*, ebenso *τραχύτης*; *τραχωματικά* sind Mittel gegen Trachom. Bei Späteren kommt auch *δάσυμα* Rauhigkeit [eigentlich Behaarung] vor; ferner *σύκωσις* = Feigengewächs, *τύλωσις* Narbe, Schwiele: vgl. diese. Wer einen Blick in die Alten geworfen, wird nicht (mit einigen Militärärzten) behaupten — dass die Krankheit am Ende des vorigen Jahrhunderts entstanden sei! Hat doch sogar Sir William Adams für die Entdeckung der Granulationen eine Nationalbelohnung erhalten! Celsus (VI, 6, 26): *Haec autem* (*aspritudo*) *inflammationem oculorum fere sequitur; interdum major, interdum levior. Nonnunquam etiam ex aspritudine lippitudo fit, atque ipsam deinde aspritudinem auget, fitque ea in aliis brevis, iu aliis longa et quae vix unquam finiatur. In hoc genere valetudinis quidam crassas durasque palpebras et ficulneo folio*[1] *et asperato specillo et interdum scalpello eradunt, versasque quotidie medicamentis suffricant. Quae neque nisi in magna vetustaque aspritudine neque saepe facienda sunt.* Das ist die berühmte Hippocratische Ophthalmoxysis (Augen-Schaben). Vgl. die pseudohippocr. Schrift *περὶ ὄψιος* (L. IX, 156): *Ὅταν δὲ ξύῃς βλέφαρα ὀφθαλμοῦ ξύειν εἰρίῳ Μιλησίῳ οὔλῳ καθαρῷ περὶ ἄτρακτον περιειλῶν, αὐτὴν τὴν στεφάνην τοῦ ὀφθαλμοῦ φυλασσόμενος, μὴ διακαύσῃς πρὸς τὸν χόνδρον. Σημεῖον δὲ ὅταν ἀπόχρῃ τῆς ξύσιος, οὐκ ἔτι λαμπρὸν αἷμα ἐξέρχεται, ἀλλὰ ἰχὼρ αἱματώδης ἢ ὑδατώδης. Τότε δὲ χρή τινι τῶν ὑγρῶν φαρμάκων ὅκου ἄνθος ἐστὶ χαλκοῦ, τουτέῳ ἀνατρῖψαι. Ὕστερον δὲ τὸ τῆς ξύσιος καὶ τὸ τῆς καύσιος, ὅταν αἱ ἐσχάραι ἐκπέσωσι καὶ κεκαθαρμένη ᾖ τὰ ἕλκεα* . . . Das ist die älteste Stelle über die mechanische Behandlung der Granulationen. Eine ganze Literatur knüpft sich an diese Stelle. Zunächst ist zu berücksichtigen, dass Paull. Aegineta (III, p. 73) *περὶ τραχώματος* dieselbe Behandlungsweise erwähnt: *εἰ δὲ σκληρὸς ὢν ὁ τύλος μὴ τούτοις (τοῖς φαρμάκοις) εἴκοι, ἐκστρέψαντες τὸ βλέφαρον ξέσωμεν διὰ κισσήρεως* (Bimstein) *ἢ σηπέας ὀστράκου ἢ φύλλων συκῆς ἢ καὶ διὰ τοῦ ὀργάνου τοῦ βλεφαροξύστου καλουμένου*: dies dürfte die geriefte Feile des Celsus sein. Ich bemerke, dass im Text das *ρ* fehlt, obwohl die Schabe

[1] Allerdings ist das Schaben mit stachligen Pflanzen noch heute Volksmittel im Orient; ich habe selber einen so behandelten Perser aus Urumiah kennen gelernt. (Anagnostakis sah, dass man mit einem Zuckerstücken reibt und dann Kupferblüthe aufträgt.)

ξύστρον heisst. Aetius tadelt das Schaben (siehe unten) und erwähnt, dass es entweder mit dem Eisen oder mit dem Feigenblatt gemacht wird. — Nach dem Wiedererwachen der Wissenschaften war es der zwar geniale, aber doch charlatanhafte Woolhouse (1720), welcher das hippocratische Verfahren wiederbelebte und Ophthalmoxysis (das Instrument Ophthalmoxystron) nannte und mit einem geheimnissvollen Schleier umgab; er erklärte *ἄτρακτος*, das Spindel oder Pfeil heisst, für *ἀτρακτυλίς* Distel, was absolut unbewiesen und unrichtig ist. David Mauchart, der begeisterte Anhänger von Woolhouse, hat eine enthusiastische Dissertation de *ὀφθαλμοξύσι* nova-antiqua sive Woolhousiano(!) — Hippocratica 1726 erscheinen lassen (Haller, diss. chir. I, 321). Wir können weder in das übertriebene Lob der Operation einstimmen, noch uns für die Frage erwärmen, ob die Hippocratiker eine stachelige Pflanze oder (nach Andreae) eine Spille mit Haken gemeint haben. Sichel bringt allerdings (nach Triller, Opusc. med. Francof. & Lips. 1776, I, 463) eine ganz andere und scheinbare Ansicht, dass gebrannt worden mit einer Spindel aus hartem Holz, die in heisses Oel getaucht und noch zu grösserer Sicherheit am Ende des wirksamen Theiles mit Wolle umwickelt wurde. (Vgl. de morb. int., Hippocr., L. VII, 243: *καῦσαι δὲ ἐν πυξίνοισιν ἀτράκτοισι, βάπτων ἐς ἔλαιον ζέον.*) Später hat er sich aber der Uebersetzung von Anagnostakis angeschlossen (*ἰατρικὴ ἐφημερίς* 1860), dass mit feiner um ein spindelförmiges Holz gewundener Wolle gerieben wurde. Vgl. Hirsch, p. 250. — Was nun die Pathologie des Trachoms bei den Griechen anlangt, so hat schon der Verfasser der pseudogalen. Isagoge vier verschiedene Stadien (Trachoma, Pachytes, Sycosis, Tylosis) ziemlich naturgetreu geschildert. (Galen., XIV, 770): *τραχέα δὲ τὰ βλέφαρα λέγεται, ὅταν ἐκστραφέντα ἐναιμότερα φαίνηται καὶ τραχύτερα καὶ σαρκωδέστερα καὶ κεγχραμίσιν ὅμοια* (griesig, feigenkornähnlich). *παχέα δὲ βλέφαρα τὰ ἐκστραφέντα τῶν κατὰ φύσιν καὶ σκληρότερα καὶ σαρκωδέστερα τῶν τραχέων φαινόμενα. σύκωσις δέ ἐστιν, ὅταν τὸ ἐντὸς τῶν βλεφάρων σαρκωθείη σαρκὶ παραπλήσιον μετὰ ὑπεροχῆς καὶ ὁ ὀφθαλμὸς ἅπας δυσκίνητος ᾖ. τύλωσις δέ ἐστιν, ὅταν τὰ ἐν τοῖς ὀφθαλμοῖς τραχώματα διὰ παλαιότητα*[1] *παχύτερα καὶ λευκότερα καὶ δυσαίσθητα ἢ καὶ διὰ τοῦτο δυσαπότριπτα γένηται.* Hiermit ist die magere Definition in dem ausserordentlich viel dürftigeren pseudogal. Buche, def. med. (XIX, 437), nicht zu vergleichen: *Τράχωμά ἐστι σκληρία καὶ τραχύτης ἀνώμαλος κατὰ τὰ ἔνδον τῶν βλεφάρων γινομένη.* In den echten Schriften des Galen werden die *τραχωματικά* erwähnt: M. M., XIV, 18, Vol. X, 1018; XII, 775 flgd., 195, 242, 735; vgl. VII, 33: *ὀφθαλμοῖς δὲ καὶ φάρυγγι τραχύτητες* (über deren Zusammenhang wir eine Monographie aus unseren Tagen besitzen). Oribas. übergeht in der Synopsis, wie so manches, so auch das Trachom. Aet. VII, p. 132, theilt ganz vernünftig die Krankheit ein in Dasytes, Trachytes, Sycosis, Tylosis und hat sehr gesunde Grundsätze der Behandlung: *περὶ τραχωμάτων καὶ δασυμάτων, συκώσεων καὶ τύλων Σεβήρου .... τὰ τοίνυν τραχώματα ἅπερ καὶ δασύματα πρός τινων κέκληται, ἐκ κακοθεραπείας πολλάκις γίνεται· ἐπιπολὺ γὰρ τῶν ἰατρῶν ἐγχυματιζόντων*[2] *.... γίνεται δὲ καὶ ἐκ ῥεύματος πολυχρονίου ... ἡ μὲν δασύτης ἐπιπολῆς ἐστι καὶ μετὰ ἐρεύθους· ἡ δὲ τραχύτης μείζονα τὴν ἀνωμαλίαν καὶ τὴν ἐπανάστασιν ἔχει, μετ' ἀλγήματος ἅμα καὶ βάρους, ἄμφω δὲ τοὺς ὀφθαλμοὺς ἐξυγραίνουσιν· ἡ δὲ σύκωσις λεγομένη ὑψηλοτέρας τὰς ἐξοχὰς ἔχει καὶ οἷον ἐντετμημένας· καὶ τίνι γὰρ ἄλλῳ ἢ σύκῳ ἔοικε κεχηνότι· ἡ δὲ τύλωσις τραχύτης ἐστὶ χρόνιος ἐσκληρυμένας ἔχουσα καὶ τετυλωμένας τὰς ἀνωμαλίας· τινὲς μὲν οὖν ξέειν τὰ τραχώματα πειρῶνται· οἱ μὲν σιδήρῳ οἱ δὲ φύλλοις συκῆς· ἔστι δὲ ἐπιβλαβὲς τὸ ἐπιχείρημα .... θεραπεύειν δὲ χρὴ τοῖς ἐπὶ τῶν παίδων προσῤῥηθεῖσι κολλυρίοις* (mit milden Mitteln!), *ἐκστρέφοντες τὰ βλέφαρα.* Paull. Aeg. (III, p. 73) liest sich wie ein Schriftsteller aus unserem Jahrhundert: *Τὸ μὲν τράχωμα τραχύτης ἐστὶ τῶν ἔνδον τοῦ βλεφάρου· ἡ δὲ τούτων ἐπίτασις, ὥστε καὶ οἷον ἐντομὰς ἔχειν, σύκωσις καλεῖται· χρονίσασα δὲ καὶ τυλωθεῖσα τύλωσις ὀνομάζεται.* (Im Text steht *τηλωθεῖσα*, *τήλωσις*.) Joann. Act. II, 445 ist nur redactionell davon unterschieden. — Beer (I, 567) behauptet, dass die Krankheit Drachoma, Dassyma, Siccosis, Palpebra ficcosa genannt sei! Wie vollständig man die klaren Beschreibungen der Alten missverstehen kann, wolle der geneigte Leser bei Himly I, 257 nachsehen. — Trachom ist nur ein

[1] Kühn übersetzt *ex senectute;* allerdings heisst (bei Ovid und Juvenal) *senectus* auch die lange Dauer.

[2] Man beherzige die Atropingranulationen!

beschreibender Name; zum Verständniss der Krankheiten ist Kenntniss ihrer Entwicklung nothwendig. Auf der Augapfelbindehaut kommen zweierlei Rauhigkeiten durch Erhebung vor: 1. Fortentwicklung der vorhandenen Wärzchen (Vegetationen, Hypertrophie der Papillen); 2. Neubildung von kleinzelligem Gewebe (Granulationen, Trachoma). Die Schwierigkeit der Auffassung wächst dadurch, dass beide auf derselben Schleimhaut entweder neben oder nach einander vorkommen. (Dazu noch Lymph-Follikel.) Ganz abgesehen von der specifischen Ursache (*Micrococcus trachomatis*) muss man schon aus rein praktischen Gründen die trachomatösen Formen besonders behandeln. Folgende Krankheitsbilder werden durch die Erfahrung an die Hand gegeben: 1. Die einfachen oberflächlichen Granulationen; 2. die einfachen tiefen Granulationen (Trachoma): 1 geht in 2 über; 3. die primär entzündlichen Granulationen; 4. die secundär entzündlichen Granulationen.

Tractus opticus, Sehstrang (in der Schädelhöhle, vor der Kreuzung). *Tractus* (das Ziehen, der Strich) geht nach der vierten Declination. Als einige Forscher die Lehre von der theilweisen Kreuzung der Sehnervenfasern zu stürzen unternahmen; sind sie mit übel angebrachtem Eifer soweit gegangen, auch die Declination von Tractus zu — verbessern: wir lasen zu unserer Ueberraschung *tracti optici!*

***Transplantatio corneae**, *cj.* etc., Ueberpflanzung. *Transplantare* verpflanzen, kommt öfters in der Vulg. vor.

***Trauma** des Auges; *τραῦμα* die Wunde, Adj. *τραυματικός*.

Trepan, Augentrepan, Hornhauttrepan. Ich gebrauche weder das Werkzeug noch den Namen; *τρύπη* oder *τρύπα* heisst das Loch, *τρυπᾶν* bohren, *τρύπησις* das Bohren, *τρύπανον* der Bohrer (*τρυπάνιον*, *τρυπάνη*), woraus die Neulateiner *trepanum* und *trephina* gemacht haben. Das wirklich lateinische Wort heisst *Terebra*, der Bohrer, Dim. *terebella*, oder *modiolus*, wörtlich Mässchen, übertragen Krontrepan (*χοινίκιον*; auch *πρίων*, wörtlich Säge). Vgl. Cels. VIII, 3. — Bei dieser Gelegenheit sei erwähnt, dass die alten Griechen, welche in der Chirurgie eine seltene Kühnheit entwickelten, sogar bei Erblindung durch Hirnwassersucht den Schädel angebohrt haben. Die Stelle in der pseudohippocratischen Schrift de visione 8 (L. IX, 158) hat nicht verfehlt, das Staunen und Lächeln der Jahrhunderte wach zu rufen, obwohl noch im Jahre 1876 in Schottland ein 39jähriger Mann, der vier Jahre lang an Hirnerscheinungen und schwerer Sehstörung gelitten, durch Trepanation und Entleerung von 250 gr Eiter geheilt wurde. *Ἤν τινι οἱ ὀφθαλμοὶ ὑγιέες ἐόντες διαφθείροιεν τὴν ὄψιν, τουτέῳ χρὴ ταμόντα κατὰ τὸ βρέγμα, ἐπαναδείραντα, ἐκπρίσαντα τὸ ὀστέον, ἀφελόντα τὸν ὕδρωπα, ἰῆσθαι· καὶ οὕτως ὑγιέες γίνονται.* Vgl. Hipp. de morb. II, 15 (L. VII, 26): *ἢν ὕδωρ ἐπὶ τῷ ἐγκεφάλῳ γένηται, ὀδύνη ὀξείη ἴσχει διὰ τοῦ βρέγματος καὶ τῶν κροτάφων ἄλλοτε ἄλλῃ, καὶ ῥῖγος καὶ πυρετὸς ἄλλοτε καὶ ἄλλοτε, καὶ τὰς χώρας τῶν ὀφθαλμῶν ἀλγέει καὶ ἀμβλυώσσει, καὶ ἡ κόρη σχίζεται καὶ δοκέει ἐκ τοῦ ἑνὸς δύο ὁρᾶν, καὶ ἢν ἀναστῇ σκοτοδινίη μιν λαμβάνει . . . . καὶ τῷ ψόφῳ ἄχθεται ἀκούων, καὶ ἐμέει σίαλα καὶ λάπην* .... wenn dann alle Heilmittel erschöpft sind, *εἶτα καταταμὼν τὴν κεφαλὴν κατὰ τὸ βρέγμα, τρυπῆσαι πρὸς τὸν ἐγκέφαλον καὶ ἰῆσθαι ὡς πρίσμα.*

Trichiasis, Haarkrankheit; *τριχίασις*, von *θρίξ* das Haar; auch *τρίχωσις*; *διτριχίασις* Doppelreihe der Wimpern, wovon das Zeitwort *διτριχιᾶν*. Gewöhnlich wird die Doppelreihigkeit der Wimpern *διστιχία* genannt (von *δίς* doppelt, *ὁ στίχος* die Reihe); ebenso gebildet sind *τριστιχία* und die modernen, gar übertriebenen Worte *Tetrastichia* und *Polystichia* (3-, 4-, Viel-Reihigkeit). Die Worte *τρίστιχος*. *πολύστιχος* kommen bei den Alten wohl vor, aber in Beziehung auf Vers-, nicht auf Wimper-Reihen. Die Ausdrücke *διστιχίασις* u. s. w. könnte man für unrichtig halten, wenn man die gewöhnlichen Wörterbücher zu Rathe zieht; aber in des Paullus Chirurgie (p. 100) finde ich *διστιχίασις* und als Varianten *διτριχίασις*, *διστριχίασις*, *διστοιχίασις*, und übrigens auch das Zeitwort *τριχιᾶν*. — Die Wimperhaarkrankheit ist so alt wie die Heilkunde. Hippocr. *περὶ διαίτης ὀξέων* (allerdings in dem Anhang, der nur zum Theil echt ist), L. II, 516; Kühn II, 97: *Τριχώσιος. Ὑποθεὶς τὸ ῥάμμα τῇ βελόνῃ τῇ τὸ κύαρ ἐχούσῃ κατὰ τὸ ὄξυ τῆς ἄνω τάσιος ἐς τὸ κάτω διακεντήσας δίες καὶ ἄλλο ὑπὸ κάτω τούτου· ἀνατείνας δὲ τὰ ῥάμματα ῥάψον καὶ κατάδει, ἕως ἂν ἀποπέσῃ· κἢν μὲν ἱκανῶς ἔχῃ· εἰ δὲ μή, ἢν ἐλλείπῃ, ὀπίσω ποιέειν τὰ αὐτά.* Auch diese Stelle hat, ebenso wie die Ophthalmoxyse und die Trepanation bei Erblindung, eine ganze Literatur hervorgerufen. Der Sinn ist klar, wenn man weiss, dass die Einstülpung besonders am Unterlid vorkommt. (Vgl. Andreae und

Hirsch.) Es ist ungefähr dieselbe Operation, welche — Gaillard erfunden. Aber ganz verschieden von dem Einschlingen der Haare, *illaqueatio*, *ἀναβροχισμός* (*βρόχος*, *βροχίς* Schlinge): obwohl Galen in seinem Comment. zu obiger Schrift des Hipp., Vol. XV, 918, sie so nennt. Dies Verfahren wird von Celsus beschrieben, aber nicht gebilligt. VII, 7, 8, p. 428: *Quidam ajunt, acu transsui juxta pilos exteriorem partem palpebrae oportere eamque transmitti duplicem capillum muliebrem ducentem; atque ubi acus transiit, in ipsius capilli sinum, qua duplicatur, pilum esse injiciendum et per eum in superiorem palpebrae partem*[1] *attrahendum ibique corpori adglutinandum et imponendum medicamentum, quo foramen glutinetur. Sic enim fore, ut is pilus in exteriorem partem postea spectet. Id primum non fieri potest nisi in pilo longiore, quum fere breves eo loci nascantur* .... Kurz angedeutet wird die Operation in Isagog. (Pseudogalen XIV, 784) und genau beschrieben in des Paullus Chirurgie p. 116. Doch will ich damit den Leser nicht aufhalten. Ich wende mich zu den Beschreibungen der Trichiasis bei den nachhippocratischen Schriftstellern. Celsus spricht hier seine Muttersprache. VII, 7, 8: *De pilis palpebrarum oculum irritantibus. Pili vero, qui in palpebris sunt, duabus de causis oculum irritare consueverunt. Nam modo palpebrae summa cutis relaxatur*[2] *et procidit; quo fit, ut ejus pili ad ipsum oculum convertantur, quia non simul cartilago se remisit: modo sub ordine naturali pilorum alius ordo subcrescit, qui protinus intus ad oculum tendit.* Er empfiehlt das Ausbrennen der Haarwurzeln mit glühender Nadel, ferner das Ausschneiden eines passenden Hautstückes. Ueber die Mittel gegen Trichiasis berichtet Galen (de comp. med. s. l.; XII, 799): *περὶ τριχιάσεως. Τὰς δὲ ἐπιφυομένας ἐπὶ τῶν βλεφάρων τρίχας τίλλων, αἵματι κόρεως* (Wanze!) *κατάχριε καὶ οὐ φυήσονται...* Die pseudogalen. Schriften enthalten nur mittelmässiges, was wir übergehen wollen. (Isag. XIV, 771 und Def. med. XIX, 437 und XII, 262, 323.) Oribasius — hat gar nichts. Sehr gründlich ist wieder Aetius (nach Severus) p. 135: *τριχίασιν δὲ λέγουσιν, ὅταν ὑπὸ τὰς ἐν τοῖς βλεφάροις κατὰ φύσιν τρίχας ἄλλαι ἀποφυεῖσαι καὶ εἴσω νεύουσαι διανύττουσι τοὺς χιτῶνας, καὶ ῥευματίζουσι τὸν ὀφθαλμόν· λέγεται δὲ τριχίασις καὶ ὅταν*[3] *αὐτὰ τὰ βλέφαρα χαλασθέντα ἢ ὁ ταρσὸς εἴσω νεύσας, ὥστε μὴ φαίνεσθαι ῥᾳδίως τὰς τρίχας, εἰ μή τις ἀντιτείνοι καὶ διαστείλοι τὰ βλέφαρα· καλοῦσι δὲ οἱ ἰατροὶ τὴν μὲν τοῦ βλεφάρου χάλασιν, φαλάγγωσιν ἢ πτῶσιν, τὴν δὲ τῶν τριχῶν ὑπόφυσιν, διστιχίασιν.* Er vertraut nur auf die Chirurgie, hat aber für feige Patienten die Mittel der Altvordern (*ἀρχοῖοι*) mitgetheilt, wie ausrupfen und Froschblut einstreichen u. s. w. Dann beschreibt er (nach Leonidas) genauer das Empor- und Herabnähen (*ἀναῤῥαφή*, *καταῤῥαφή*). Bequemer kann dieses der wissbegierige Leser in der Chirurgie des Paullus (p. 100 fgd.) studiren. *Ἡ καλουμένη διστιχίασίς ἐστι μὲν ἔκφυσις παρὰ φύσιν τριχῶν εἰς τὸν κατὰ φύσιν στίχον τοῦ βλεφάρου προσγινομένων.* Hierauf folgt eine Beschreibung der Verpflanzung des Haarbodens (*ἀναῤῥαφή*), ähnlich derjenigen, welche wir für gewöhnlich mit dem Namen Arlt-Jäsche belegen. Er erwähnt auch die theilweise Operation, das Fassen des auszuschneidenden Hautstückes mit einer Lidpincette, das Unterlassen der Naht nach dem Schnitt, das Empornähen ohne Ausschneidung, welches einer unserer Zeitgenossen mit seinem Namen geschmückt hat, sowie endlich das Aetzen der Haut bei entschieden Messerscheuen. Endlich der so wenig geachtete „Byzantiner" Joann. Act. (II, 446) hat ganz richtig erkannt, dass neue Wimpern gar nicht wachsen, sondern von den normalen einige aus der Reihe gezogen werden: *ὀχληρὸν δὲ πάθος ἡ τρίχωσις· ἔνιαι γὰρ τῶν βλεφαρίδων τριχῶν, οὐκ ἐκτὸς κατὰ τὰς λοιπάς, ἀλλ' ἐντὸς ἀποκλίνουσαι, δι' ὄχλου γίνονται τῷ ὀφθαλμῷ, ἀεὶ τοῦτον πλήττουσαι καὶ διὰ τοῦτο ταράττουσαι· ἀρθεῖσαι δὲ καὶ τοῦ διενοχλεῖν λήγουσι.* — Wir können unsere Namengebung getrost nach Aetius bez. Severus einrichten: die Haarkrankheit (Trichiasis) kommt vor 1. bei natürlicher Stellung der Haare, neben und in Folge der Lideinstülpung; 2. bei Doppelreihigkeit, wenn (durch Narbenzug) einzelne Haare (oder der grösste Theil derselben) nach innen gekehrt worden. In ersterem Fall ist die Operation gegen Einstülpung, in letzterem Verpflanzung des Haarbodens zweckmässig. — Sehr übel ist der Name *Trichosis bulbi*, den C. v. Graefe für die behaarten Dermoïde (*Lipoma crinosum*[4], Himly) er-

[1] Hier handelt es sich um das Oberlid.
[2] Die Alten hielten für Erschlaffung, was wir krampfhafte oder narbige Einstülpung nennen.
[3] Trotz der Textverderbniss für den Sachkundigen ganz verständlich und überraschend.
[4] Lat. ist — crinitum!

funden hat. So auch in ganz neuen Lehrbüchern.

***Trichosis** vgl. Trichiasis.

***Trichromatisch**, dreifarbig. Vgl. Chroma.

***Tristichia**, **Tristichiasis**, Dreireihigkeit der Wimpern (von τρίς und στίχος). Vgl. Trichiasis.

Trochlea, die Rolle; τροχαλία, von τροχαλός rund (τρέχω); auch τροχηλία, τροχιλία, lat. *trochlĕa.* Der Rollmuskel des Auges (*trochlearis*) war den Alten bekannt, jedoch nicht so benannt. (Aber bei Bartholin., nach Castell.)

***Tumor lacrimalis**, Thränensackgeschwulst; der lateinische Name sagt nicht mehr, sondern weniger, als der deutsche.

Tylosis, Schwiele; τύλωσις (von τύλος, τύλη Schwiele). Die Alten verstanden darunter den Ausgang des Trachoms. (Vgl. dieses.) Die Neueren wollen die Schwielen des Lidrands so bezeichnen (Beer I, 592; Himly I, 258; Rüte 334; Desmarres 79), sogar noch Lehrbücher unserer Tage. In der That giebt es eine schwielige Form der Lidrandentzündung; aber warum sollen wir diese nicht bei ihrem Namen nennen? Einige sind auch geneigt, die mächtigen Deckzellenschwielen der Hornhaut erblindeter Augen ohne Noth — griechisch zu taufen.

Typhus verursacht nicht nur Hornhauteiterung, sondern auch Erblindung; ὁ τῦφος heisst eigentlich der Rauch, von τύφειν räuchern, Adj. τυφώδης. Schon in den hippocr. Schriften = Fieber mit Betäubung (de int. aff., K. II, 496): *τῦφος μὲν τοῦτο τὸ νούσημα καλέεται . . . . εὐθέως πυρετοὶ αὐτὸν ἔχουσιν ἰσχυροὶ καὶ καῦμα ὀξὺ καὶ ἀπὸ τοῦ βάρεος ἀσθενείῃ καὶ ἀκρησίῃ τῶν σκελέων καὶ τῶν χειρῶν· ἀχρεῖα γὰρ μάλιστα γίνεταί οἱ καὶ ἡ γαστὴρ ταράσσεται καὶ τὰ ὑποχωρέοντα δυσώδεα, καὶ στρόφος ἰσχυρὸς ἐπιγίνεται· ταῦτά τε πάσχει, καὶ ἤν τις ἀναστῆσαι θέλῃ αὐτὸν, οὐ δύναται ὀρθοῦσθαι· οὐδὲ τοῖσιν ὀφθαλμοῖσιν ἀνορῆν δύναται* . . Erotian. *τυφώδεις λέγονται πυρετοὶ οἱ μετὰ νωθρείας γιγνόμενοι καὶ μετ᾽ ἐπιτάσεως ἐξιστάμενοι.* Eine verblüffend richtige Erklärung, die von Foesius u. d. A. durchaus nicht genügend gewürdigt ward. Galen (XIX, 147) *τυφώδης· ἐνεός* (stupidus). Hesych. *τύφεται· καίεται, καπνίζεται.* Aret. Capp. (m. chr. II, 13, p. 179) *ὅκως ἀΐδι πῦρ ἤδη τύφεται.*

U

***Ule**, **Ulotomia**, Narbe, Narbenschnitt. Vgl. Oule.

***Unguis**, Nagel (-Geschwür der Hornhaut). Vgl. Onyx.

***Ungula**, Kralle, Flügelfell. Vgl. Pterygium.

***Urticaria**, Nesselsucht, Quaddelkrankheit („Erythem mit Oedem"), befällt auch die Lider, Graefe-Saemisch IV, 385. Der Name Urticaria (*Urtica febris*) kommt in Stephan's Sammlung und bei Castelli noch nicht vor. Urtica heisst bei den Alten die Nessel (auch das Jucken). Cels. III, 27: *Prodest etiam torpentis membri summam cutem exasperasse, vel urticis caesam, vel imposito sinapi* . . . Das Nesselpeitschen heisst bei Neulateinern Urticatio.

***Uvatio**, neulateinisch (Forest.) für σταφύλωμα, von Beer II, 559 gar für — Keratocele. (*Uva* die Traube.) Ebenso bei Himly. — Capivacc. hat Uveatio.

***Uvea** (*sc. tunica*), wörtlich Traubenhaut[1], ist die neulateinische Uebersetzung von ῥαγοειδής, Regenbogenhaut. Vgl. Auge. Das Wort Uvea bezeichnet heutzutage: 1. die ganze Ausdehnung der mittleren Augenhaut, Ader- und Regenbogenhaut; 2. das Pigmentblatt der Regenbogenhaut. Jedes von beiden ist ein Missbrauch, — aber schwer auszurotten. Daher ist Uveitis ein schlimmer Name, bei Himly für Entzündung der hinteren Irisfläche. Ebenso Uvealstaphylom für buckelförmige Verbildung der Iris (Graefe-Saemisch IV, 2, 567).

V

***Vairon** vgl. Heteroglaucus.

***Valenz**, chromatische, der Pigmentfarben. Der Autor versteht darunter „die Resultante der als Kräfte auf den Mittelpunkt des Farbenkreises wirkenden homogenen Componenten". (C. f. A. 1884.) Valentia = Vermögen, spätlateinisch.

Variolae, Pocken, als Ursache von Augenkrankheiten (Hornhautabscess, Iritis, Glaskörperflocken u. s. w.). Die Neueren,

[1] *Ab uvarum colore ita dicta,* Castell. — ist nicht ganz richtig.

wie Kraus, haben schon vergessen, dass die Lehre von den Pocken nicht so ganz alt ist. Castelli: *Terminus antiquis ignotus pathologicus denotans peculiare genus exanthematum pustulosorum cum febre conjunctorum.* Aber auch er erwähnt nicht, dass wir die Kenntniss der Pocken den Arabern verdanken. Vgl. Rhazes (923 n. Chr.) lib. de variolis et morbillis, lateinisch zuerst 1498 erschienen. Das Wort soll Dim. von *varus* sein; das heisst nicht Knoten, wie angegeben wird, sondern Fleck im Gesicht (Celsus VI, 5: *varos et lenticulas et ephelides*) und mag vielleicht mit *varius* (*ποίκιλος*), buntfarbig zusammenhängen. Constant. Afer († 1087) soll den Ausdruck *variolae* zuerst gebraucht haben. Im Beginn der Neuzeit unterschied man die kleinen Pocken (small-pox, petite vérole) von den grossen, der *lues.*

Varix, *varicositas* spielte früher eine grosse Rolle. Himly hat noch 10 Arten von Varicositas (*caps. lent., choroid conj., corn.!* u. s. w.). Celsus VII, 31 nennt die Venenerweiterung *varix.* (Galen *κιρσός*, Aegineta *ἀνεύρυσις φλεβός.*) Varicen der Lider, C. f. A. 1883. — Varicosus heisst voll Krampfadern; aber varicöse Hypertrophien der Sehnervenfasern sollen spindelförmige Verdickungen bedeuten (Graefe-Saemisch).

Vegetatio *cj.* nennt Galezowski die Wundknöpfe (nach Verletzung, Schieloperation); andere die Wucherung der Wärzchen (Papillen) gegenüber der granulären Neubildung (Trachoma). *Vegetatio* heisst die Belebung, *vegetabilis* belebend, *vegetus* munter, *vegetare* beleben. Erst bei den Neulateinern heisst *vegetatio* Pflanzenwuchs, *vegetabile* Pflanze.

***Verruca** *plp.*, Lidwarze, bei Desmarres. *Verruca* Warze, bei Plin.

***Vertigo ocularis** (Cuignet), Augenschwindel, bei Augenmuskellähmungen.

***Vitiligo** *plp.* (Galezowski p. 36) = begrenzte helle Flecke mit hellen Haaren, meist angeboren. *Vitiligo* Flechte (von *vitium* Lex.; nicht von *vitulus* Kalb, wie Kraus will). Celsus V, 28, 19: *Vitiliginis tres species sunt: ἄλφος (albus); λεύκη (magis albida, in eaque albi pili sunt); μέλας.* Auspitz rechnet Vitiligo zu den Epidermidosen, III. Familie, Achromatosen; Unterart erworben.

***Vuerometer** nannte Smee (1854, Graefe-Saemisch III, 200) ein Werkzeug zum Messen des gegenseitigen Abstandes beider Augen (Pupillenmitten). Ich weiss nicht, was das Wort besagen soll.

X

Xanthelasma, Xanthelloma, Xanthoma *plp.*, Graefe-Saemisch IV, 425, woselbst ebenso wie in Ziemssen XIV, 2, 446 *Xanthoma planum et tuberosum* (das fleck- und das knotenförmige) unterschieden werden; *ξανθός* heisst gelb, *ἔλασμα* die Platte. Der Name Xanthoma stammt von Smith (1869), der des Xanthelasma von Erasmus Wilson: deshalb finden wir diese Namen natürlich nicht bei Kraus, vollends nicht bei den Aelteren. Der Fleck sieht gelb aus, besteht aus vermehrtem Bindegewebe mit Fettbildung, deshalb auch — *Fibroma lipomatodes.* Aeltere Namen sind Blepharodyschroea (*βλέφαρον* Lid, *δύς* schlecht, *χροιά* Farbe) und Vitiligoïdea. (Vgl. Vitiligo.)

Xanthopsia, Gelbsehen, von *ξανθός* gelb und *ὤψ* Gesicht. Vgl. Icterus.

Xero-, trocken; von *ξηρός* (jon. *ξερός*). Xerotisch ist modern, da bei den Alten ausser dem Stammwort nur noch *ξηρώδης* als Beiwort vorkommt. Auch *Xeroma* Trockenheit ist nicht altgriechisch, sondern nur *ξήρανσις, ξηρασία, ξηρασμός, ξήρωσις.* Die Liebhaberei für Seltsamkeiten hat dazu geführt, dass Plenk und mit ihm Beer gar Scheroma sagen (*σχέρωμα*, von *σχερός* fest). Vgl. dasselbe.

Xerophthalmia, *ξηροφθαλμία*, war bei den Alten ganz etwas anderes, als bei den Neueren Xerophthalmus oder Xerosis oculi. Vgl. Celsus VI, 6, 29: *De arida lippitudine. Est etiam genus aridae lippitudinis, quod ξηροφθαλμίαν Graeci vocant. Sub hoc neque tument neque fluunt oculi, sed rubent tantum et cum dolore quodam fere levi ac prurigine graves sunt et palpebrae citra duritiem ullam noctu praegravi pituita inhaerescunt, quantoque minor generi huic impetus, tanto finis minus expeditior est.* Es ist das offenbar eine chronische Lidrandentzündung. (Vgl. Sclerophthalmia.) Pseudogalen, Isagog. XIV, 769: *ξηροφθαλμία δέ ἐστιν, ὅταν οἱ κανθοὶ ἑλκώδεις καὶ τραχύτεροι καὶ κνησμώδεις εἰσὶ καὶ τὰ βλέφαρα ἐρυθριᾷ καὶ δάκρυον ἁλμυρὸν καὶ νιτρῶδες διαστάζει.* Am genauesten ist Aetius, aus dem (p. 137) wir erfahren, dass der trockne Bindehaut- und Lidrandcatarrh Sclerophthalmia, Xerophthalmia, Psorophthalmia genannt wurde: ersteres, wenn Lidverdickung (Verhärtung); letzteres, wenn Lidrandgeschwüre zu beobachten sind: *σκληροφθαλμία ἐστὶν, ὅταν συμβῇ τὰ βλέφαρα σκληρὰ εἶναι· καὶ αὐτὸν τὸν ὀφθαλμὸν σκληρότερόν τε καὶ δυσκινητότερον ὑπάρχειν· ἔμπονόν τε καὶ ἐνερευθῆ· καὶ μάλιστα μετὰ τὸ ἐκ τῶν ὕπνων ἐξαναστῆναι δυσκόλως διανοίγειν τὰ βλέφαρα· ὑγρασίαν τε μηδεμίαν κενοῦσθαι· λήμια δὲ ἐν τοῖς κανθοῖς συνίστασθαι μικρὰ συνεστραμμένα ὑπόξηρα· καὶ ὅταν ἐκστρέφειν αὐτῶν βουλόμεθα τὰ βλέφαρα, μὴ ῥαδίως στρέφεσθαι δύνασθαι διὰ τὴν σκληρότητα. ξηροφθαλμία ἐστὶν, ὅταν ὑπόξηρος ὁ ὀφθαλμὸς γένηται καὶ κνησμώδης καὶ ἡσυχῆ ἐπίπονος, χωρὶς σκληρότητος τῶν βλεφάρων. ψωροφθαλμία δέ ἐστιν, ὅταν οἱ κανθοὶ ἑλκώδεις εἰσὶ καὶ ἐνερευθεῖς καὶ κνησμώδεις σφόδρα καὶ τὰ βλέφαρα ἐνερευθῆ, καὶ δάκρυον ἁλμυρὸν ἢ νιτρῶδες ἀποστάζει.* Ich würde also nichts dagegen haben, wenn Plenk und seine Nachfolger den trockenen Bindehautcatarrh Xerophthalmia nennen. So Himly I, 245. Aber schwierig wird die Sache doch, wenn derselbe I, 280 die Vertrocknung des Auges Xerophthalmus nennt (auch Xeromma, Scheromma — angeblich von *ξηρός* und *ὄμμα* Auge!). Gebräuchlicher ist heutzutage für Vertrocknung

Xerosis, *ξήρωσις*. Unter Bindehautvertrocknung (*X. conj.*) versteht man die Schrumpfung, Verkürzung, Vernarbung der Schleimhaut, besonders nach Trachom. Epithelvertrocknung (*Xeros. epithel.*) ist die Trockenheit der Augapfelbindehautoberfläche, besonders im Schläfenwinkel, welche mit Nachtblindheit gepaart vorkommt. Bindehautvertrocknung wird auch neben Hornhautschmelzung bei ganz kleinen Kindern beobachtet. In modernen Schulbüchern steht: man muss die epitheliale Xerosis conj. von der parenchymatösen unterscheiden. Der Anfänger versteht besser den Unterschied zwischen Vertrocknung der Oberfläche und des eigentlichen (vernarbten) Gewebes.

Z

Zona (*ζώνη*), Gürtel, bei Scribon. 63 schon für Gürtelrose. Zona ophthalmica (Galezowski) = *Zoster ophthalmicus*. Vgl. Herpes.

Schlusswort.

Nachdem wir uns so vielfach mit der Augenheilkunde der alten Griechen beschäftigt, möge des vortrefflichen Aetius kurze Uebersicht über die Augenkrankheiten den Schluss unserer Erörterungen bilden (VII, 2, p. 124): *Πόσα καὶ τίνα πάθη περὶ ἓν ἕκαστον μέρος τοῦ ὀφθαλμοῦ συνίσταται. Αἱ ἰδίως λεγόμεναι ὀφθαλμίαι καὶ αἱ χυμώσεις καὶ ταράξεις, οἰδήματα, ὑποσφάγματα*[1] *καὶ πτερύγια πάθη τοῦ ἐπιπεφυκότος εἰσίν· ἀλλὰ καὶ ἑλκοῦται καὶ ἀνθρακοῦται καὶ καρκινώδη διάθεσιν ἴσχει· σκληροφθαλμία δὲ καὶ ξηροφθαλμία κοινόν ἐστι πάθος βλεφάρων καὶ αὐτοῦ τοῦ ὀφθαλμοῦ. Περὶ δὲ τὴν ἔξωθεν ἐπιφάνειαν τῶν βλεφάρων ὑδατίδες γίγνονται καὶ μελικηρίδες καὶ στεατώματα. Τῶν δὲ περὶ τὴν*[1] *ἐντὸς τῶν βλεφάρων συνισταμένων ἔστι δασύτης καὶ τραχώματα καὶ συκώσεις, χαλάζιά τε καὶ λιθιάσεις, σύμφυσις καὶ μύσις· καὶ λανόφθαλμοι καλοῦνται οἷς τὸ ἄνω βλέφαρον ἀνέσπασται, ὡς ἐπικαλύπτειν τὸν ὀφθαλμὸν μὴ δύνασθαι· ἐκτρόπια δὲ οἷς τὸ κάτω βλέφαρον ἐξέστραπται· ἀλλὰ καὶ κολοβώματα καὶ διαβρώσεις καὶ ἑλκώσεις ἐν τοῖς βλεφάροις συνίστανται· περὶ δὲ τοὺς ταρσοὺς γίγνεται ἡ τριχίασις καλουμένη καὶ ἡ μαδάρωσις τῶν τριχῶν ἤτοι βλεφαρίδων ἥτις καὶ πτίλωσις καλεῖται· γίγνεται δὲ καὶ φθειρίασις καὶ πιτυρίασις καὶ κριθή· καὶ ἡ λεγομένη δὲ μέλφωσις(?) τῶν ταρσῶν ἐστὶ πάθος, ἐρυθροὶ γὰρ τούτοις οἱ ταρσοὶ ἐοικότες μίλτῳ τῇ χροιᾷ· οἱ δὲ κανθοὶ πεπόνθασι μὲν κἀν τοῖς αἰγίλωψιν· ἀλλ' οὐ μόνοι· ἐγκανθίδες*

[1] Falsch im Text.

δὲ καὶ ῥοιάδες μόνων τῶν κανθῶν εἰσὶ πάθη· περὶ δὲ τὸν κερατοειδῆ χιτῶνα συνίσταται ἀχλὺς, νεφέλιον, ἄργεμα[1], ἐπίκαυσις, ἕλκωσις, κοίλωμα, βοθρίον, ῥῆξις, πρόπτωσις, ὀνύχια, πύωσις, φλύκταιναι, ἄνθρακες, καρκινώδεις διαθέσεις· περὶ δὲ τὸν ῥαγοειδῆ χιτῶνα συνίσταται πάθη πρόπτωσις, μυιοκέφαλον, σταφυλώματα, ἧλοι· μυδρίασίς[1] τε ἡ καὶ πλατυκορία καλουμένη, φθίσις, σύγχυσις, παρασμασμοὶ τῆς κόρης· τὸ δὲ ὑπόχυμα συνίσταται κατ' αὐτοῦ τὸ τρῆμα τοῦ ῥαγοειδοῦς, τουτέστι κατὰ τὴν κόρην λεγομένην[1]· ἀλλὰ καὶ τὸ ὠοειδὲς ὑγρὸν πλεῖον ἑαυτοῦ γιγνόμενον ἢ παχύτερον ἐμποδίζει τὸ ἀκριβῶς ὁρᾶν· καὶ μειούμενον δὲ ξηραίνει τὸ κρυσταλοειδὲς ὑγρὸν· ἡ γλαύκωσις δὲ λεγομένη ξηρότης ἐστὶ σφοδρὰ τοῦ κρυσταλοειδοῦς ὑγροῦ· ἡ δὲ ἀμαύρωσις ἔμφραξις ἐστὶ τοῦ ὀπτικοῦ νευροῦ ὡς μηδόλως ὁρᾶν τὸν οὕτω παθόντα, καθαρᾶς φαινομένης τῆς κόρης· βεβλαμμένοι δὲ εἰσὶ τοὺς ὀφθαλμοὺς χωρὶς τοῦ φαίνεσθαι τί φαῦλον περὶ τοὺς ὀφθαλμοὺς, καὶ οἱ νυκταλωπιῶντες· ὅλων δὲ τῶν ὀφθαλμῶν βλάβη φανερά ἐστιν ὁ ἐκπιεσμὸς καλούμενος· ἔστι δὲ προπέτεια τοῦ ὀφθαλμοῦ οἷον ἔξω ἐγκειμένου.

[1] Falsch im Text.

Druck von Metzger & Wittig in Leipzig.

Z. 38 a, S. 27 lies *ἀποτελεῖσθαι*.
„ 40 b, „ 3 von unten lies Hemiptilosis.
„ 43 a, „ 14 schieb ein **Augenlähme**, nach Augenzittern.
„ 44, Note [5] fehlt [5].
„ 47 a, Z. 30 lies *ὑπὸ*.
„ 47 a, „ 18 von unten lies *πελιδνόν*.
„ 48 a, „ 15 lies *ἦν*.
„ 48 a, „ 16 lies *ὀφθαλμοῖσιν*.
„ 48 b, „ 17 von unten schieb ein Intoxicationsamblyopie vgl. Toxicologie.
„ 63 a, „ 26 lies Namengebung.
„ 63 b, „ 17 lies *ἀχλύς*.
„ 63 b, „ 24 lies seinem statt seinen.
„ 63 b, „ 28 lies Aegia (p. 2) statt Aegina.
„ 63, Note 3 hinzuzufügen: L. hat nach *παχείη* noch *εἴη*, *οἵη τε*.
„ 64 a, Z. 13 lies *λευκαίνονται*.
„ 64 b, „ 28 lies *ἓν* für *ἕν*.
„ 64, Note Z. 3 lies quandam für quandum.
„ 65 a, Z. 5 von unten lies Trall. für Tralles.
„ 67 b, „ 10 „ „ „ „ „ „
„ 68 b, „ 23 lies *νυκτάλωπες* für *νυκτάλωπει*.
„ 69 b, „ 18 lies *σχῆμα* für *σχῆμαι*.
„ 72 a, „ 12 lies allerdings für immerhin.
„ 72 a, „ 25 lies sondern nur, für sondern, nur.
„ 76 a, „ 18 fehlt ein Komma vor Paracentesis.
„ 78 a, „ 7 lies *ὁμοιομερὲς* für *ὁμοιμερὲς*.
„ 78 a, „ 9 lies *ὁμοιομερέσιν* für *ὁμοιμερέσιν*.
„ 78 a, „ 18 lies *παρέγχυματα* für *παγεγχύματα*.
„ 79 a, „ 37 lies höhlen- für höhlen,.
„ 94 b, „ 12 von unten lies bei für kei.
„ 96 b, „ 25 von unten lies praesertim für praesertion.
„ 97 b, „ 28 lies *ΟΦΘΑΛΜΟΔΟΥΛΕΙΑ*.
„ 102 a, „ 3 schieb ein c) durch Krampf.
„ 102 a, „ 18 lies Leptothrix.
„ 107 b, „ 21 lies in für iu.
„ 112 a, „ 23 lies choriöid., conj.

Druckfehler-Verzeichniss.[1]

S. 3 b letzte Zeile schieb ein: Vgl. p. 114.
„ 4 a, Z. 26 lies αὕτη für αὔτη.
„ 4 b, „ 19 lies promptus für promptu.
„ 4 b, „ 20 lies lib. VII für I, 11.
„ 4 b, „ 7 von unten lies ἐρυθρός für ἐρύθρός.
„ 7 b, „ 8 und 9 lies μήτε . . μήτε für μήδε . . μήδε. (Im Text steht μὴ δὲ.)
„ 8 a, „ 6 lies ἀθερώμασιν für ἀθερῶμασιν.
„ 8, Note Z. 2 lies λεπτοτέρη für επτοτέρη.
„ 9 a, Z. 10 lies στεφάνη für στεφανη.
„ 9 a, „ 18 setze ein Komma für das Semikolon.
„ 9 a, „ 29 lies κατάφλεβόν für καταφλεβόν.
„ 9 b, „ 6 lies χροιᾶς für χροίας.
„ 9 b, „ 8 lies παρακείμενον für παρακειμενον.
„ 9 b, „ 19 lies ὥς φησιν für ὠ: φησίν.
„ 9 b, „ 42 lies τοῦτον für τοὒτον.
„ 10 a, „ 4 lies νεύρων für νευρῶν.
„ 10 b, „ 8 lies σύνδεσμός τις für συνδεσμός τις.
„ 10 b, „ 23 lies Chorioïdes für Choroïdes.
„ 11 b, „ 3 lies κόρην für κὸρην.
„ 13 a, „ 26 lies *diduci* für *diduxi*.
„ 13 a, „ 12 von unten lies τὸν für τὸ.
„ 14 a, „ 24 schieb ein nach verhalten: bezw. ἡ ἕξις der Zustand.
„ 14 a, „ 8 von unten lies Ordealbean für Ordealbeau.
„ 14 b, „ 13 lies βούφθαλμος für βοὺφθαλμος.
„ 14 b, „ 16 von unten lies καρκινώδης für καρκινωδής.
„ 15 a, „ 5 lies παραπλήσιον für παραπλησίον.
„ 15 a, „ 20 lies ὁκόσοισι für ὁκοσοισι.
„ 15, Note Z. 2 lies καρίς für καρις. (Kar = rauh sein. Etym. Wörterb. von Vaniĉek.)
„ 16 b, Z. 6 lies κατα- für κταα-.
„ 17 b, „ 5 von unten lies τὴν statt τῆν.
„ 22 b, „ 20 lies Cystotom(?) statt Cystotem.
„ 24 a, „ 27–32 ist das Citat de causis sympt. bis ὁρώμενα zu streichen.
„ 25 b, „ 4 von unten lies sagen statt sagten.
„ 26 b, „ 17 von unten lies ὑπερσαρκωσάντων.
„ 27 b, „ 5 von unten lies intrauterinen.
„ 28 a, „ 30 flgd. ist Paré bis Homer einzuklammern [ ].
„ 31 a, „ 12 v. u. Eschara, Brandschorf; ἐσχάρα wörtlich Feuerherd, übertragen Brandschorf, z. B. nach Aetzung der Bindehaut. So schon Hipp. L. IX, 156. Vgl. p. 106, b.
„ 35 a, „ 8 lies Ὑπόχυμά ἐστιν.
„ 35 b, „ 27 lies παρέγχυσις.

[1] Ich hoffe, dass das Büchlein ziemlich fehlerfrei geworden. Einzelne Kleinigkeiten bitte ich bei der Schwierigkeit des Gegenstandes entschuldigen und berücksichtigen zu wollen, dass ich ein Arzt, nicht ein Schriftgelehrter bin und Philologen nicht befragt habe.

Druck von Metzger & Wittig in Leipzig.

MIX
Papier | Fördert gute Waldnutzung
FSC® C083411

Zeitfracht Medien GmbH
Ferdinand-Jühlke-Straße 7
99095 Erfurt, Deutschland
produktsicherheit@kolibri360.de